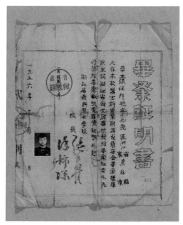
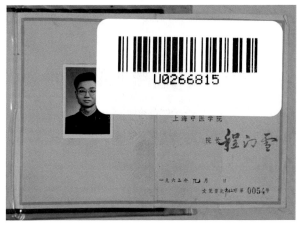

张绚邦教授医专毕业证明书与大学毕业文凭

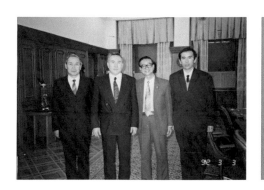

1992年3月，时任新疆中医学院院长的张绚邦教授率新疆中医专
家代表团访问哈萨克斯坦，受到纳扎尔巴耶夫总统的接见和称赞
（右图为张绚邦教授亲笔书写的访问纪要）

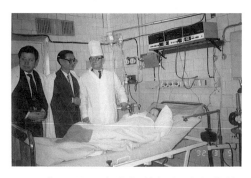

1992年3月，张绚邦教授和沈宝藩教
授（现为第三届国医大师）在哈萨克
斯坦首府阿拉木图医院会诊病人

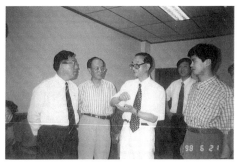

1998年，张绚邦教授和时任上海中医
药大学校长施杞教授、陆德铭教授共
商新疆中医药研究生教育，开创了新
疆中医药研究生教育的先河

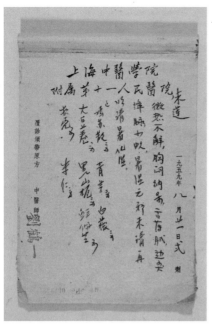
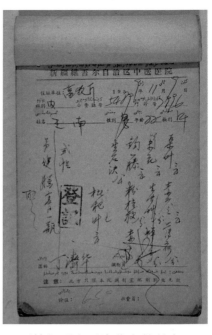

刘鹤一亲笔处方
(张绚邦教授跟师抄方时珍藏)

丁甘仁后人丁济华亲笔处方
(张绚邦教授珍藏)

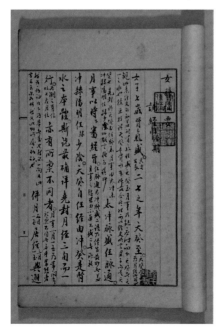
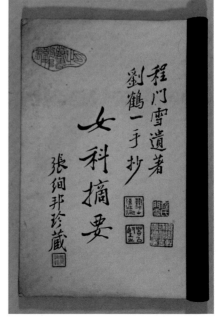

《女科摘要》
(刘鹤一手抄本，张绚邦教授珍藏)

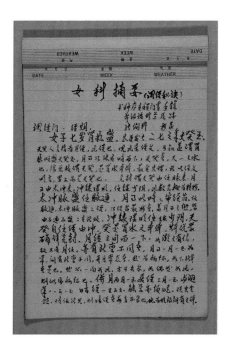

《女科摘要》
(张绚邦教授手抄本)

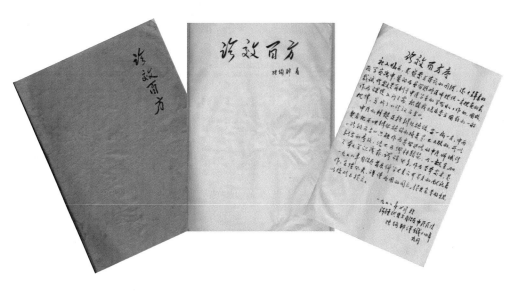

《诊效百方》
(张绚邦教授著，书内文字由其亲笔书写)

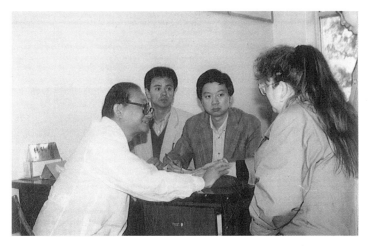

1998 年，张绚邦教授带教研究生，张晓天教授跟师抄方

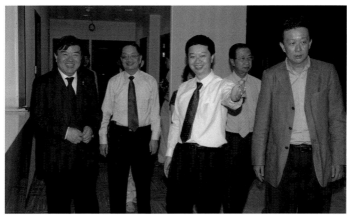

时任新加坡宝中堂联席总经理的张晓天教授为原卫生部部长陈竺介绍宝中堂中医药中心

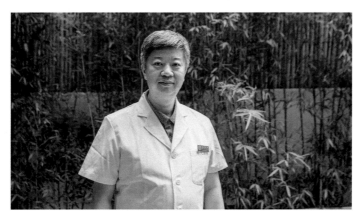

张晓天教授近照

名老中医临证经验医案系列丛书

张氏疑难杂病临证经验集萃

张晓天　主编

科学出版社

北　京

内 容 简 介

　　张氏学术思想起于张绚邦教授，承于张晓天教授，发扬于众多张氏弟子，在传承中不断总结和改进，形成了具有自身特色的学术见解，为治疗各种疑难杂病提供了新的临床思路和治疗方法。本书由张氏弟子进行总结和整理，分上、中、下三篇。上篇从学术思想、临证经验、医论医话及医案实录四个方面介绍了张绚邦教授对疑难杂病治疗的经验与思考；中篇以理论与临证相结合，医案撷菁为辅，阐述了张晓天教授对张氏疑难杂病诊疗的锐意继承、发展创新；下篇介绍了张氏弟子对疑难杂病的思想感悟，以及对中医治未病体系建设的探索。

　　本书可供中医医师、学子阅读，在协助广大中医医师治疗疑难杂病的同时，也使张氏学术思想得到更好的传承和发扬。

图书在版编目（CIP）数据

张氏疑难杂病临证经验集萃／张晓天主编 .—北京：科学出版社，2019.1
（名老中医临证经验医案系列丛书）
ISBN 978-7-03-058275-1

Ⅰ.①张… Ⅱ.①张… Ⅲ.①疑难病－中医临床－经验－中国－现代 Ⅳ.① R249.7

中国版本图书馆 CIP 数据核字（2018）第 159033 号

责任编辑：潘志坚／责任校对：谭宏宇
责任印制：谭宏宇／封面设计：殷　靓

科学出版社 出版
北京东黄城根北街 16 号
邮政编码：100717
http://www.sciencep.com

南京展望文化发展有限公司排版
北京虎彩文化传播有限公司印刷
科学出版社发行　各地新华书店经销

*

2019 年 1 月第 一 版　开本：B5（720×1000）
2019 年 11 月第四次印刷　印张：14 1/4　插页：2
字数：285 000

定价：80.00 元
（如有印装质量问题，我社负责调换）

中医学家张绚邦小传
——坚持推陈出新的疑难杂病专家

张绚邦,浙江桐乡人,1936年生。1962年上海中医学院毕业,同年赴新疆工作迄今。曾任新疆中医学院院长、教授;俄罗斯圣彼得堡巴甫洛夫医科大学客座教授;福建中医学院名誉教授;上海中医药大学研究生导师;澳门中医药研究学院名誉院长、终身教授;新疆维吾尔自治区政协常委,新疆科协常委,新疆维吾尔自治区人民政府专家顾问。兼任中国中医药学会常务理事,全国中医药高等教育学会常务理事等。张氏自业医迄今,勤学不辍,广采博取,并注意临证,实践创新,求业精进,经验积累宏富,因其学术精深,医技精湛,1991年被评选为全国首批500名老中医药专家之一、首批中医药专家学术继承人导师,享受国务院政府特殊津贴。

张氏1959年在校时曾抽调上海中医学院充任师资,有幸先后跟随近代名医张伯臾、程门雪和刘鹤一学习和临证,继承他们的学术思想和流派经验。师法既高,则入门自捷,根基自坚,为其后驰骋医林创造了良好条件。张氏广闻博览,精学勤思,持之以恒,自强不息。每侍诊于张伯臾、程门雪、刘鹤一老前辈身侧,以尊师敬业、锲而不舍的精神,颇得三老赏识。是以导读研习之外,每诊必悉心示教,指引津迷,点拨机要,而张氏亦虚心就教,从此学识大进,渐入医中堂奥。

张氏1962年离沪进疆后,立志献身于新疆中医药事业。在新疆维吾尔自治区中医医院历任内科副主任、主任,副院长等职。张氏一边工作,一边继续学习钻研。日间忙于诊务,夜晚则勤学不辍。其志趣在于坚持三学:一向古今医籍学,二向临诊实践学,三向当地中医、民族医前辈和同道学。故学识日进,临证诊治水平不断提高。虽偏居西陲,却多次应邀出境会诊。几十年来,为十多个国家和地区的众多患者解决危难,使越来越多的中外患者领略了中医药的神奇疗效。

张氏在学术上弘扬《伤寒论》辨证论治原理,提出了张仲景伤寒学说的三个来源、两个组成部分和一个核心理论问题的独到见解,以及对调补先后天、心病治胃、肺燥脾湿、四诊详略取舍等的理论精华;临证特色着重反映他对冠心病、高血压病、脑血管病、肝胆疾病等的诊治经验;所列医案及六首经验方与学术经验相互呼应,体现其理论联系实际的风格,真实地反映了一位科技工作者长期建设边疆、发展中医药事业的赤子之心。荒荒油云,寥寥长风;超以象外,得其环中。研究《伤寒论》是张氏早年涉猎群书的主要内容。他致力于此而有其自身特点,他认为,学习《伤寒论》,学理法可,学方证可,学病候亦无不可,潜心于斯者极易拾取鳞爪,难得要领。但欲得真谛,必须揭示张仲景所以为学之妙。他对伤寒学的研究成果使他获得了治医从业的指南,一生受益匪浅。同时,他这一研究成果及其对有关《伤寒论》版本的观点,也得到了国内外医家的重视。一位日本医家在一次交流会上曾就古籍版本中、日所藏孰先孰后与张氏交流论争,时隔10年,其父又率团访问新疆,为中、日所藏另一经籍版本展开讨论,终因张氏据理明辩而认同,彼此成为中外道中之交。这些小趣事,正反映了张氏治学的严谨和精专,同时也体现了他于学术争鸣中不忘维护祖国利益、维护民族尊严、忠贞爱国的赤子之心。

张氏以张仲景治学之法研习医理,以叶天士业医之志师法各家,在学术上多有建树,在临证中享誉渐隆。他提出的调补先后天、心病治肾、肺燥脾湿、四诊详略取舍、辨证主次逆从、处方结构技艺等理论见解,得到国内外同道的很高评价。其诊疗技术更受到中外各族经治病员的一致好评。他在临床中既注重运用传统理法,也注意参考现代医学诊断技术,既讲求辨证功夫,也权衡论治策略;既总结自己的临床得失,也借鉴同道的经验心得。所以，其理法也广，其弋获也众。正由于他始终以传统理法为宗旨，故虽博采而不乱，广取而不杂，临证成竹在胸，能于纷繁病证中识得真候，把握机宜，出奇制胜。举其临证所长，大致以内科疑难杂病为多。在对脑血管病、高血压病、冠心病、精神分裂症、早老性痴呆、肝胆疾患、重症肌无力、红斑性狼疮和疑难杂病的诊治中积累了丰富经验，自创了不少有效处方。在对一些疑难疾病的诊治中，他推陈出新，根据临证特点，巧妙运用古籍理法经验，确立病名，认准主证，开具方药，常可收到理想疗效。尤须提出的是张氏特别重视方药运用。他曾撰写的《中医处方的风格和美学问题》提出，中医处方不但是一张载录方药名称的字据，同时也代表着医师的医学风格、流派和学术思想，并且蕴藏着丰富的美学内涵，是形成医学流派、推进学术发展的重要资料。他的方药运用特点，大致可归结为以下几点：在组方技艺上，讲求攻守得宜、从舍迎让、进退避就、疏密布置等方法；在师承古法方面崇尚方取仲景、药尚天士，而变通其法；在处理病证关系上强调病证兼顾用药，以特征证为主；在方制配伍上常定制于病证，以"预制"基方与"组装"变方和合而成；在用药量上讲究权衡于裁适，跌宕于轻灵；在补泻运用方面，在前贤理论基础上提出别解，辟常药以新用，等等。由于张氏的理论建树和临证卓识，在新疆乃至全国，甚至周边国家享有较高声誉，其连续被评为自治区优秀专家，曾先后被邀聘为俄罗斯圣彼得堡巴甫洛夫医科大学客座教授、哈萨克斯坦心脏病学会名誉委员、福建中医学院名誉教授、上海中医药大学研究生导师、澳门中医药研究学院名誉院长、终身教授。曾兼任《新疆中医药》主编、《中国中医药学报》、《中医杂志》特约编委、《仲景学说现代研究》编委等职。

中医学家张晓天小传
——承前启后，继承创新的治未病专家

　　张晓天，男，生于1966年10月，主任医师，医学博士，硕士研究生导师，上海中医药大学附属曙光医院（简称曙光医院）治未病中心主任，曙光医院首批高级中医师。国家中医药管理局中医药文化科普巡讲团专家，中国医师协会国医科普之旅暨"治未病"百姓健康公益大讲堂活动首席专家讲师，上海市中医专家社区师带徒导师，上海市浦东新区名中医工作室导师，上海市静安区中医师带徒导师，中华中医药学会亚健康分会副主任委员，中华中医药学会治未病分会副主任委员，上海市中医药学会亚健康分会主任委员，世界中医药学会联合会体质研究专业委员会常务理事，世界中医药学会联合会中医治未病研究专业委员会常务理事，上海市中医药学会老年病分会常务委员，上海市中医药学会膏方分会常务委员，上海市黄浦区慢性病防治专业技术委员会委员，韩中整合医学项目委员会委员。曾任新加坡宝中堂中医药中心董事兼联席总经理，作为外派专家在澳大利亚墨尔本CMRC中医诊疗中心工作一年。

　　1987年毕业于新疆中医学院，后就职于新疆医科大学附属中医医院，1997年获上海中医药大学硕士学位，2001年作为人才引进调职曙光医院，2008年获博士学位。师从家承著名中医专家、中国第一届和第二届名老中医师带徒导师、被誉为"疑难杂病专家"的张绚邦教授，为中国中医药学会临床特色"疑难病专科"项目负责人之一，为上海中医药大学吴正翔名老中

医工作室、曙光医院吴正翔老中医工作室成员、上海中医药大学"名师传承研究工程——蔡淦教授名师研究室"继承人员。

张晓天教授临床工作三十年,从事中医老年病、心脑血管疾病及延缓衰老的临床研究,注重以中医的"整体观"来治疗、调理疾病,擅长各种慢性疾病和疲劳综合征、亚健康及延缓衰老调理。主持推广"中医治未病进社区"工作,提出中医体检新概念。参与国家级和省市级科研课题14项,主持国家中医药管理局专项2项、上海市科委科研课题2项、上海市卫计委(中发办)科研项目5项、云南省普洱市卫计委课题3项、上海浦东新区卫生局课题2项、重庆市江北区卫生局课题2项,发表论文68篇,主编教材和学术专著21本,参编学术专著15本。

前　　言

张氏学术思想起于张绚邦教授，承于张晓天教授，后发扬于众多弟子，在传承中不断总结和改进，形成了具有自身特色的学术见解，为治疗各种疑难杂病提供了新的临床思路和治疗方法。

张绚邦教授在学术上以《伤寒论》为论治原理，熟用六经、善于八纲。在继承近代名医张伯臾、程门雪和刘鹤一的学术思想和经验基础上，产生了自己的独到见解，其调补先后天、心病治胃、肺燥脾湿、四诊详略取舍等理论精华得到了临床验证和传承。同时，其在实践中推陈出新，巧妙运用古籍理法经验，对于各种疑难杂病，确立病名，认准主证，开具方药，大大提高了临床治疗的准确性，更易于推广和传承。张晓天教授师从家承，并跟师吴正翔、蔡淦等名老中医学习，善于以"整体观"的理念来分析和治疗各种疾病和疑难杂病，并结合现代人的体质特点，治疗各种慢性疾病和疲劳综合征、亚健康及延缓衰老调理。作为曙光医院治未病中心建设者，主持推广了"中医治未病进社区"工作，提出中医体检新概念，2014年上海市浦东新区公利医院建立了张晓天名中医工作室，在治未病中心的建设基础上，培养了多名社区中医工作者，并通过与基层医院的合作，真正地造福社区居民，使中医药事业更好地得到推广和继承。

《张氏疑难杂病临证经验集萃》以学术思想和经典医案为主，学术思想、医论医理主要由张氏弟子进行总结和整理，相关医案也是选取了两位专家在临床过程中效果显著、经验成熟的病种，其中后期的膏方调补和体质的运用也是一种创新和补充,在内容安排上尽量体现学术的传承和发扬,在协助广大中医医师治疗疑难杂病的同时,也使广大张氏弟子能对张氏学术有一个系统的认识,使其更好地传承和发扬。

　　全书的整理主要由工作室的继承人和相关学员完成,虽尽心取其精华,认真梳理,但难免有不足之处,望读者予以指正。

主　编

2018年8月

目　录

-------------------------------- 上　篇 --------------------------------

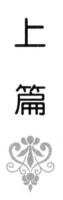

上 篇

张绚邦教授对疑难杂病治疗的经验与思考

——受若持虚、兼收并蓄，坚持推陈出新

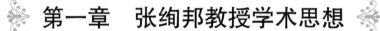

第一章　张绚邦教授学术思想

一、论治学经验

凡能在医涯中卓尔成家者,半由机遇,半在人为,然任凭机遇成就者少,而人为奋斗成就者多,张氏成功之道属于后者。张氏学中医之先,虽已具有一定现代医学基础,但他始终恪守"洋为中用""继承发展"的主导思想,溯本求源,坚持用中医药理论和中医辨证思维方法指导临床实践;他灵活运用现代医学知识以弘扬中医,提高对中医理论的认识和理解,使中医诊疗水平不断深化;他无门户之见,"受若持虚","兼收并蓄",接受不同流派的学术传授。不仅如此,他还借助哲学、书法、绘画、兵法、音乐、厨艺等中华传统文化而探求中医诊疗之道;他长期工作、生活在多民族聚居的新疆,致力于中医同各兄弟民族医药之间的学术交流而提高自己的诊疗水平。张氏正是在筚路蓝缕之中,奋发向前,努力开拓,成为具有独到学术见解和丰富实践经验的一代医家新人。阐发其治学思想和经验,对于青年中医同道掌握学习方法,脱颖成才是十分有益的。

(一) 灵性与风骨——中医经典研习要旨

医理源于实践,详于《黄帝内经》《难经》,至张仲景《伤寒论》,天苞地符,为众法之宗,群方之祖。

所以,医家推从所学,无不遵奉《黄帝内经》《难经》而祖述张仲景。张氏论其学术所宗,亦未尝外此。然而,他对古经医圣之推崇和尚习,又别有风格。他认为,学习《黄帝内经》《难经》,宜学其神髓;学习张仲景,当学其风骨。学神髓者,取其精义;学风骨者,取其理法。虽学张仲景而得其理致者,已可卓然鸣世,若更得《黄帝内经》《难经》意旨神韵,方能成就巨擘。唐之孙思邈,金元四家,明之张景岳,清之叶天士,均系兼于两得而蔚成大家者。张氏于《黄帝内经》六气、病机、治则、运气理论,均予深入钻研。故在临证之中,遇有疑难病证,遍检古方今法而难以图骥者,常能于《黄帝内经》《难经》经旨古籍中悟出道理,别出心裁,出奇制胜。如遇一患者,从外踝上至股阳拘急抽动,头时痛,西医查无所获,多方求医无以能名。张氏接诊时谓:"经言'阳跷为病,阴缓而阳急'。此病当属卫气不得入于阴分而留于阳分,留于阳,则阳气满,阳跷脉盛,故有是症。"用鹿角霜、当归、白芍、肉苁蓉、炙甘草、潼白蒺藜、牛膝而愈。又治建筑工人李某，每于理发修面，刀剪上及左侧发角即时昏眩厥仆，昏不识人，须救治复苏。张氏诊时即引《素问·缪刺论》，断病名为尸厥，用左角发酒（初取李某本人左角之发，瓦上煅存性研细末，冲服以上好白酒一杯饮之，一次觉舒，扶触左鬓角，虽眩神清，复取青壮男子左角发，制服同前），三次后竟未再发。似此类奇证，临证少见，若非熟悉经旨，悟出灵性，只能临证因循束手而已。

张氏对张仲景学说的研究，提出了一个重要观点："仲景学说有三个来源，两个组成部分和一个核心理论问题。"这三个来源是：① 全面地总结并继承了东汉以前的古典中医药理论，从《素问》《九卷》《八十一难》《胎胪药录》和《阴阳大论》获取理论要素；② 广泛地汲取汉和汉以前一些名家的有效方药和各具特长的医疗成果，并把这些成果和经验上升为理论；③ 系统地总结了张仲景本人长期的临床实践经验。两个组成部分即以六经论伤寒和以脏腑论杂病。二者在方法上可互相借鉴，在内容上可互为补充。张仲景学说的核心问题，便是《伤寒杂病论》所确立的辨证论治理论，以及在辨证理论指导下所制定的理法方药相统一的原则。张氏提纲挈领地把握了张仲景学说的中心主题，不但有益于治《伤寒论》之学，也有益于学习其他医学理论。凡治中医之学，大致均要从三个来源上下功夫，既要勤求古训又要博采众方，更要善于临床实践。张氏从张仲景学说及其历史经验中悟出治医必由之道，便身体力行之，以《黄帝内经》《难经》《伤寒论》为主攻，兼学众家，并学当代名医，始终勤于临床，以临证经验与古训相参，寻求异同，独辟蹊径，不断创新医理，弘扬医术。

（二）博采与精专——学习流派尚习方法

张氏于《黄帝内经》《伤寒论》精研详求而外，对众多医家均有采摘，尤其推崇叶天士，临证尚用叶氏之法者殊多。张氏认为，为医之道，可深可浅，浅则不读医经，不知有仲景，只执数帧汤头，便可为医；深则读经终老，临证白发，亦觉学未深而难医病，医众医所难医之病，即所谓国手也。

然欲成大医，致深道，既要博采众长，又须由博返约，专于一家，然后可以释难辨疑，游刃有余。

无博则无以养大，无约无以致深；博而不约，学必浮泛，专而不博，终为匠器，不能成家。所以，张氏在采撷众家之精华的基础上，转而潜心研究叶氏之学，直达堂室，探出珍宝，弘扬光大。他认为，医家之专于何派，固与时代环境、师承家传、私淑自学有关，更因个人才（才能知识）、气（气质胆略）、学（学术修养）、习（实践习染）风格不同而异，张氏本人临证以气逸性灵见长，故尤好叶氏之学。张氏之学叶氏，亦取法于叶氏之学仲景。叶天士是继承仲景治学方法的典范，他精研《黄帝内经》经义，对阴阳五行、脏象经路、运气摄生等无所不通。行医五十年，学更十七师，广闻博览，是得"博采众方"之极致者。融会河间主火，倡用辛凉；教悟又可

"邪从口鼻而入",提出"温邪上受,首先犯肺";贯通东垣升益气之理,提出"脾喜刚燥,胃喜柔润","脾宜升则健,胃宜降则和";据奇经八脉之理,提出"通补任督"之法。更于各家方书中冷僻方药内提出临证实用之法。叶天士于诸家学术,广为收罗,但总以张仲景方药为大宗,其运用张仲景方药的医案甚多,在《临证指南医案》中,选用《伤寒论》方42首、《金匮要略》方27张,并且善于一方多用,异病同治,如苓桂术甘汤之治中虚腹泻、阳微停饮、胸痹胃痛、晨泄水肿、督亏头痛等便是。叶氏之用仲景方,决不泥滞,而是取其中神韵,变化丛出而宗旨不乱。张氏之学叶天士,亦有异曲同工之妙。其临证处方,多从仲景方化出,而化用之法,则常依叶氏。如叶天士变真武汤,以草果、陈皮易白术、甘草、乌梅替芍药,张氏亦有此案。叶天士曾有仿李时珍治外甥柳乔败精阻窍用虎杖散一案,张氏治败精阻窍之茎痛腹结亦以此方取效。他治如低热、滞下、咳喘、痹证等,均有与叶氏案神似者,足见其学有所宗,根基深固。

(三) 融会与创新——学术思想体系形成

伤寒以张仲景为鼻祖,温病以叶天士为大宗,医者或视为对峙两派,水火不相涉。张氏何以能既遵张仲景,又尚叶天士而不疑,且于两家理法悟出源流而并学不悖呢? 张氏并不自矜其高,而是归功于其问难业师程门雪先生的指教。程氏曾说:"天士用方,遍采诸家之长,不偏不倚,而于仲景法,用之尤熟。""近人以叶派与长沙相拒,以为学天士者,便非长沙,学长沙者,不可涉天士,真正奇怪之极。其实即温病发明之说,貌似出长沙以外……不知叶氏对长沙之学,极有根底也。"谨受此教,便成为张氏致力于两家之学的篙矢。可见,为学不可无师,师职在传道、授业、解惑,不但要传授所学,更要指明之所以学与所以为学,即治学目的与方法。张氏尤其感铭其受业师长。尝谓:"张伯臾为启蒙之师,程门雪为问难之师,刘鹤一为流派之师,幸有三师亲自指教,乃能驰骋医涯而不迷途。"三师均近代江南名家,堪称国手,而各有所长。伯臾精于临证医道,宜其启蒙解惑;程氏天赋灵机神韵,宜其答疑析难;鹤一长于伤寒至理,故依为流派之师。

综观张氏从业之路,治学之道,上研《黄帝内经》《难经》,取意神韵;中遵仲景,宗其理致;下尚叶氏,得其方法。师法古今,博采广取,摒除门户之见;以临证为依归,以实践为准绳,积数十年功夫,学验渐丰。既承伤寒经方浑厚凝重之旨,又得温病时师轻灵纤巧之秘,更发西陲风土人情之意,已混然自成一家,成为新一代坚持继承发展、推陈出新的疑难杂病专家。

二、论《伤寒论》辨证论治原理

张氏临床技能的提高首先植根于他对《伤寒论》辨证论治原理的研究和运用。《伤寒论》是我国第一部理法方药完善、理论结合实践的经典医著。历代医家倾心研究者数十数百,而习学运用者数千数万。研究者各有心得,运用者各取所需,虽然仁智万殊,而俱有所获,对临床辨治疾病起着决定性指导作用。张氏十分重视对《伤寒论》的学习、研究,他从四个方面认识和阐发《伤寒论》的精神,并以之指导临证实践。

其一,从六经主证把握辨证论治的纲领。辨证论治贯穿于中医理法方药的全部过程。《伤寒论》将复杂的外感热病归纳为六大证类,分别体现了热病的发生、发展,是整体观念的完整体现,也是中医辨证论治的大纲和典范。以六经主证为纲的六经辨证论治的基本纲领,张氏认为,辨证方法虽然有六经、三焦、卫气营血、八纲、脏腑、病因等诸多名目,但六经分证的纲领性地位是其他辨证所无法取代的。例如,太阳病之脉浮,头项强痛而恶寒,其实是多种疾病的初期形证,最确切不过。其他辨证方法无不以此为本,既是表证之纲,亦系上焦病之主要表现,可说是卫分证,亦可说是邪犯膀胱经腧的经络证,更可说是肺卫郁滞的脏腑证。又如,阳明病的"胃家实",只三字便抓住了重点,确切地刻画了中焦病、胃肠病、里实证、气实证的关键病要,体现了"六腑以通为用"的道理,可谓"知其要者,一言而终"。可见,充分认识六经纲领的实质,便能掌握辨证论治的关键,对于任何一种辨证方法,都能执其牛耳,运用自如。这也正是"以伤寒方治杂病"的原因所在。

其二,从方剂组成突出辨证论治的重点。六经各有主证,亦各有主治方剂。《伤寒论》方的组成特点是结构严谨,选药精炼,配伍有度,煎服得法。六经证候皆有主治方剂。方剂组成与脉证紧相联属。每方之配伍,或君或臣或佐,均与脉证切对,体现了脉证主次,病机因果,治法之从舍进退,药虽简约,而组织有致,远非杂方之红紫间色可比。其太阳病麻黄汤、桂枝汤之虚实之辨,阳明病三承气汤之轻重攸分,少阳病小柴胡汤之正邪兼及,太阴病理中汤之寓温于补,少阴病四逆汤之温阳救逆,厥阴病乌梅丸、四逆散之寒热燮和,不惟得治法制方之极则,尤能突出六经各证类之证治重点,诸多变证治法用方皆可由此化出。

其三,从药物剂量强调辨证论治的原则性。《伤寒论》一书为后世揭示了极具原则性的辨证论治规范,它包括病证主次原则,证治轻重缓急原则等。而这些原则多是通过方药剂量体现的。相同的药物,可有剂量变化而组成由治太阳中风表虚的方剂,如从桂枝汤到桂枝加芍药汤,只改变芍药用量,便由治太阳中风表虚证变为治太阳误下伤里的里气急之证,其病证主次变化仅以药量变化以应之如此。又如,桂枝与麻黄汤合方一为桂枝麻黄各半汤,一为桂枝二麻黄一汤,前者因解肌发汗两兼而均小其制后者因解肌先于发汗而相应变其用量,其于证候轻重调治之相宜也如此。其四,从加减化裁突出辨证论治的灵活性。《伤寒论》辨证用药有一定的规矩准绳,却又饶有变化。其"观其脉证,知犯何逆,随证治之",反映了辨证用药建立在原则性基础之上的高度灵活性,为后世加减用药树立了典范。病无常形,医无常方,药无常品,临床必须权衡变化,坚持原则,灵活运用。张氏终以《伤寒论》辨证论治思想指导临床实践,法于有法,化于无法,取得了丰富的临床经验。

三、论诊法之详略

逆从中医诊法，四诊为纲，医者无不详求，然尽获四诊真谛者实难。张氏从医数十年，十分重视诊法研用，反复体验四诊技艺，认为"详略逆从"是掌握诊法的要旨。凡初学四诊，不厌其详；临证既久，当究其略。大致诊法精妙，在于由详履略，知详略取舍，由博返约，去伪存真，抓住重点，便得诊法之昧。逆从亦然。所谓逆从，是指诊取脉症的异同而言。同者为从，异者为逆；逆者证必乖异，当详究细察，从者病自和顺，即可约略诊处之。医者必须有目的地学用四诊详略逆从法度，以提高诊法水平。

（一）望诊重神色

望诊向为医家所重，张氏对望诊有独到见解和宝贵经验。对一般望诊如舌质舌苔、面色分部，均遵传统方法，自不待言，尤其注意神色之诊。他认为，望神察色，中医十分讲究，何以时下或云高深莫测而不能为之，或云无补临证而不欲为之，置神色之诊为可有可无之地呢？这主要在于当前不少中医所经治者多为慢性疾病，危重症少，且往往已经西医诊断，中西对照，套方应付，不再深究；或因中西两法诊疗，重西轻中，将中医审察病症，选方用药，作为陪衬而已，致使医家钝于思维，懒于思维，诊法仅为辨病分型的参考。其实，只要临床中稍加注意，望神察色辨泽，知身形体态，过与不及，善恶顺逆于临证的意义，则望诊仍不失为四诊最紧要之处。尤其对一些隐伏未显之证，常能于神色中察见端倪，而采取积极诊治措施。

例如，张氏曾接诊患者李某，男，58岁，干部。身形素盛今瘦，全身乏力，多方诊查，轻度贫血，行骨髓检查无获而作罢，惟用施尔康治疗而已。望其面色晦滞，苍黄无泽，脉见数大，当即认为色无胃气，脉无胃气，必隐有重病，令其作肺胃进一步检查，结果确诊为肺癌。当然，张氏望神色的经验，非一朝一夕可获者，他长期在临床中，对甲肤之诊，面王之诊，耳轮之诊，均有独特心得。见有危重患者，便观察其神色异常之处，久而悟出规律，反复印证，始有此验。故张氏认为，久练苦功，方结甘果，技巧者，拙朴所生也。徒求巧者，必不可得；欲求巧者，当先甘于拙，否则无巧可言。

（二）问诊重取舍

若医者过神其脉，缄口于问，虽可迎合病家，然为明医所不取。张氏谓"病为本，工为标"，患者主诉常是诊病眼目，何可忽之！但他对问诊的详略，听取患者主诉的取舍，却有卓识，不受习俗方法所囿。他说："十问六法，是针对初学而设，备忘之计也。既熟之后，便可四诊俱行，交互参差。"问病诀窍，可用《黄帝内经》"有者求之，无者求之"概括。问其当有者，知其不当有而有者；问其当无者，听其不当无而无者。当有而无，当无而有，则再详问之；当有已有，当无而无，则略而辍问。当然，何谓当有，何谓当无，又应参合他诊，依病机联系而判断。对于问出之症，已与脉色相符者，患者仍诉出许多症状，可舍弃不取，不必令其影响辨证思路。如患者张某，明是风寒外束，当无汗出。问其有汗否？答以有汗。继问何时有汗？答以日间无汗身拘，入夜双股汗出。望其身形尚盛，气色如常，脉见浮紧，遂不问饮食二便，直断为风寒束表，素有阴伤。

又有患者白某，女，41岁，以口苦咽干见诊。前医曾用小柴胡汤无效。张氏乃问便干否？纳食多否？答以纳食无碍，大便干结，遂与小承气汤加味而获效。张氏认为：用小柴胡汤"但见一证便是"之说是运用小柴胡汤之必要条件，尚不充分，应当补以"无他证者"方可。故本案舍柴胡证不问，而改问与之相关的阳明证症状。

（三）脉诊重指法

古之言脉者殊多，或精或粗，或博或约，各臻其妙，但学者总有"心中了了，指下难明"之慨。

张氏始终将切脉作为四诊重心之一，详予揣摩。认为脉象诊断学应包括诊法、脉象和指法三项内容。四诊对初学者而言，切诊最难，切诊中脉诊最难，而脉诊中指法运用最难掌握。他在实践中总结出"脉诊指法"的专题论文，并指出初学脉诊有"四误"，即定位不准、指目不清、移指太乱、指力不匀。归纳指法运用的"四要十六字诀"，即布指要准、指目要清、移指要密、指力要匀。

他对布指定位、指目对峙、举按寻循、单总推持、操纵俯仰及侧挽辗转等指法操作要领，均有真切体验并详尽论述，且运用于医疗和教学实践，使之发扬光大。至于脉理，则注意判别病之逆从。对男女之脉，经产之脉，与证逆反之脉，与时悖见之脉，人迎、跗阳、太溪之脉，常成为诊断的重要参考，有时甚至成为诊断的关键。如见男现女脉，尺部滑大，当考虑下焦湿热，女脉尺滑未必有热。又，见数脉而无身热，当考虑郁火或气阴大虚。如治一更年期妇女，抑郁躁烦殊甚，医曾以二仙汤、逍遥散投之罔效，刻诊见其脉数躁疾无力，定为气阴之虚，舍证从脉，以生脉饮方用西洋参而获效。又，咳嗽病证，有虚有实，但无论虚实，其脉多浮泛于寸部，若遇咳嗽而寸脉反不见浮泛者，当审慎察之，张氏遇此以逆脉论，多责之宗气之郁滞，除寻常依证论治外，多加入开宗达气之品，如薤白、桔梗、香附等。久病危难重证，常以跗阳之脉测胃气，太溪之脉测肾气，以辨病之逆顺进退，亦时有弋获。

四、论病与证之相寓相参

张氏秉承经旨，精究辨证论治精髓，在对待证与病的本质及其相互关系等问题上颇多真知灼见。他认为，古人何尝凿分病证，其实病中有证，证中寓病，"同病异治，异病同治"便是医家辨证论治的精神体现。大概古人先以诊断辨证为宗，以病为诊治单元，遇同病而不能划一对待时，就转而审察病之主症以外的各种表现，也便是现今意义上的证了。所以，张氏对病证关系，既重视辨证，又不忽于辨病，病证相参，灵活掌握，在实践中丰富了辨证论治的理论。

（一）论特征病证

张氏特别提出了病证相寓，不可凿分的道理：一病可有数证，但必有特征之证,而一证或系数病,但必有突出之病,如白喉之热毒结喉证,雀目病之肝血不足证便是。有病名中即寓有特征之证者,如热淋病,即寓有热邪阻滞膀胱气化之证。诸如此类,病即是证,证亦即病。辨证的根本目的是要让治疗有更强的针对性,既得病证之关键,则治病治证便无须强分了。由是以观辨证论治,不论从理论上还是从实践上都包含了辨病论治的成分。当前,不少医者讨论辨证时,对病证的特征性未加强调,往往只注意某病可辨为某几个证,而未注意其中某证是某病的特殊证。因此,学习者临床见某病即在某几证中选择相似之处而加判。但临床患者之表现往往依据不足,难敷辨证诊断之用,故而造成辨识证候的困难。确立每病的特征证,其意义就在当遇到疑似难辨病证时,首先应想到特征证,如眩晕一病,虽有肝阳上扰、气血亏虚、肾精不足、痰浊中阻等证类,但肝阳上扰尤为特征之证,在辨识中应当首选。张氏认为,前辈中医与新一代中医相比,其以病分型手段似不及后者,但其临床疗效却往往高于后者,究其道理在于,老辈中医所学正是抓住了病证的特征,即中医辨证论治的关键,体现出原则性和灵活性在医疗实践中的和谐统一。而新辈中医则偏于一病数证,辨证分型模式的学习,不仅容易为分型证治所约束,而且会出现理论上的辨证分型同实践中的处方用药不协调的矛盾现象。这是今后培养中医后继人才时很值得研究的课题之一。

（二）论病证主客

张氏认为,病有初中末,证分主客从。辨病既要把握疾病的特征性,又要辨析其阶段性,辨证则既要认识主证,又要认识客证。对于辨病,张氏很重视中医传统病名的认识和阐发。因为,早自《黄帝内经》《难经》,晚至明清的古籍,大部分以病为辨析纲领和施治单位,在病名项下,积累和汇集了大量古代医家的经验,从病论治有时具有简捷而明确的疗效,所以,传统名目之病不可不辨。但传统病名尚欠完善欠全面,因此,参考西医病名及其诊断,无疑有助于辨证论治理论的改观和疗效的提高。然则何时用中,何时参西呢?张氏的原则是,中西医名基本统一时,可参考西医的诊断结果;当两者病名不一致或西医难以确定病名时,只用中医病名;当中西医病名在范围上有隶属关系时,则中西兼顾之。所谓参考西法,主要是为中医辨证病名的主要目的则是便于继承和运用古人在病名项下的效方和专药。对于辨证,张氏指出,当前教材中将病与证作纵横规范的方法对初学很有益处,但却在一定程度上束缚了医生手脚,形成了一病数证,西医辨病、中医辨证分型的程式,实碍于传统理法经验的继承。如前所述,证与病本是相寓相关的。同时,有一证仅见于某病者,又有一证可见于多病者,更有百病皆有某证者。此外,又有某证于某人患某病时出现,而于他人患该病时则不见。故证当分为主、客两大类,主证是由人体体质差别所决定的。五脏六腑、气血阴阳的诸虚证,一般属于主证范围,而外感疾病的特征证则属于客证范围,更有许多证候,难分主客,可称非主客证,均视具体患者而定。例如,咳嗽一病,肺失宣肃为其基本证或特征证,无论何人,患则见之;

但病中或寒或热,或虚或实,则因人而异。其阴盛体质者,患咳嗽则见寒证,日久则见肺肾阳气虚寒、痰湿阻肺;其阳盛体质者,患咳则见热证,日久见肝火灼肺,肺燥阴伤。前者以阳虚寒证为主证,后者以阴虚热证为主证。

证分主客的意义,既突出了患者素质禀赋在发病中的决定作用,也重视了疾病病因病机的特殊规律,可提高辨证论治的准确性,从而使疾病防治由随机应付向主动掌握的方向发展。

(三)论从病推证

张氏第三项辨识辨证的原则是"无证可察,从病论证"。临床确有无证可辨之时。例如,某些患者在体检时发现为乙肝病毒健康携带者,因而求治于中医,诊其脉证如常患者无主病证,此时张氏便从病(西医病)论处,认作肝郁脾虚证。以西医诊病手段和资料,看作中医辨证的延伸和补充,对无明显证候者无疑有重要临床价值。但必须提出,即使从病论证,也是根据素常经验积累而作出判断,是根据相应病的病因病机特征规律选择其多发证定为无证可辨时的该病的证类。中医辨证论治理论是根据"有诸内,必形诸外"的原则从外征以推断内证的临证哲理思维方式。而内证与外征有一个程度轻重的问题,在内的病机变化不剧,就不能反映于在外的体征上,此时属于有病而未著、无证可辨的阶段,医家无和鹊之妙,料难诊出病证。但应当承认,现代科学检测手段确有能诊出临床前和准临床的某些疾病,这完全可以作为中医诊断的参考。如某患者于偶测血压时发现血压高,但从中医四诊,却未见显证迹象,此时应据该病有显证时的情况类推辨证,结合身体素质,体征现状,直作肝阳、风火或痰瘀眩晕论处。张氏指出,在做这一关系的判断时,除依常法外,也要有个人经验积累的过程,经常注意了解患者证候与客观指标的相应关系,建立起"显证"与"指标"的"联络网",然后方可于遇"隐证"时,借所现"指标",通过"联络网"而辨为某"显证",使"无证可辨"变为"有证可辨"。他在对慢性肝病、心脑血管病、糖尿病等疾患的隐伏期间,常根据西医检验结果而辨识证候性质和程度,处以相宜方药,收到较好效果。

(四)论特异症状

张氏对一些怪异疾病的辨识,从不囿于常法,常根据古经医籍记载和自己的经验,通过对一些特征病状的察看而作出判断。辨病辨证的目的是要对疾病作出关于病变部位和性质的诊断,即定位与定性的结论。一般说来,辨病主要与定位相关,兼可定性;辨证主要与定性相关,兼可定位。张氏在辨证实践中的运用原则可概为两句话:常病辨证定性位于既有,奇病辨证定性位于权变。前者指一般疾病在辨证诊断时可直接运用既往的常规理法和名目,后者指怪异病就须用权变之法进行辨析判断。常规理法六经、卫气营血、脏腑、八纲等辨证方法,其病位病性已很明确,自不待言。兹举权变之法说明之。虽称权变,亦非主观随意,而是依据传统理论结合实际经验灵活变化,正所谓"半依古训,半出心裁"。

例如，曾治一林姓患者，女，65岁，病多汗恶风，言语謇涩两年，查有脑动脉硬化，医以风痹肾虚施治不效，张氏询知其病起于盛夏，而面赤语结，断为"心风"，病位在心，性属风热，予珍珠母汤（见后文）加减获效。按《素问·风论》曰："以夏丙丁伤于风者为心风""心风之状，多汗恶风，焦绝善怒赫，赤色，病甚则言不可快，诊在口，其色赤。"以盛夏发病、多汗恶风、面赤语謇而诊为心风，在定位定性上既遵经旨，亦越时俗。

又遇患者毕某，女，50岁，病咳嗽数月，久用止咳宣肺常法不应，张氏以其咳前必有尿意而小腹胀着眼，依"膀胱咳状，咳而遗溺"之训，诊为"膀胱咳"，为下焦气化不利而致肺气失调，病在膀胱，以通利膀胱气化收功。按语：患者仅有尿意而无遗溺，似与经旨不符，但每咳必发于尿意之后，此情当属特出。张氏谓："学古当知提要钩玄，心领而神会。有时要字字斟酌，不可疏漏；有时但明理识旨，不必拘泥。"观此案可悟。

五、论先后天调治之宜

中医治则治法理论十分丰富，张氏在对其作深入探讨的基础上指出：当前辨证论治教材化、程式化的模式，在客观上限制了对治则治法理论的研用。辨证论治被公认为中医学特色之后，受到足够重视。由于突出了"证"的辨识，相对忽略了"治"的斟酌，以为只要辨证确切，治法方药可随证而出，信手拈来，这样便使青年医生不注重论治的功夫。长此以往，辨证论治的神髓将会部分佚失，中医诊疗水平会因此受到影响。所以，张氏十分重视治则理论的研用，对一些重要理论都有自己独到的见解，其中"论先后天调治之宜"便是其中的研究内容之一。

先天之治在肾，后天之治在脾。调治先后天方法，古今研究颇多，以至有所谓先天派和后天派之分，张氏称，以补脾或补肾见长则可，以补脾而斥补肾，以补肾而责补脾则非。中医学术各流派的形成既有历史原因，又有当时的现实原因，脱离具体环境条件，便无从形成流派，后世研用各派学说理论，亦当作如是观。综观古论，补脾补肾各有所宜，各有所忌，知所宜忌，便可"正行无间"。张氏之于调脾治肾，特重临床实际，不尚空泛理论，认为脱离实际的争论并无现实意义。

（一）界定调先后的含义

何谓调先后天，必须审明。张氏指出：脾病治脾、肾病治肾，也不尽是调先后天。只有病情繁复，治难周全，或病情变化迁延，久治不应时，改从脾肾治疗；或病未重而胃气先馁，病未愈而肾气已乏，此时调治肾脾方称调治先后天。主于肺病补脾、肝虚补肾，分别称为培土生金和滋水涵木，也不属调治先后天之列。明确这些概念之后，便可对调先后天的治法原则加以讨论。

（二）补先后天之宜

张氏对调补先后天治则持论有四。其一，久病及肾，肾阳虚者，正补无忌；肾阴虚者,当兼健脾。周子干《医宗秘奥》论补脾不若补肾时说:"要知此乃补肾中之火,非补水也"。书有云:"木生君火,君火授权于相火,火乃生土,故知非此火则土无以生。古人以此火譬釜底之燃薪,最为切喻。釜底火燃,则釜中之物自熟。人身命门与胃,同此义也。故八味丸为补肾之圣药,以其中桂、附能补命门耳!若不知此说,而妄用润剂,脾阳必败,饮食减少,而欲求肾气之充,其可得乎?"此即张氏持论之所本。肾阳虚者,正治之法必以温补,药用八味丸,或用桂、附、巴戟、菟丝等品,补肾而外,或兼温中,或兼健胃,总无碍中运,故可正补无忌。其肾阴虚者,欲补必借用滋润之品,易伤脾胃阳气,于久病之体,尤为不利,故当兼入健脾药物,以保无虞。

其二,病至虚实错杂,依证久治不应,虽无脾肾显证,却宜调补之;其便干者宜补肾阴,便溏者宜健脾气。此论专以大便干湿为辨,临床极切实用,曾治张某,患胆囊炎、胃炎、支气管炎数病,症状颇杂,治以调胃和中,或健脾疏肝,或宣肺理脾,终无大进后因患者便结难行,改用左归丸合济川煎法加减,以补肾养阴为主,竟收诸恙平息之效。信为经验之结晶。疾病既已虚实错杂,其治法亦难面面俱到,或补或泻,泻其几何,补其几何,不易周全,非但不能切对病机,且用药一杂,或于机体有所伤损,酿成新病,故此时用药尤难。张氏执定脾肾调补,不计杂繁,避实就虚,有所为亦有所不为,此不治之治也。掌握此法之要点在于:一为病情繁杂,主要病机不突出;二为大便之干与溏;三为已经多法调治不应。据此三点运用,常能收效。

其三,调男子病,治肾先于治脾;调女科病,治脾先于治肾;治小儿病,虽有肾虚,治脾而后肾可也;治老人病,脾虚肾虚,兼顾不偏。这是以男、女、老、幼作为治脾治肾依据之一,其于临证,亦每切用。此法既遵古人,又有临床经验所证。男女长幼,气质本不尽同,病时亦有证候之异,是指在辨证论治基本原则,同一病证,男女长幼施治当有差别。在具体方药上,张氏治男子以六味丸合参芪为主;治女子以归脾汤合地黄、川断等品为主;治小儿以启脾,二陈为主;治老人则相兼用之。

其四,肾虚精血不足治之不愈者补脾,诸病久治罔效者补脾。《慎斋遗书》曰:"诸病不愈,必寻到脾胃之中,方无一失。何以言之?脾胃一伤,四脏皆无生气,疾病日多矣。"诸病何以久治不愈?盖中气已虚,气血无继,脏腑失养,虽药无功。又,药自口入,借口气以达病所,中气或馁,药无凭借,何能愈病!余氏评叶天士医案有云:"血肉有情之方,正合精血不足补之以味经旨,如果患者胃口伤残,未可遽投。"可见,虽有肾虚精亏的证,直用滋补,可因脾弱则难以为力,反不若从中补脾,久必化源足而精血自充。张氏从古人议论中理出规律,用以指导临证,辄多奇获。如治一月经稀少患者,前医施补肾阴阳法,反致经量更少,询知其纳食呆少,何堪滋腻,遂改弦易辙,直用醒脾调中,数十剂后,经潮而量增多,月经渐次复常。

张氏于上述四法之外,还对补肾、补脾之所宜提出新的看法。前人有"补脾不如补肾"和"补肾不如补脾"两说,张氏并不偏执一词,认为:补脾、补肾各有所宜,大抵治肺、胃之病,调脾者多;治心、肝之病,治肾者多。除此而论,则患者胃气旺者,治肾每应;胃气衰者,治脾易效。

又,欲速效者,当求之脾;欲远图者,当归于肾;上下三焦俱病者,先和脾胃中运;由肾虚而脾运胃纳不旺者,又非宗"肾为胃关"从肾治其根本不可。

六、论心病治肾

张氏临证辨识疾病,崇尚阴阳整体、脏腑相关的思想,其中运用手足少阴互治、手足太阴互治之法,颇能得心应手,而其心病治肾一治,更具特色。

心病范围,从病机而论,不外《医学入门》所谓"血肉之心"与"神明之心"病症,而就临床表现而言,两者又常合而为病。大致心经主病,有怔忡、懊侬、不眠、惊悸、昏迷、心痛、癫狂、溲赤、梦遗、喉痹、结胸、胸痞、胸痹、伏梁等名,它如汗证、疮疡、脏躁等,亦属心病病症。心病何以治肾,盖由心肾之特殊关系所定。

心与肾阴阳相济,上下相贯,精血相生已为医家所共识,自不待言。或谓心于五行属火,而肾为水,水火相济,本相克伐,由肾水而抑心火则可,何由他治? 张氏认为自明以降,医家突破五行之囿,创出命门学说,力倡命火在肾,于是"肾之为脏,合水火二气","治阳虚者,统之以命火","治阴虚者,统之以肾水",心之君火立根于肾,则肾不唯以水济心,更以火温之,心肾攸关,复增一层。由命火而变生相火,上可贼心,然则清肾中相火,又可解心之困也。再者心肾经络,均名少阴,二气本有契同;而两经有数条络脉相属,是以两经气血,流注汇通,病机宜乎相关。

又,经言"心部于表,肾主于里",表里呼应之情,有重于他脏。至于"肾者主水,受五脏六腑之精而藏之",心之取给于肾者,又非特出。

或有疑心病治肾者,认为治肾必有肾证方可,有是证用是药,何足称道? 张氏认为不然,心病治肾,固有见证治证者,更有虽无肾证,而必予治之者,后者更为重要,更具临床意义。兹就张氏所论,分述其心病治肾方法于下。

(一)心肾同病同治或专治肾

归结心肾病变相传之理,大抵血分病多先损心,其次及肾脏;精气病多先损肾,其次及心。

心病及肾,或肾病及心,多可心肾同治,甚而以治肾为主。因为虽先见心病,未必其本在心,实则心病易显,其发也早;肾病易隐,其发也迟。曾治某女患者,63岁,患心悸有年,心电图示为"窦性心动过速",并有"频发室性早搏",素患胆囊炎等症,屡经清心宁神调治未效,反增耳鸣,病关心肾可知,医以胆火论,与寒凉直折,愈不见功。谐诊时不但耳鸣、心悸未减,且神疲易惊;脉六部细数,双尺沉小。肾开窍于耳,心寄窍于耳,心悸而耳鸣,病关心肾可知;高年肾水告乏,虽无显证,而脉已有兆,非滋肾养心不可。方用生地黄、熟地黄、天冬、麦冬、五味子、枸杞子、沙苑子、知母各9 g、炙远志、丹参、合欢皮各12 g、珍珠母30 g。7剂而心悸渐平,耳鸣亦减,脉细,继用麦味地黄汤善后。

心病及肾才两治心肾,而肾病及心者更当以治肾为主,肾精亏于下,则精不生血,宜乎心血不继;肾阴乏于内,水不上承,每致心火浮越;又或肾阳先虚,水无治理,上泛凌心;相火妄动,上逼心营,神不守舍;俱成心肾同病。临证可见不寐、遗精、怔忡、惊悸、心烦等症交互起伏。张氏指出,此等病证,当用交通心肾法,而以治肾最为紧要。尝谓:交通心肾,非黄连、肉桂一法一方,该方只宜上热下寒者施,他证未必适合。推而广之,法门众多:附子与茯苓,用于水气凌心,可交肾阳心气;合欢与远志,用于失寐多梦,可交肾志心神;山茱萸与五味子,用于盗汗遗精,可交肾水心液;鹿胶与阿胶,用于眩晕心悸,可交肾精心血;其他如天冬与桂枝之交肾阴心阳,肉桂与麦冬之交肾阳心阴等等,均交通心肾之方,临证随用皆妙。如治患者谢某,男,50岁,病阳痿数年,首以中西药调治,或效或不效,自服助阳药酒,竟致夜难成寐。顷诊,面色苍暗,脉弦滑,苔白而灰。属肾阳虚于下,心阴亏于上,水火不能既济之候,但与寻常肾阴不足所致者有异。乃当温下养上,交通心肾,方用炙远志、合欢皮各12 g,麦冬、菟丝子、女贞子、沙苑子、蛇床子、节菖蒲各9 g,肉桂45 g,钟乳石15 g。7剂而能寐,加减调理而阳事渐兴。

另有某些心系疾病,呈起伏发作状态,其发病前常见有肾系病征,心病既发,肾病之征反退,医者从心治疗多难取胜。张氏对这类病症,必专事治肾,因此类患者多为先天禀赋不足,或高年肾气本亏,或为伤精夺血者。有患者赵某,女,32岁,曾患肾盂肾炎,经西药治疗控制,但其后时有发作,症见尿频、尿急、尿赤而痛,并有心烦、舌红裂痛、口疮。医每作心火移小肠治,用导赤散数剂可平,但遇劳辄复。诊时见其舌红糜烂、溲赤而频、脉细弦、双尺俱滑。细询之,知其发病之先,必有腰痛腿软、白带增多,数日后方见尿频舌痛,心烦口苦,而腰痛带下乃止。断为肾阴虚,相火鸱张,与湿合邪,逆犯少阴太阳之证。相火不平,心火难清。故拟益肾利湿,药用丹参、公英、王不留行、大生地黄各12 g,仙灵脾、巴戟天、粉丹皮、猪苓、茯苓、冬瓜子皮、杜仲、泽泻各9 g,生牡蛎30 g。服10剂而诸症渐消,予六味地黄丸善后。

(二)心病治心不宜而治肾

张氏认为,心病而肾未病反从肾治者有三:心火盛者,不宜直折,姑泻肾火,此"围魏救赵"法;心病治之有忌,如心火遇盛夏,有"不治王气","夏不以冷治心"之戒,权滋肾阴,此壮水制火法;心病治之有碍,如心虚而有邪,兼治则两相抵牾,于是祛邪则治心,补虚则从肾,此补泻分治法也。三法之中,张氏更偏重后者,尝援清医周学海之说:"虚处有邪,则补虚之药不免固邪矣,此施治之最棘手者。"此时当用攻此补彼,"病在气分,而虚不任攻者,补其血而攻其气;病在血分,而虚不任攻者,补其气而攻其血。如是则补药之力不与邪值,不致连邪补著矣"(《读医随笔》)。故对心阴虚而有火,心气虚而有痰,心血虚而有瘀等症,皆取补肾治心之法。曾治患者李某,男,59岁。病舌强语謇,口内流涎1年,西医诊"脑动脉硬化"。常默默然时哀,悲不自胜,舌苔厚腻,尖多芒刺,舌质不红,脉寸滑而尺弱。此心气虚而痰迷心窍,使心神迷乱所致。本其当补其心气,豁其痰涎,但患者此前曾接受此法治疗,并未应手,料是补药反将痰涎补住,所谓"闭门留寇"也。虑患者年近六旬,肾气已衰,双尺沉弱,衰象已萌,改为从肾进补,以命火济心气,却仍从心经化痰。处方:鹿角霜、仙茅、仙灵脾、贝母、陈胆星、炙远志各9 g,淡干姜、五味子、石菖蒲各45 g,丹参、郁金各12 g,珍珠母30 g。7剂后流涎有减,神有仍钝,再将原方稍事化裁,调理逾月,流涎已止,语言转畅,神识清爽。

(三)心病治心不应者治肾

许多心系疾病,如怔忡、惊悸、汗证、脏躁、癫狂等,患者来诊时往往已经过长期治疗,检其所用方药,心病心证,治从心经,常切对无隙而不效者,此时,张氏多改从肾治。尝谓:古人于心病亦常治肾,但有明言者,亦有不明言者。戴元礼治汗证称"只理心血",而其大补黄芪汤中之肉桂、熟地黄、山萸肉、肉苁蓉却为补肾要品,此治肾而不明言者。张景岳治心病多从真阴,力主补肾;清医王九峰自汗、怔忡、惊悸等案,证虽在心而此明言治肾者。张氏治此类病多宗景岳、九峰之法而变化之。如治患者吴某,男,58岁,患有冠心病、前列腺肥大、胆囊炎、慢性胃炎等多种病患,前医或作心火,或作胆火,或作脾湿,或作胃热,或化其痰,或行其瘀,终无所验,辗转来诊。

察其神情滞钝,语言迟缓,心悸、怔忡、胸闷、自汗,膻中及脐下时觉跳动,所见均心经的证;又有小水不畅,尿意频频,心神惑乱之候。张景岳云:"五脏之本,本在命门;神气之本,本在无精。"此证非补命门不可。处方:仙茅、仙灵脾、菟丝子、蔓荆子、沙苑子各9 g,五味子3 g,大麦冬12 g,紫丹参15 g,山萸肉6 g,节菖蒲45 g,生牡蛎30 g。治月余而症状渐除。张景岳论补血多从补肾着眼,指出"血虚之治有佐者,宜山药、山萸肉、杜仲、枣仁、菟丝子、五味子之属"(《景岳全书》)。张氏于心血虚诸证正治不应者多取法景岳。如治血虚风痹患者武某,女,22岁,产后失血过多,周身疼痛不已,曾用四物汤加味及独活寄生汤调治无效。来诊时肢节烦痛,神识恍惚,面色无华,心悸自汗,疲乏无力,脉细小数。明明心血虚证,四物汤加味非不当也,然既已用无功,所当更张新弦。遂改温肾通督法:鹿角霜、仙茅、仙灵脾、当归各9 g,桂枝、甘草各6 g,黄芪12 g,大枣3枚,煅龙骨、煅牡蛎各30 g,服20余剂而渐愈。心肾相通、精血互化之妙,于此益明。

古医治心火有直折者,谓:"夫君火,心火也,可以水灭,可以直折。"然寒凉直折,以水灭火,时或不应,抑或不宜。《医学心悟》称:"外感之火,尚当滋水以制之,而内伤者更可知矣。大抵清火之药,不可久持,必归本于滋阴。"张氏治心火之甚者多主滋肾。如治一舌裂患者崔某,男,30岁,患"复发性口炎",口舌生疮、舌干而裂反复发作两年,曾服牛黄解毒片、黄连上清丸、龙胆泻肝丸及半夏泻心、甘草泻心等鲜效。舌红而裂,舌尖多芒刺而痛,咽干口燥,唾涎黏稠,便结鼻干。虽舌为心之苗,而舌本系于肾,必使肾水上滋,方得心火伏降。故拟滋肾养阴,并佐清肃肺金,使火不生燥。处方:沙参、花粉、生地黄、黑芝麻、旱莲草、天冬、麦冬各12 g,龟板、桑叶、枇杷叶、紫菀各9 g，芦根15 g，生石膏30 g。7剂后复诊，舌转淡红，裂纹变浅，口鼻不觉干燥，原方调理善后。

应当注意，凡心病治之不应改治肾而效者，不可贸然认为治心之失策，而指责前医或自责既往，或悔不及早治肾。须知前治原系后治之基础，亦为后治之借鉴。前之治心与后之治肾是治病过程中的不同阶段而已，无前治心之力，则无后治肾之功。

（四）心病易反复者治肾

有心病者，治心非不宜，亦无不应，但治之即平，辍药易发；或有触冒时令之逆，遭遇情志之变而复发者，张氏亦多从肾经论治。诸如怔忡、健忘、不寐、惊悸、脏躁等症，见症多在于心，治心亦多取验，但欲收全功，巩固疗效，必须心肾兼治或专从肾治。清医罗国纲论心肾相关之理，调心肾取舍之法，良足借鉴。罗氏谓：怔忡惊悸等症，"虽有心脾肝肾之分，然阳通乎阴，心本于肾。上不宁者，未有不由乎下；心气虚者，未有不因乎精，以精气原有互根之用也。又须知人有之所主者心，心之所藏者神，神之所养者血。心血一虚，神无所依，而诸症百生。治者或先养心，或先补肾，或早夜补肾，中时补心"。径将肾指为心之本，凡有心病，即便无肾病之证，治肾亦不为误；更妙在治心与治肾相间进行，或标而本之，或本而标之，两相辅成，宜其病自根除。

张氏举久病失眠而论诸种心病之治曰："失寐而安心神，犹西药之'镇静安眠'也，且夕或安，却不保翌日之宁，且用久则效微；而治肾则不然，无求近利，功在致远，虽嫌鞭长，应期当操胜券。"失寐如此，它证亦然。

心病有触时而发者，亦当从肾治而收功。张氏论此类疾病，倡以阴阳统之，一为阳弱，能春夏不能秋冬；一为阴弱，能秋冬不能春夏。如皮肤疮疡与血衄之疾，疾在心火旺而阴虚，病发春夏，补心而泻心，治之有碍有逆，应当夏病冬治，滋肾养心，可望春夏安宁。曾治患者张某，女，17岁，病鼻衄，春夏作而秋冬愈，发时在西医五官科常规治疗，或在中医处调经和血，终难根治，届时仍衄。来诊时于五官科止血毕，求服中药，以期久安。诊其脉细数，舌正红，动则心悸，夜寐多梦易惊，月经先后不定期，血量时多。认是心阴血虚，为疏天王补心丹，而每于月经后半期服六味地黄丸3盒，冬月不辍，直服至来春，翌年随访衄血未再发。

七、论燥证理论

张氏在新疆工作数十年，极重六气致病理论的研用，尤其结合当地燥气亢盛的特点，对燥证的辨析和调治方法有独到见解和经验。在很多疾病的诊治过程中，常从燥证理法入手，进行辨证施治，取得显著疗效。《黄帝内经》论燥，以燥配秋，属阴，性凉而干；至金刘完素，以《黄帝内经》病机十九条独于燥气缺如，乃补燥气病状，后世遵之，但言其阴阳属性；迄明清温病学家崛起，敢以温燥立论，喻昌、王孟英、石芾南等各有阐发,说理、辨证、药治使用俱全,持论精当,足以振耀千古,启迪后学。是故清季以往,燥气理论可谓备矣!然以古医者生涯所及,涉足西北腹地者固少,闻或未备,目睹盖寡,其于西北燥证自然无从论及。张氏在学习古人理论的基础上,对西北燥证特点良多阐发,亲自经验,丰翼古论,可谓推陈出新。

(一)肺燥脾湿论

传统论燥,有阴阳、凉温、时令、方域、内外上下、正化兼化、气分血分之别。若论及西北地区燥气特点,除《黄帝内经》有寒、燥定论外,后世只重西北之寒,不重言燥。然则于燥气之证,多重时令而轻方域。张氏认为,西北地区尤其新疆境内多荒漠戈壁,气候干旱,少雨多风,燥邪猖獗可知;此地又属严寒地带,寒气亦多,故对寒凉之燥,当地医师已有共识。但若言及温燥,则医或疑之;至若言燥而兼湿,则非但疑之,犹且斥之。张氏恰能超出常见,倡导肺燥脾湿之说,举温凉燥湿交互并存,燥与湿主从兼化为西北燥证特征,确切地阐明了西北地区的气候、方域,患者的饮食、起居、发病,疾病的病证和治疗的特殊规律。

所谓温凉燥湿交互并存,是指西北燥证,既有温燥,又有凉燥,燥中有湿,湿中有燥。陆晋笙曰:"风与火合则化热燥,属阳;风与寒合则化清燥,属阴。盖物之焦干者为热燥,水之冻冷者为寒燥。"(《景景室医稿杂存》)新疆地陵多风,秋冬或夜晚气寒地冰,风寒即化凉燥;又其大漠日炳,夏日或午间气温骤升,风火交煽,即化温燥。并且,一年之内,自秋冬而春夏,燥由凉转温;由春夏而秋冬,燥自温而转凉。一日之内,昼午而昏夜,燥由温而化凉;昏夜而昼午,燥由凉而化温。且新疆夏秋日照既长,瓜果丰硕,渴而啖饮,外燥而内湿;冬令早春,雪化犹寒,而室居暖气火墙烧烤,外湿而内燥,张氏谓:新疆寒暑多变,风高土燥,柔体薄质难耐,惯以大块羊牛肉食,与内地小切薄片不同,则其内燥自助,痰湿易生可知,此均燥湿共生之由。俗称"朝穿皮袄午披纱,围着火炉吃西瓜",既是一种奇特的人文景观,亦乃特殊的病因病机所在。所谓燥与湿主从兼化,是指西北地区燥行于天,湿郁于地;燥胜于外,湿蕴于内;以燥为主,燥而兼湿;燥可化湿,湿亦化燥。究其所因,仍是西北既寒且火的气候使然。石芾南曰:"水火即燥湿所变,而燥湿又因寒热而化也,水气寒,火气热,寒搏则燥生,热灼则燥成,热蒸则湿动,寒郁则湿凝,是寒热皆能化为燥湿也。"(《医原》)惟其如此,自然西北地区之燥与湿不惟并存,而且可互为转化。但毕竟燥气胜于湿气,在主次因果先后关系上,燥为主为因在先,湿为从为化在后。湿与燥并行于西北,人在气交中,必有感而为病者,病之后的证候特点,便是肺燥脾湿。临床所见,既有咳嗽、痰黏、无痰、呛咳、气急、胸闷痛、毛发失泽、面色晦滞、口咽干燥之肺家燥证,又有纳呆、苔腻、脘腹满闷、肢体困乏、大便不爽、小便混浊等脾家湿证。张氏治此多取法叶天士,但又变易其制。认为:天士居东南卑湿之处,治温治湿为其长,偶尔治燥,常为燥邪多发之秋令,不比新疆地区燥气横亘于四时,故可取其治燥与治湿异时之方,以佐本地燥湿兼顾同时治。或问:治燥以润,治湿用燥,分而治之则可,合为一方,宁不相悖?张氏称,这正是取法叶氏而不用他法的道理。盖叶氏治燥用辛凉甘润,究其治湿,亦远燥热,徐大椿评叶案曰:"治湿不用燥热之品,皆以芳香淡渗之药,疏肺气而和膀胱,此为良法。"然则叶氏不以燥而治温,其治湿与治燥两不相左也明矣。张氏常用叶氏案中桑叶、沙参、薄荷、扁豆、梨皮、茯神、花粉以疗肺气之燥;而取滑石、白豆蔻、竹叶、通草、芦根、薏苡仁、茯苓、芦根、白术、木瓜、泽泻等利湿清热,或将叶案中的厚朴改为朴花。杏仁一药,叶氏既用于湿,亦用于燥,张氏亦尝用此药以为治燥干将,且视病之虚实新久而分别选用苦杏仁、甜杏仁、巴旦杏仁等。曾治患者孙某,女,52岁,病慢性支气管炎有年,每以客邪引发,发则呛咳殊甚,舌红苔腻干,脉细寸涩。断为燥咳,肺燥脾湿。为疏辛甘宣化法:桑叶、桑白皮、地骨皮、炒黄芩、大生地黄、元参、天花粉、知母、淡竹叶、蝉衣、芦根。复诊加沙参、石斛、款冬花、紫菀,前后10余剂咳平,诸恙如失。按语:此例润燥以辛甘润,化湿用清疏微苦,脾肺同调,两不为碍。方内蝉衣一味,允为特出。徐评叶案云:"有风而燥,当兼治风,案中未备。"本例患者每因客感外邪发病,其燥因风引可知,加蝉衣疏风于外,可补叶案未及。

(二)外燥治肺,内燥治肾,均宜启脾论

邵新甫论内外燥云:外燥"始必伤人上焦气分,其法以辛凉甘润肺胃为先";"内伤者乃人之本病,精血下夺而成,或因偏饵燥剂所致,病从下焦阴分先起,其法以纯阴静药,柔养肝肾为宜,大补地黄丸、六味丸之类是也"。此外燥治肺,内燥治肾所本。又云:"气分失治,则延及于血,下病失治,则祸及乎上,喘咳痿厥,三消噎膈之萌,总由此致。大凡津液结而为患者,必佐辛通之气味;精血竭而为患者,必藉血肉滋填;在表佐风药而成功,在腑以缓通为要务。"此外燥内燥之变证治法。张氏治内外燥尚用此理并有发明。尝谓:外燥治肺,不运脾则难于成功;内燥治肾,不启脾不能弋获。盖西北之燥,无不及脾,无不夹湿也。不惟如此,张氏于临证极善变通,使内外燥理论与当前临床新见问题相结合,使燥证理法的运用范围更加拓宽。如将治燥用于各类癌肿患者之放疗或化疗之后,取得显著效果。治患者昂某,男,57岁,右侧肺癌,经放、化治疗后,呼吸气粗,腰膝酸软,四肢困乏,纳呆,苔薄腻,中有裂纹,痰瘀内侵,当荣运三焦。处方:桑叶9 g,桑白皮、北沙参、太子参各12 g,生薏苡仁30 g,百合12 g,生地黄12 g,知母9 g,海蛤壳12 g,蒲公英15 g,茯苓10 g、芦根15 g、生牡蛎30 g。7剂后,喘息平,肢体困乏大减,食有增加,气力渐增,几近常人,惟略觉腰背酸软。按语:放射治疗对人几近乎外燥侵伤,化疗则同乎内燥耗灼,其伤损气阴甚重,张氏借燥证治法调理放、化疗后综合征,颇具临床意义。本案用荣运三焦法有获,于理法切当。方用桑叶、桑白皮、沙参、贝母、知母、芦根治燥干肺,达上焦气分;薏苡仁、太子参、茯苓健脾化湿,斡旋于中焦;生地黄、生牡蛎、山萸肉、川断益肾养阴、滋荣下焦,因有脾湿阻滞,故不用血肉滋腻之品。体现了外燥治肺,内燥治肾,均宜启脾的原则。

八、论老年病用补法

"虚则补之,实则泻之"是中医治则中的根本大法,也是老年病治疗过程中必须恪守的基本原则。人至老年,机体的阴阳气血虽然仍可保持动态的平衡,但是,由于体内津液精血神气的自然消耗,这种生理性的动态平衡,比中青年容易受到精神情志、六淫之邪和饮食劳倦等影响而失去平衡和稳定,以致罹患各种疾病,甚至出现危及生命的严重情况。因此,辨别老年患者的临证虚实,及时采取补虚泻实的准确措施,对于疾病的转归显得更加重要。张氏在治疗老年病实践中积累了不少经验,尤对补法有深刻体会。

(一)老年病补虚大法

1. 滋阴扶阳　阳虚补阳,多补而兼温,阴虚补阴,多补而兼清,此乃补益常法。古人说:"阳虚者,阴必走,阴虚者,阳必凑""阳失阴而离者,不补阴无以守散失之气;水失火而散者,不补火无以生垂竭之阴。"是为补益变法。因为水火相济,阴阳互根,阴可损及阳,阳亦可损及阴。

老年病阴阳不足者,常有此类情况,所以,凡阴损及阳者,当于温补剂内掺入理阴之品。历代名医都强调:"善补阳者,必于阴中求阳,则阳得阴助而生化无穷;善补阴者,必于阳中求阴,则阴得阳升而泉源不竭。"至于丹溪主滋阴降火,乃阴中之水亏;景岳主温补,乃阳中之火虚。一补阳之阴,一补阴之阳。滋阴扶阳或单用,或复出,当审慎辨证,而定治法。老年病尤多阴阳互损,临床必须灵活掌握病机,不可拘执阴阳一端便施治法。

2. 补气养血　"气主煦之,血主濡之"。气虚补气,血虚补血,两虚者,双补之,是补气养血的基本原则。但是,血虚阴亏心肝火旺者,只可养血理阴,不可妄投补气升阳之品。血虚气弱者,血药之中必予参芪等补气之品;失血暴脱者,更需遵循"血脱益气"的原则;老人气虚久病者,须用人参时,宜小剂量而久服,血虚胃薄者,只可先进清补,不可过用龟板、熟地黄、阿胶等,以免腻膈碍胃。当然,肾为胃关,如胃纳不佳,源自肾虚者,虽熟地黄也不忌。景岳新方中,比比皆是。张氏治胃下垂脘痛一例,年六旬,苔黑浊腻,发作时惟进肉食厚味,方可缓解,予胃关煎,熟地黄用至50 g,黑苔化尽,脘痛竟愈。中风名方补阳还五汤为气虚血瘀而设,阴虚肝旺痰火内盛者,不可妄投;更不可以"小剂量黄芪可升血压,大剂量黄芪可降血压"作为唯一根据,而将补阳还五汤滥用于高血压中风病例,必须以中医辨证为主,才能取得良好疗效。

3. 调中固本　脾为后天之本,胃为水谷之海,治老年病必先审察脾胃,即使是虚证,也应区别"虚能受补"或"虚不受补"。清代名医叶天士对久病体弱,上中下三焦俱损,主张先治其中,调理脾胃,使药饵可进,饮食加餐,气血阴阳虽亏亦复。故调中即是固本,固本着重脾胃。东垣重升阳扶脾,天士主养阴益胃。《医学心悟》作者程钟龄也强调:"相其机宜,循序渐进……谷肉果菜,食养尽之,以抵于平康。"

注意饮食,调理脾胃,的确是老年病治疗中不可忽视的重要一环。

4. **达邪扶正** 年老外感,常有反复发作不已者。所谓"邪之所凑,其气必虚",凡祛风散寒、清暑利湿、润燥泻火等治标祛邪不应时,必须注意其人正气如何,体虚夹感,是否邪恋正虚,古方小柴胡汤、葳蕤汤等,后世玉屏风散、参苏饮、人参败毒散等等,都是扶正祛邪的著名方剂。

用之得当,疗效非常显著,是中医治疗外感病之一绝。张氏曾治一老妇,尿毒症伴暑月外感,高热不退,用多种抗生素不效,予清暑益气汤得手。可见,正确使用达邪扶正之法,必须结合四季时序之变,了解气血阴阳偏盛不足情况,补虚泻实才能获效。

5. **形神调摄** 老年病调治,不可单纯依赖药物,还需要根据个人不同情况,注意形神调摄。

因为劳逸精神状态、社会生活环境都对老年人的生理和心理状况产生直接影响,《黄帝内经》提出:"五劳所伤:久视伤血,久卧伤气,久坐伤肉,久立伤骨,久行伤筋。"说明"力所不胜而极举之,则形伤也"。精神情志状态与老人健康也有密切关系,所谓"暴怒伤肝,穷思伤脾,极忧伤心,过悲伤肺,多恐伤肾",都说明七情之变可伤人脏腑;反之,如恬淡虚无,怡情悦性,七情有制,不仅有利于疾病康复,又可使老人益寿延年。此外,审慎房帏、体育锻炼也是调摄老年形神的重要方面。张氏认为,必须为老人创造良好的精神生活环境,我国历代书画家,儒道高僧,颇多长寿者,正是因为他们善于施功运气,潜心致志,内守精神,外练筋骨,重视形神调摄,并能持之以恒的结果。

(二)老年人补益宜忌

1. **当补** 虚者当补。纯虚无实者,辨明脏腑气血阴阳,采取应补对策;虚实夹杂者,补虚泻实,或先补后攻,或先攻后补,或攻补兼施。唐·孙思邈说:"凡有虚损,无问少长,须补即补,以意度量而用之。"其中久病调理,宜用平补,暴病固脱,宜用峻补;遇有大虚之证,外若有余,内实不足,所谓"至虚有盛候",治病求本,必须补虚,扶正固本,气血阴阳恢复,外实之假象,即可不泻自去。

2. **忌补** 病有邪实而正未虚,当祛邪而不可补者。如大实之证,邪热内郁,不能外达,仅见脉细、肢冷等假象,内有实热是真,外似虚寒是假,所谓"大实有羸状",治病求本,必须泻实清热祛邪,邪去则阴阳表里通达,虚寒之假象自然消失;如误投补剂,"一逆尚引日,再逆促命期"。

另有阴虚火旺者,不可再温热扶阳;阳虚寒滞者,不可再凉润滋阴。虽属虚证,也有气血阴阳温凉宜忌之别。

3. **慎补** 张氏常引刘鹤一前辈名言:"进大黄而生,生而无功,服人参而死,死而无怨。"时尚患者喜补,医者以补为常,甚至有专以参茸等贵重药品,取悦病家,有动辄以肾虚断病下药者。凡药有四气五味,有利必有弊,补益之药也不例外。名医缪仲淳《神农本草经疏》说:"凡有益于阳虚者,必不利乎阴;有益于阴虚者,必不利乎阳。"老年病调理,尤其要注意病情进退,权衡利弊得失,谨慎进补,切不可滥用补药,贻误病机。

4. 通补　老年病进补,有守补、通补之别,惟通补尤为重要。吴鞠通《医医病书》说:"补五脏,补以守,补六腑,补以通;补经络、经筋,亦补通也;补九窍,亦补以通""补肌肉,则有守有通。"认为"守补处所用者少","通补处所用者多"。他的观点在老年病虚证进补时很有指导意义。从五脏主藏精气而不泻,六腑主传化物而不藏的总体生理功能看问题,补五脏宜守补,补六腑宜通补,六腑以通为补,乃人所共知,而五脏气血阴阳不足时,也不是纯用守补之药堆砌。

如用四君子汤治气虚,有白术、茯苓健脾利湿,邪湿既祛,脾气自复,乃补中有通。四物汤治血虚,当归养血,其性味辛苦甘温,更有川芎辛温,通行血中之气,乃补中有通,钱仲阳制六味地黄丸,也有三补三泻,寓通于补,相火邪湿既清,肾中真水自安。至于扶阳温补方剂,更是温通补益兼具,古来名方组织严谨,通补浑然一体,较之蛮补呆滞,生动活泼得多,也有效得多。老人脏腑功能逐渐衰退,饮入运迟,纯用呆补,常有中满腻滞之弊,况且老年病虚证常伴有气滞血瘀,停痰宿饮兼证,更需要注意通补方法的应用。

九、论方药运用技艺

张氏极重视方药运用技巧,并将中医处方学视作一门特殊的艺术加以研究,曾著文《中医处方的风格和美学问题》,对处方用药从形式到内容的完善结合进行了有益探讨。

张氏学习古代医家的学术思想,十分注意通过处方而研究风格,以了解医者辨证施治过程中所体现的理法方药相统一的原则和遣方用药时的临床思维规律,有利于借鉴他们的处方结构技巧和化裁方法,有利于自身的学习继承和发展创新。金元四家如此,张景岳、叶天士亦无不如此。医家的学术主张,也因其所创名方而一并传世。如李东垣的"益气升阳散阴火"观点与补中益气、升阳益胃等方并传;张景岳的阴阳水火之论与左右归丸共存;叶天士的"脾喜刚燥,胃喜柔润"与甘寒益胃法齐名等等。

除风格而外,处方的形式美在中医生涯中亦有重要意义。张氏分析了中医处方中的美学规律,认为"处方即其人"。每位中医学家都有其自身的学术风范和药对套方经验,总会在处方中体现出相对稳定的程式、和谐一致的原则和各自进退裁变的规律。我们通过临证方药的分析研究,创造出更多的学术风格,以促进当代医学流派和学术内容的更新和发展。

方药运用是辨证论治过程的最终体现,也是临床疗效成败的关键。张氏十分重视方药的运用,他认为方药运用不仅是一种科学,也是一门艺术,尝以建筑结构比处方配伍,以用兵比用药,亦将艺术比用药,作为一门具有特殊艺术性的科学,在运用中很注意攻守得宜,从舍迎让,纵横合和,进退避就,更讲究疏密布置、形神兼备、浓淡结合等问题。兹就其用方遣药范围、配伍特点、剂量设置及特殊用药等几个方面作简要阐述。

(一)法宗仲景,临诊长于变

向来医家遵张仲景之方为经方,尝用经方者不外两途:一为直用其方,不作加减;一为取其方意而行变化。张氏认为循方师法,当随证而宜。尝谓:《伤寒论》法方具备,方可统法,法可寓方。学仲景之法,全由临证斟酌:法方合于临证,可直用其方不疑;有法合而方不合,则变其方中之药。宁可取法,不便泥方,得方中之意者,非方即方。不得其意,执方无益,似方非方。特举例说明。

案例1　少阴病心悸用麻黄附子细辛汤。

李某,女,57岁。患冠心病、房室传导阻滞5年。时有胸闷心悸,间断服用西药及冠心苏合丸、心血康等中成药,或可缓解,但每因烦劳或外感而复发。近10余日来复发较重,心悸气短,胸闷肢凉,求服中药。见其面目晦滞,有欲寐之象,舌淡而暗,脉沉而迟,认是少阴心悸。

处方:炙麻黄45 g、熟附片45 g、细辛25 g、当归9 g、黄芪10 g、太子参12 g、桂枝45 g、桑寄生10 g、生姜2片、大枣3枚。7剂后复诊,脉见稍起,心悸气短有减,去桂枝、桑寄生,加茯苓10 g、陈皮45 g,7剂。三诊胸闷心悸基本消失,脉转细缓。

按语:麻黄附子细辛汤用于外感发热脉沉之证,能温少阴心肾之阳,发太阳卫表之邪。本例见但欲寐而脉沉,知为少阴病,有心悸胸闷,知为宗阳不足,而脉迟舌暗,则为气血不和,营卫必涩,故以本方配以养血调营之桂枝、当归、黄芪、太子参等,以桑寄生益肾气、达经络,交通内外,理法宗伤寒而用方自有变化。

案例2　肢厥心痛用乌梅丸。

杜某,女,47岁。月经将断未断,今已3月未行,病四肢逆冷至肘膝,当心疼痛灼热。经检查提示有胆囊炎、胆结石。询知有恶心纳少,时吐涎沫,脉见弦而小数,舌红苔白。认作厥阴病,予乌梅丸法:乌梅9 g、川椒25 g、干姜25 g、黄芩45 g、黄连3 g、知母12 g、甘草9 g、当归9 g、细辛25 g、枣仁9 g、生龙骨30 g、生牡蛎30 g。3剂而心痛止,又4剂而肢温,复用原方4剂而病若失,纳食增加,月经来潮。

按语:当心痛位在上脘,灼热感是胃家郁火,肢厥为阳气不达四末之象,且有月经未行,当知为少阳、阳明之气有滞,而厥阴肝血有郁。故仿伤寒厥阴病治法,以乌梅丸清郁火、温阳气、散厥阴、和肝血而收功,方内虽无直接通达冲任之品,但郁滞既散,月经自通,是不治而治也。张氏据张仲景"厥阴之为病,消渴,气上撞心,心中疼热,饥而不欲食",而常用本方治胃肠功能紊乱或胆道疾患,每有所获。

案例3　烦躁不寐用黄连阿胶汤。

程某某，男，58岁。病心烦不寐半年。西医诊为冠心病，心肌缺血。刻见：脉细数，寸滑，舌暗，舌尖有芒刺，苔薄腻而干；心悸躁烦，入睡极难，寐则多梦易惊；必服安定等西药方能稍寐。

责其热扰少阴，用黄连阿胶汤加味：黄连45 g、黄芩10 g、阿胶（烊化）10 g、赤芍12 g、白芍12 g、炒枣仁12 g、合欢花10 g、合欢皮10 g、柏子仁10 g、鸡子黄（打冲）1枚。复诊加远志10 g，共服药14剂，睡眠改善，可不用西药安眠药而能入睡，心烦顿消，与柏子养心丸调理善后。

按语：《伤寒论》载："少阴病，得之二、三日以上，心中烦，不得卧，黄连阿胶汤主之。"

（二）药尚天士，裁化运匠

心张氏变伤寒之方治外感，变伤寒之法治杂病，既取法于仲景，亦得济于天士。就其治学思想而论，张氏认为叶天士虽为温病宗师，但却不失为仲景法旨之传承者，遵仲景而不学天士，终难入仲景堂室。所以，张氏于天士医案，研用精切，常以叶氏习用方药出入化裁于临床。兹从《临证指南医案》选出8种病证，每病各抽取10案，统计其用药范围（味数），再从张氏所治相应病例中亦各抽取10张处方，统计其用药范围。同时在清代及当代名医医案中亦抽取相应病证各10案，统计其用药作为对照，然后据以计算叶、张两家于各病中用药的相关系数R：

$$R = \cos \frac{\pi}{\sqrt{1 + ab/bc}}$$，式中a、b、c分别表示叶与张相同药味数、叶用而张不用之药味

数和张用而叶不用之药味数，d表示与对照用药相比，叶与张均不使用的药味数。统计结果见表1-1。

表1-1　叶、张两家于各病中用药关系的相关系数表格

病证类型	叶氏用药数（a+b）	张氏用药数（a+c）	相同药百分（a）	相同药百分比（%）	叶、张未用药数（d）	相关系数（R）
胃脘痛	29	32	24	64.8	10	0.61
湿病	30	37	25	59.5	12	0.58
虚劳	30	37	29	61.7	15	0.58
咳嗽	27	30	21	58.3	14	0.68
痰饮	21	27	17	54.8	15	0.63
郁证	37	35	24	50.0	10	0.20
痹证	32	33	25	62.5	9	0.69
泄泻	37	34	26	57.8	16	0.54

表中可见，除郁证外，叶、张二氏相同用药在各病中均超过50%，其中胃脘痛、

痹证、虚劳已超过60%。而其相关系数则以痹证、咳嗽、痰饮为大,其中痹证可达0.69。结合具体用药看,张氏治痹证的常用药物仙灵脾、海桐皮、萆薢、肉苁蓉、狗脊、蛴螂虫等,正是叶案用药;而叶案治郁证不用柴胡,张氏则常用之,这与表中痹证用药相关系数最大(0.69)而郁证则最小(0.20)是一致的。为揭示张氏学叶氏而有别于叶氏的用药特点,根据既往对叶天士医案用药性味比例的统计资料(见《山东中医学院学报》1985年第1期13页),不妨将张氏治案中方药作抽样统计,抽取案中方药400张,亦按《中医大辞典·中药分册》为准统计其五种药性药物的用药频次(以一药一次为单位),结果见表1-2。两家五类用药的相关性极高。张氏用寒、温药性药物频次比率稍高于叶氏,而热、凉、平性药则稍低。这正是张氏据西北地域特点和疾病谱不同而变化叶氏用方的反映。

表1-2 叶、张两家所用不同药性药物使用频次及比率(%)比较

医　家	寒性药	热性药	湿性药	凉性药	平性药	合　计
叶天士	5 887	595	8 415	907	4 182	19 986
	(29.5)	(3.0)	(42.1)	(4.5)	(20.9)	(100.0)
张绚邦	119.6	159	1759	265	1 085	4 364
	(25.1)	(3.7)	(40.8)	(6.1)	(24.9)	(100.0)

(三)方究配伍,和合有定制

张氏运用方药,除宗承古医大家法则外,在配伍组方上有其独到见解。尝将组方配伍比作建筑,分为"预制"和"组装"两部分。所谓"预制",即根据某些病的特殊病因病机规律,事先订定某几味药合成"凝固构件",以备临证使用。一般为2～4味药,是较药对更大的用药单位。

这些预制配伍的药物,有的是针对病而设,有的是针对病的特征性证而设。兹举数种预制配伍以资说明。

1. 珍珠母、草决明、石决明、钩藤　用于老年眩晕(包括高血压、脑动脉硬化等病),因该病的特征证是风阳鸱动,四药合用,正可潜阳息风。

2. 丹参、郁金、葛根　用于胸痹(包括冠心病、肺心病等)之宗气郁滞这一特征证,有行气解郁活血之功。

3. 杏仁、桑叶、茯苓、苏梗　用于新疆地区普通感冒。以杏仁、桑叶宣肃肺气而润肺燥,茯苓运脾湿,苏梗则理气宽中,两调脾肺,与西北地区肺燥脾湿特点切合,凡患普通感冒,在辨证用药的同时,必以此四药配合,疗效满意。

4. 桑叶、杏仁、枇杷叶、山栀　用于热咳(包括上呼吸道感染等)。

5. 麻黄、杏仁、甘草　此直用三拗汤为预制配伍,用于风寒咳嗽(包括慢性支气管炎等)。本方麻黄小其量,亦用于治西北地区顽固性皮肤病如皲裂、牛皮癣(银

屑病)等,取辛以致润,甘以养荣,为张氏治西北燥病用药特色之一。

6. 白芍、川楝子、香附、郁金　用于胁痛(包括慢性肝炎、胆石症等)。

7. 淮小麦、百合、白芍　用于癔病、脏躁,三药酸甘合化,心、肝同治,对神经衰弱综合征、前列腺炎患者,在辨病用药基础上加用此药,常能收效。

8. 礞石、竹茹、菖蒲、郁金　用于癫、狂、痫(包括各类精神病和癫痫),以坠痰豁痰,清心开窍为法。用药后若见大便下黏液稠浊之物为病与药应,个别见有吐出大量痰液涎沫者,效果更为显著。

9. 麻黄、附子、细辛、桂枝　用于心悸脉结(包括房室传导阻滞、病窦综合征等)。方从麻黄附子细辛汤化出。

10. 木防己、白人参、石膏、桂枝　用于哮喘(包括支气管哮喘等)。本方为《金匮要略》木防己汤,原治支饮喘满,心下痞坚,今以此治哮喘,合以其他对证而施的药物常能收功。

11. 当归、连翘、赤小豆　用于虚淋(包括慢性尿路感染)。本方取《伤寒论》麻黄连翘赤小豆汤与《金匮要略》赤小豆当归散合方加减而成,以利湿清热和血为法,对虚淋之小便不利、腰酸尿痛甚宜。

12. 鹿衔草、生白术、福泽泻　用于虚淋隐伏之症(包括尿路慢性炎症而体征不明显者,如后尿道炎等)。此方为《黄帝内经》治酒风方,移用于此,有化湿降浊之功。

13. 银花、蒲公英、黄连、人中白　用于狐惑(包括白塞氏病),为气分血分兼顾之制。蒲公英不惟清热解毒,还可疗虚;人中白祛顽固之结毒,对复发性口炎亦有显效。

14. 川断、狗脊、桑寄生　用于痹证腰痛。

15. 桔梗、甘草、木蝴蝶　用于咽痛。

16. 柴胡、前胡、银柴胡　用于低热。

17. 元胡、川楝子、郁金、佛手　用于脘痛。

18. 旋覆花、茜草、丝瓜络　用于肝着,亦治伏梁(包括慢性肝病、胃炎、食管炎、胸膜炎等),取法旋覆新绛汤。

上述数种预制配伍为张氏临床常用,有了"预制凝固构件"之后,便是临证"组装"成方的问题了。有的处方由一个预制配伍件合以他药而成,有的则是两个预制件合以他药而成。后者如治老年病痴呆、眩晕等,常用老年眩晕和胸痹预制配伍,共7味药组成珍珠药方加味。一般而论,预制配伍多对病而设,是以该病的特征证为依据订定的,而"组装"则兼顾病证,在预制配伍药之下结合患者体质等辨证依据,增加用药。两种形式的配合也反映了前文所述的病分初中、证有主客的理论。

(四) 量善权衡,跌宕见巧工

张氏用药师法叶氏,其剂量亦以轻巧灵验见长。一般处方用药少则6、7味,多则13味,平均每方10.6味药,比叶氏方药味数稍多。今从张氏治案方和叶天士、蒲辅周医案方中分别随机抽取10方,并从当代一般医家医案中亦随机抽取10方,将各方的药量X化为标准相对药量X'(见《新疆中医药》1991年第4期8页,周铭心文:《傅青主女科》方药特色浅探及作者考识方药计量化尝试)。用下式计算:

$$X'i = \frac{2Xi}{Xi,\ max + Xi,\ min}$$

式中Xi为各药实际用量,分别为中药教材法定的各药之最大用量和最小用量。然后分别计算各家方药之方均用药数n。方总药量均值$\overline{\Sigma X'}$,单位药均药量$\overline{X'}$,方内各药量标准差均值$\overline{S}$,每方最大最小药药量均值$\overline{X}max$和$\overline{X}min$,并计算其标准变异系数均值$\overline{C}$,极变异系数均值$\overline{G}$和主药突出指数均值$\overline{Z}$。分别用$\overline{C} = \frac{1}{n}\sum_{i=1}^{n}\frac{Si}{Xi}$,$\overline{G} = \frac{1}{n}\sum_{i=1}^{n}\frac{X'imax - X'i,min}{X'i,min}$和$\overline{Z} = \frac{1}{n}\sum_{i=1}^{n}\frac{X'i,\ max - X'i}{X'i}$定义。结果见表1-3。

表1-3 张氏与各家方药用药剂量9种指标的比较

方药来源	n	$\overline{\Sigma X'}$	$\overline{X'}$	$\overline{S}$	$\overline{X'}max$	$\overline{X'}min$	$\overline{C}$	$\overline{G}$	$\overline{Z}$
叶天士	6.8	4.50	0.66	0.42	1.41	0.23	0.63	5.13	1.13
蒲辅周	10.3	9.80	0.95	0.51	3.02	0.39	0.53	4.23	1.14
张绚邦	10.6	9.44	0.89	0.54	1.97	0.30	0.60	5.56	1.21
其他医家	12.1	18.81	1.10	0.33	1.73	0.59	0.30	1.93	0.57

表中显示,张氏用药剂量较小(全方总量9.44,较一般医家的18.81为小),单味药量均值亦较小(0.89,亦比一般医家的1.10为小),但最大与最小的药量差值大(1.67大于一般医家的1.14),其三项相对指标也十分接近甚至大于叶氏,说明其用药不但轻巧,而且药量跌宕错落,变化突出。这种跌宕用药之法亦渊源于仲景。张氏认为,《伤寒论》方用药味数不多,但剂量变化很大,有时大刀阔斧,异军突起,有时巧删轻减,谨细慎微,正是张仲景用药精髓所在。

第二章　张绚邦教授临证经验

一、冠心病证治

冠心病在近年来发病率呈上升趋势。我国冠心病检出率的增高同人民生活水平提高、饮食谱改变、医疗卫生事业发展及人群寿龄延长都有关系。

世界卫生组织（WHO）将本病分为原发性心脏骤停、心绞痛、心肌梗死、心力衰竭和心律失常五种类型。目前，国内外专题研究甚多，有的已达到亚分子、分子水平，外科治疗水平也在不断发展中。

随着我国中医和中西医结合事业的蓬勃发展，当代中医对冠心病的认识，已经超过了中医古籍中原有的"胸痹""真心痛""厥心痛""心悸""怔忡"内容，不仅从辨病诊断上广泛吸收了现代医学理化实验和仪器检测方法，而且在临床辨证施治中也充分体现了新一代中医继承和发展的学识水平。

张氏认为冠心病的病因病机不外饮食劳倦、七情内伤、寒凝热郁、年老体虚而导致心脏血脉的气血阴阳失调。临证所见有虚有实，或虚实互见，其实者大多表现为气滞血瘀、痰浊水饮、寒凝热郁，其虚者轻则脏腑气血阴阳不足，重则气血升降失常，阴阳不相顺接，厥逆暴脱，甚则危及生命于顷刻之间。张氏强调，冠心病证治要诀以中医脏腑学说为指导，高度概括为："不离乎心，不止于心；治本在补，治标在通"。

（一）冠心病的心脏本体病证治

1. **虚证**　虚则补之，故凡虚证，当以补为主。

（1）心气虚：临证见一般气虚症状外，常伴有心悸怔忡、胸闷隐痛、脉虚细或结代，治以补益心气，常用太子参、党参、黄芪、炙甘草、朱茯神等，气虚明显者，用生晒参或红参、高丽参。

（2）心血虚：除血虚一般见症外，常伴有胸闷胸痛、怔忡不寐等。张氏特别注意气血相生和阴血与共之理，不囿于养血四物类。血虚而气常不足，仿归脾、养心汤加入补气药二三味；血虚而阴不足，常可见烦热盗汗，舌淡欠津，脉或促或结代或细数，常用当归、生地黄、白芍、枸杞、麦冬、玉竹、炒枣仁、五味子等。

（3）心阴虚：阴虚而见心系证候，如心悸怔忡、怵惕不寐、胸痛隐隐、脉细数，可滋养心阴,一般用补心丹,以治偏阴气虚者;黄连阿胶汤以治偏心肾阴虚,水亏火旺者,前者每以太子参、北沙参、紫丹参、京元参并用,后者虽阿胶鸡子黄亦不避其滋腻。

(4)心阳虚:温补心阳为正治常法,轻则桂甘龙牡汤,重则参附汤,阳虚者,每兼气虚,故用生晒参,有时用红参、高丽参。

(5)心气血两虚:益气补血,养血安神,以人参归脾汤为主方,胸痛不寐者加琥珀、三七粉。

(6)心气阴两虚:益气补阴,养心安神,补心丹仅用于一般轻证,重者必用生脉饮,其中用参极为讲究,偏阴虚者用西洋参,偏气虚者用生晒参,曾见张氏治气阴两竭,脉露虾游鱼翔欲脱者,用大剂吉林野山参加天冬、麦冬、五味子,而得离险境。

(7)心阴阳两虚:本证脉象每有或促或结或代,张氏常用仲景复脉汤,并指出,本方麦冬、生地黄、阿胶同桂枝、生姜并用,加入炙甘草、人参、大枣、麻仁方中,气血阴阳兼顾。于重证者更强调用酒、水各半浸渍煎药,借清酒之力通脉而和阴阳,乃运用本方紧要之处。

案例1 李某,男,53岁,机关干部。初诊于1999年2月15日。

五年前体检发现冠心病,自觉无所苦,两年前因赴高寒地区工作半年,渐感气短胸憋,休息、服药后轻可,下山后胸闷胸痛增加,夜班劳累后更甚,痛发于左,坚持常规用药,心悸怔忡,时轻时重。张氏诊其脉细数,有结代,察其证,面色苍白,舌质偏红,苔净,胸痛时绵绵不绝,考虑气阴两虚,心神失养。拟方生晒参10 g,天冬、麦冬各12 g,五味子4.5 g,炒枣仁、炙远志、柏子仁各9 g,红景天10 g,广郁金9 g,佛手片6 g,青龙齿15 g,旬日后胸痛止,结代脉减少。以后门诊调理,常用生脉饮加枸杞子、山萸肉、桑寄生,并与养心安神之品消息。其中人参一味,平日用党参、太子参互更,劳倦气虚时用生晒参。

案例2 马某,女,回族,50岁,教师。初诊于2000年10月9日。

心悸怔忡,胸痛艰寐,有时彻背连心。年前因崩漏切除子宫肌瘤,尔后胸痛心悸多次住院,确诊冠心病、心绞痛。张氏见其面色苍白,颧侧潮红,舌质嫩红,苔锥润,脉小数结代,发作时痛势虽不甚,而绵延不已,背脊恶寒,四肢欠温,认为冲任损伤后,阴阳气血俱虚。予炙甘草10 g,潞党参10 g,川桂枝、大麦冬各9 g,生地黄12 g,陈阿胶9 g(烊化),鹿角霜、仙灵脾各10 g,生姜两片,大枣3枚,酒、水各半浸渍煎药,此病例疗效明显,得药甚舒,痛悸竟止,连服两周,仍用复脉汤调治。

2. 实证(虚实互兼证) 无论气血寒热,痰湿水饮之郁滞,皆以通为要。

(1)痰瘀互结:冠心病从痰瘀论治,已为众多医家所共识。张氏认为此类证必须有痰、有瘀见症,且需明辨瘀血成因,是气滞血瘀,或血涩血瘀,或气虚乏鼓动之力而血瘀,或血虚生化无权而血瘀;痰证需辨水气痰湿,或膏粱厚味,脂积肠肥,内聚成痰，或脾肾虚而津液不能气化，积郁成痰，治法各有机巧。化痰祛瘀，如桃红四物合星附导痰及丹参、瓜蒌、贝母、地龙等，乃一般通用常法，辨痰瘀而审证求因，方为治病求本之法。

（2）心脉痹阻：如胸痛彻背，胸阳痹阻者，用瓜蒌薤白类通阳宣痹；营卫气血不调，心脉痹阻者，常用丹参饮，甚则血府逐瘀汤；气机窒塞而致者，常用柴胡、元胡、香附、丹参、葛根、郁金、降香、三七、乳香、没药等。

（3）寒凝热郁：冠心病纯见寒凝热郁者不多，但无论心绞痛，或心肌梗死，也确有此类证象，张氏曾治顽固性心绞痛而见寒凝阳微，心痛彻背，背痛彻心，中西药难以缓解，用乌头、赤石脂、川椒、干姜、附子而得效。又曾见心肌梗死后反复心悸怔忡、胸闷胸痛、苔黄腻舌红、烦躁便结者，用泻心合黄连温胆汤之后，下通，苔化，痛悸缓解。

（4）水气凌心：冠心病久病，心肾功能不全，乃心脾肾同病，本虚而标实，苓桂术甘、实脾饮、真武汤辨证选方。张氏常用葶苈子、黑丑、白丑、木防己、川椒目、生牡蛎、泽泻、丹参、桃仁、郁金，加入辨证方中。

案例1 杨某某，男，76岁，退休工人，初诊日期1982年11月20日。

因冠心病、心绞痛反复发作住院，用瓜蒌薤白、丹参饮、血府逐瘀以及硝酸甘油制剂等中西药物，胸痛彻背，心悸不寐，有增无减，甚则心痛持续。查心电图：频发性室性早搏、偶发性房性早搏、ST段压低。张氏会诊，脉细沉弦，伴有结象，舌质暗淡，苔白润，认为寒凝阳微。处方：制川乌3 g，赤石脂15 g，炒川椒3 g，熟附片4.5 g，潞党参12 g，炒白术9 g，淡干姜3 g。3剂后，胸痛日减，夜得安卧，原方加炒枣仁、山萸肉各9 g，煅龙骨、煅牡蛎各30 g七剂，痛止寐安，心电图大致正常，出院后予调养心肾气血善后。

案例2 买某某，男，52岁，维吾尔族，干部，初诊日期1998年6月16日。

向嗜酒醴，咸食炙膊滋腻，素体丰腴，动则胸闷气短，甚至胸痛心悸，两年来足肿日益明显，大便先结后溏，日二、三行，近因出差劳累，神疲乏力，面目浮胀，尿少足肿更甚，胸前隐痛，左甚于右，入夜难以平卧，并感腹胀腰困，脉小弦滑，苔啄澹。查血脂：总胆固醇6.2 mmol/L，三酰甘油2.0 mmol/L，低密度脂蛋白胆固醇3.8 mmol/L，高密度脂蛋白胆固醇0.9 mmol/L；肾功能：尿酸452 mmol，尿素氮7.5 mmol，肌酐120 mmol；B超：脂肪肝；心脏彩色多普勒：左室壁收缩功能障碍；心电图：T波低平、倒置，ST下降。张氏辨证阴胜阳微，浊踞营痹，同血瘀水滞，水滞血瘀，理义相通。先拟化阴通阳，泄浊理营，用熟附片2.5 g，川桂枝3 g，猪苓、茯苓各15 g，炒白术9 g，炒白芍9 g，葶苈子9 g，黑丑、白丑各9 g，木防己12 g，川椒目3 g，紫丹参15 g，桃仁10 g，生牡蛎30 g，泽泻12 g，降香4.5 g，连服7剂，尿多肿减，气息渐平，前方去葶苈子、黑丑、白丑、木防己、泽泻，加粉葛根12 g、青皮6 g、陈皮6 g、琥珀粉1.5 g冲入,调治月余,肿退、胸痛缓解,查血脂、肾功能及心电图好转,戒酒醴、淡滋味、勿过劳,方取通阳调营,随访年余未再发。

(二) 心脏与其他脏腑相关病证

治按脏腑辨证,各有特征,治疗亦各有特点。

1. 心肝血虚　养血柔肝,安神宁心,张氏擅用东垣补肝汤(四物汤加枣仁、木瓜、甘草)加味。

2. 心脾两虚　益气养血,调摄心脾,以归脾汤加减为主。补药中必佐通调气血之品。

3. 心肺气虚　此类症见心悸怔忡外,常伴有胸闷气短,甚则呛咳喘促,必补益心肺之气,用人参、黄芪、甘草、远志、茯神、丹参、干姜、大枣为治。

4. 心肾不交　冠心病而见不寐,心悸,常法治之未效,要考虑心肾不交。其见症有两类,一为肾中之火浮游而心火内燔致心肾不交者,用黄连、肉桂,交泰心肾;一为肾中之水不足,心火上炎,而心肾不交者,宜壮水制火,用黄连阿胶汤,即叶天士泻南补北之法,张氏常用之。

5. 心肾阳虚　冠心病属中医心系病范畴,然张氏认为心肾手足少阴,表里相关,常用心病治肾之法,故温补心肾之阳气,实心病治肾之类,以真武汤加人参、黄芪。

6. 心胆不宁　冠心病心悸胸痛不寐,善恐易惊,苔腻脉滑,用温胆汤为主方,此方临证变化甚多,如舌红脉数者,加黄连;心肾虚而痰甚者加人参、山萸肉、枣仁等即十味温胆汤方法。近贤张伯臾、蒲辅周前辈亦常用之。

(三) 特征证证治

除上述辨证施治类型外,张氏常将以胸痹、心痛为主要表现的冠心病患者,以及有类似表现的男、女更年期症状,并为一类,为特征证,定一主方而行加减变化。主治以开达宗阳,通心脉,益心气,余可依证而治。

主方取名丹参郁金汤,药物如下:丹参13 g、郁金10 g、葛根10 g、瓜蒌12 g、薤白10 g、合欢皮10 g、元胡10 g、佛手45 g、太子参12 g、枣仁10 g、远志10 g。

本方前三味药一般不变,是主要药物,余药均可随证化裁。胸闷气憋,去太子参、枣仁、檀香、砂仁、枳壳。心悸气短,加茯苓、柏子仁、代赭石、苏梗,去瓜蒌、薤白、佛手。心律不齐,脉促而数者去元胡、薤白、远志,加沙参、麦冬、五味子、龙骨、百合。心胃引痛,去瓜蒌、薤白、枣仁,加金铃子、苏梗、香附、炒麦芽。高年兼眩晕头痛者,去元胡、远志、薤白,加珍珠母、草石决明、钩藤。其有心律不齐而慢,见结或代脉者,则改用下方:熟附片45 g(先煎)、炙麻黄3 g、北细辛25 g、太子参15 g、天冬10 g、麦冬10 g、五味子3 g、淡干姜3 g、桂枝9 g、煅龙骨30 g、煅牡蛎30 g、通草3 g、炙甘草45 g。

案例1　王某,男,54岁。胸闷、心区痛7年,反复发作。查心电图发现有陈旧性心肌梗死,动态心电图示ST段压低持续时间较长。多次住院或门诊调治,症状时有复发。近3个月来又复加重,伴心悸、气短、心下痞胀,心电图报告有心肌缺血。脉细涩,舌暗唇淡,苔白腻不匀。心胃同病,胸阳塞滞,气分病延及血分,议通阳达气,兼以和中:太子参12 g、丹参12 g、葛根12 g、郁金10 g、檀香45 g、元胡9 g、桃仁9 g、炒枣仁9 g、降香45 g、枇杷叶12 g、砂仁45 g。7剂后再诊,气短大减,胸闷觉宽,时有心悸,脉舌如前。再以上方去枇杷叶,加合欢皮、炒枣仁10 g,20余剂后症状消除,查心电图缺血改善。

按语: 古人以胃称心下,胃痛或称心痛,后人分出真心痛以区别于胃脘气痛。其实,冠心病时有兼脘痛者,或有心胆综合征者,均系其临床特殊表现。本案心胃同病,用治心为主,兼开胃滞,气血同治,借诸香心胃兼通者收功,似可印证古法。

案例2　王某,女,47岁,私营企业家,初诊于1999年11月3日。

胸闷太息,胸痛于左,心烦不能成寐,脘胀嗳气食减,外院检查诊断为冠心病、心绞痛,病经三月,中西药物罔效,张氏往诊时注意其筋肉瞤动,面目更甚,颧面潮红,乍浅乍深,脉弦滑,乍大乍小。追询病因,素为商海强者,三月前,因担保损失数百万元,经水适来适断,胸痛等症遂现,检查化验虽已证实,然本例病情值得推敲,其一,古有"失精脱营"之名,所谓始乐后苦,始富后贫,"虽不中邪,病从内生",社会竞争激烈,利益境遇变化,外有肢体百骸症状,内实精神情志损伤。西医诊断应作中医临床参考,辨证施治尚应根据病因脉证辨明内伤外感、六淫七情等具体情况;其二,胸闷胸痛不寐为上焦症状,脘胀嗳气食减为中焦症状,经水适来适断,中年以后当于下焦血海有关,三焦同病,先调中焦脾胃。

处方:醋柴胡4.5 g,老苏梗6 g,制香附9 g,炒枳壳、清竹茹各9 g,云茯苓10 g,川厚朴、青皮、陈皮各6 g,延胡索、金铃子各10 g,合欢皮12 g,炒山楂、六神曲各10 g。3剂后,饮食渐增,不寐胸痛有减。连服7剂更方,醋柴胡4.5 g,当归身10 g,赤芍、白芍各9 g,紫丹参15 g,广郁金9 g,柏子仁、炒枣仁各10 g,琥珀粉1.5 g冲服,泽兰叶10 g,合欢花、合欢皮各12 g。半个月后,胸痛若失,检查心肌缺血缓解,最后以补肝汤调治。

案例3　司某,男,54岁,哈萨克族,公司管理人员,初诊于1998年5月12日。

不寐心悸,自汗盗汗,烦躁胸痛,痛时短暂,有时心痛彻背,有时胸痛至腋,反复发作四五年,曾用西药常规治疗,并服养心安神、活血化瘀中药,初尚见效,后发作更甚,半年来不寐心悸有增无减,胸痛时间延长,每周四五次,每次10分钟以上,张氏查诊,脉细弦带数,舌质边尖红,且时伴腰酸耳鸣,胸痛前或不寐心烦,或梦扰遗精,心病日久,心火易动,肾水不足,心病及肾,心肾不交,纯用心药治心病,不足以壮水之火交通心肾,拟方川黄连2.5 g,清阿胶9 g(烊化),炒白芍10 g,丹参、丹皮各12 g,天门冬10 g,五味子4.5 g,炒枣仁9 g,淮山药、大生地黄、肥知母各12 g,青龙齿15 g,煅牡蛎30 g。5剂后稍安寐,烦躁汗出、心悸胸痛稍减,原方加麦冬10 g、没药末、琥珀粉各2.5 g冲服。连服半个月,不寐胸痛、腰酸遗精轻可,再去北沙参、生地黄、熟地黄、天冬、麦冬、五味子、山萸肉、炒枣仁、柏子仁、琥珀粉、当归身、炒白芍、紫丹参、降香木、盐知柏、煅龙骨、煅牡蛎、珍珠母等加减,随访半年,心绞痛未作。

总之,张绚邦教授总结出冠心病中医临床诊治要诀在于"不离乎心,不止于心;治本在补,治标在通"十六个字。

二、高血压病的临床研究

据流行病学统计,我国约有高血压患者8 500万,所以高血压病的防治在今后仍将作为重点。张氏在新疆长期医疗实践中,将中医药、民族医药融会贯通,筛选组合成方,在治疗高血压病方面积累了丰富的经验。

高血压病属于中医的"眩晕""肝风""肝阳""中风""心悸"等病证范畴,历代医家对此类病证的病因病机各有见地,以眩晕为例,有因肝阳上亢、肝肾阴虚、痰浊中阻、气血亏虚等不同因素所致。张氏认为高血压病乃本虚标实之证,病机要点在于气血阴阳失调、清浊升降失常。审证求因,突出风、火(阳)、痰、瘀、虚五个方面。治疗原则在于燮理阴阳,调摄气血,降浊升清,标本兼顾。指出本病多数有上盛下虚之特点,即肝肾不足于下,风阳痰瘀阻挠于上,临床表现为眩晕、头痛、心悸、头面烘热、胸闷、脉弦等症最为常见。张氏将维药和传统中药组方而成的"心脑喜康",全方共奏调摄肝肾、理气和血、平肝潜阳、息风化痰之功效。

"阳化内风"是清代著名医家叶天士根据前人有关内风的理论通过自己的实践,首先提出"内风,乃身中阳气之动变"而导致"内风动越"的一种病理现象。由于肝为风木之脏,体阴而用阳,所以叶天士往往将阳化内风和肝阳化风相提并论,为后世医家对肝风的病因病机、辨证施治提出了一套很有特色的理论。

阳化内风的主要病机是:① 肝肾阴亏,精血不足;② 温热伤阴,火生风动;③ 脾胃中虚,土衰木横,气伤风动;④ 情志内伤,五志之火化风而动;⑤ 气血不足,阴阳俱亏,虚阳僭逆,内风浮动;以上种种均可出现眩晕、头痛、耳鸣、心悸不寐、肢体麻木,甚则偏瘫、痿痹、抽搐、口眼㖞斜等症。所以叶天士"阳化内风"之说,并不单纯是指中风而言,《临证指南医案》从外感热病到内伤杂病,从内外妇儿各科到许多病证中都有记载。张氏在临床实践中治疗高血压时,特别推崇"阳化内风"之说,这也是他过去受到张伯臾、刘鹤一,特别是程门雪等老前辈理论和实践指导,通过自己实践总结的经验心得。在临床方面,我们不仅在高血压病运用,在动脉硬化、帕金森病、脑血管意外等都可运用此理论。

(一)"心脑喜康"治疗高血压病的组方依据及其临床评价

心脑喜康乃张氏在新疆长期医疗实践中将中药、民族药融会而成的效方之一,其组成与评价如下。

1. 唇香草 维药名苏则,有强心利湿、理气化痰、芳香开泄、消炎散结之功效。张氏认为,唇香草之芳香开泄,具有舒展清阳、通调神机之功效。

2. 红景天 取伊犁蔷薇红景天,有补气养血、活血化瘀和止血功效。具有类似人参、刺五加作用,张氏认为新疆特产蔷薇红景天的适应原样作用及其耐缺氧、抗疲劳作用,不仅同通补心肝气血相关,而且有调摄肺脾肾精元之气的综合功效。

3. 罗布麻 维药名罗布欢的尔,有平肝息风、降压镇静、强心利尿作用,研究表明,罗布麻叶煎剂及罗布麻叶黄酮甙静注均可使犬和猫血压下降,其降压原理与直接扩血管有关。

4. 玫瑰花 维药名卡孜尔古丽,有理气解郁,镇静安神,和血养血之功效。

5. 丹参 有养血活血、宁心安神功效。可增加冠脉流量,改善微循环和血液流变性,降低血浆黏度,并提高机体耐缺氧能力。

6. 葛根 有解肌升清、生津止渴功效。有明显降压作用,并有广泛的β-受体阻滞作用。

7. 钩藤 有息风止痉、清热平肝功效。对实验动物有明显的降压作用,是一种非竞争性钙拮抗剂。

8. 珍珠母 维药名赛达甫,有平肝潜阳、清肝明目、镇心安神功效。维医还认为其有止血、强壮、止痛及止泻作用。

专题研究表明:心脑喜康对常见证型高血压患者的降压效果为86.7%,其降压幅度优于卡托普利;对临床症状的改善高达93.3%。

(二)"心脑喜康"对高血压病患者和自发性高血压大鼠血浆内皮素、降钙素基因相关肽含量变化的影响及其意义

内皮素与降钙素基因相关肽在心血管疾病中,作为一组相互对应的神经肽,同中医阴阳相关理论相似。假设前者收缩血管而升压者为阳;后者舒张血管而降压者为阴,两者通过消长制约、互动调节而维持正常血压水平,其相互关系同中医阴阳学说中,交感互根、对立制约、消长制约关系、保持动态平衡十分相似。自发性高血压大鼠实验和临床病例验证证明,心脑喜康可以降低血浆内皮素含量,升高降钙素基因相关肽水平,使血压下降,同本方调摄肝肾、理气和血、平肝潜阳、息风化痰之功效相吻合。张氏将维药和传统中药巧妙配伍,合理组方,对临床高血压病治疗已有确切疗效。

三、脑血管病(眩晕、痴呆)证治

张氏临床接诊老年脑血管患者甚多,主要包括脑动脉硬化、脑血管痉挛、脑梗死、脑出血、脑萎缩等病及其后遗症,此类病常以眩晕、昏厥、抽搐、偏瘫、语謇和痴呆等为主症。其中中风病(卒中)猝发时来势凶,变化快,危及生命,成为古今医家重要课题。张氏认为:中风与现代医学急性脑血管病相似又不可等同,如蛛网膜

下腔出血可有头痛晕厥无偏瘫而当"同病异治"；颅内肿瘤由于病灶位置不同,亦可出现中风相类症状而可"异病同治"。张氏对中风辨证要点与眩晕相似,强调风、火、痰、瘀、虚五个方面,着眼于有无神识障碍。如仅口眼歪斜、舌强语謇、肢体偏瘫者,按中经络证治；伴神识昏迷者,按中脏腑处理。中脏腑者因虚实不同分为闭证、脱证、内闭外脱证三种。闭证乃邪实内闭；脱证系阴阳气血虚脱；内闭外脱多虚实夹杂。临证体会,闭证多见于脑血流动力学改变所致颅内压增高、脑水肿阶段；内闭外脱证往往见于颅内病损加重,或伴有感染、水与电解质紊乱和酸中毒阶段,此时可开始形成脑疝；脱证时酸中毒、水与电质紊乱或感染进一步加重,脑疝未能改善,呼吸循环濒临衰竭。故此内闭外脱常系中风由实而虚,由闭而脱演变过程的关键时刻,也是中医辨证施治、抢救生命的重要时机。

张氏论该类病证,认为其病因病机复杂,且多数患者已在老年,既有禀赋体质差异,又有情志境遇和医疗调摄不同,以致临床证候虚实错杂,邪正参差,变化多端。因此,对本类病的辨证论治应十分审慎,他在长期实践中摸索出一些识证用药规律,可概括为以下几点。

(一)识主要病机,拟基本方药

张氏在考察古医家认识眩晕等证的理论时认为,历代各家众说不一,不应视为各家相左相悖,而应看作是认识的历史过程的不断深化。大抵《黄帝内经》责之肝风与"上气不足""髓海不足"；刘河间责之风而兼火；朱丹溪则偏主于痰；张景岳却认其为虚,强调"无虚不作眩,当以治虚为主"。至陈修园综合各家学说,阐明各种因素的病机联系,提出风生火动,风木克土,土病生痰,肝病及母,肾精亏虚,髓海不足而病的理论,并指出："其言虚者,言其病根；实者,言其病象,理本一贯。"张氏认为本类病其本虚在肾与肝之精气阴血不足,其实在风、火、痰、瘀之侵扰清窍,前者为病之本,后者为病之标。至于他脏之虚,瘀血漫生,燥湿内阻,亦可由是而致。至此,综各家之诊,合为一论,于病机认识可谓周备。然而,张氏持论并不止于此。他说,中医辨证论治不但要全面认识病机,以据证下药,更要抓住主要病机以确定治疗大则。本类病有时来势急迫凶险,病机证治往往不在其本,而在其标,尤其是风阳上扰,痰火瘀阻,而风阳上扰尤为紧要,故其治疗理当先标后本,以潜阳息风、化痰清火祛瘀为基本治法,而息风潜阳更当为法中之法。此法既定,就必须确立一基本药。但适于此法的药物甚多,究竟用何药为妥？张氏在反复临证中认真筛选,拟定一基本方明珠钩藤方。该方四药为：珍珠母30 g,草决明、石决明各15 g,钩藤12 g。据张氏经验,此四药之潜阳息风,不伤正气,不耗阴血,于脾胃无碍；平降亢阳而外,犹可宁神于心,清火于肝,化痰于脾,且能通腑气,开心窍,乃平正王道之品。无论眩晕、痴呆或兼头痛,心悸、不寐、惊悸、怔忡、耳鸣、麻木、抽搐等症,亦无论有热无热,痰多痰少,抑或虚实孰轻孰重,常可用此四味为基础,再随辨证加用他药。

（二）谨察诸窍，以明补泻

张氏诊法特色已见前述，其于老年脑血管病患者的诊察，尤非常法可概。其中察诸窍以明补泻为主要特点。他认为，人之衰老，于官窍最可征验，其脑血管病患者尤然，故察诸窍之虚实，大致可知内脏之盛衰，以之指导用药也适当。

一察目之干涩与眵泪。前者虚后者实，病在肝；虚加枸杞子、女贞子、花蕤仁，实加谷精草、密蒙花、青葙子。二察耳鸣与聋。鸣实而聋虚，又暴鸣多实，又久鸣多虚；虚加熟地黄、磁石，实加龙胆草、栀子。三察鼻子之红白。红实白虚：白加太子参、黄芪，红加桑叶、菊花。四察口唇之暗与淡，暗紫为实，加丹参、郁金；淡白为虚，如太子参、茯苓。五察舌质之胖淡、齿印与暗红芒刺。前为虚后为实：实加柴胡、郁金、丹参，虚加党参、白术、茯苓。其察上窍也大致如此。下窍看法，于脑血管病更为重要。张氏常以此作为用药和判断预后的依据。一察大便干结与否，干者实，其舌见淡润者非真实，仿黄龙汤方法，用制川军、太子参，其舌红干者为真实，用承气法，加制川军、厚朴。便溏稀者预后差于干者。二察小便之多少。夜尿多为虚，宜加覆盆子、桑螵蛸、牡蛎；其兼有口干便秘者治之较难。尿少为实，涓点而出者虚中有实，兼口干者宜加茯苓、泽泻、石斛。此察下窍虚实之法。其他辨证加减用药，宜在基本方之上相机而施，如痴呆之加菖蒲、远志、龟板，步履艰难之加川断、桂仲、桑寄生、白鲜皮，血压高之加天麻、夏枯草、猪苓，合并冠心病之加薤白、桃仁、红花等，不作赘述。

（三）宜王治，忌霸治

《不宜秘录》有所谓"王治""霸治"之论，张氏以为确当辨别运用之。对脑血管病，肝火直冲者外，切忌霸治，只宜王治。王治，指用药平和中允之治；霸治，指用药峻猛毒重之治。脑血管病患者多已高年，精血固亏，脏气向衰，其对药物之感应亦钝，不似青壮者之用药可随拨随应，效果期而可待。所以对此病若用峻药、重药，其望速效者必难，而已虚之内脏不堪重负，还可致或它病。因此，张氏虽用补阳还五汤，但与他人不同，他认为，不详加辨别，动辄用黄芪数十克或百余克，以为得计，实则霸治也。盖气虚血涩处急性期者，偶用未尝不可，至慢性期者，急于峻补，固非允当，且该类患者卧床已久，胃气已伤，药力既少凭借，用药一多，反增胃家负担，期望达药力于四旁也必难。又如川芎、枳实、砂仁、蔻仁、木香等品，在老年病中亦不宜过量使用，以免有耗气动血之虞。

张氏诊治大致以上法为本，除药治而外，每嘱患者家属以饮食护理宜忌，以"多言""勤动""缩食""畅腑"（通畅大便小便）八字为调护要诀，且将"多言"（与患者多说话交流）于老年性痴呆防治中放在首位，这也是张氏经验之谈。兹举两例治案于下。

古某，女，44岁，维吾尔族。3个月前因脑血栓形成中风住院治疗好转，后遗右半身活动不便，口歪，医以补阳还五汤治疗不应，来诊时舌本强拘不灵，言语不利，头目眩晕,脉细弦,舌红苔少。风中经络,痰浊阻滞。气血虽伤而补之不应,当虑风气交阻,治风为主。

处方:珍珠母30 g、草决明15 g、石决明15 g、钩藤12 g、大生地黄12 g、枸杞子12 g、白鲜皮12 g、木防己9 g、杜仲12 g、桑寄生12 g、地龙9 g、怀牛膝9 g。7剂复诊,眩晕好转,余症尚在,再以原方去桑寄生,加石菖蒲3 g。服30余剂,舌强语謇亦见好转,右半身活动有进步。

按语:补阳还五汤为治中风后遗症要方,投而不效,法非不确,料是风痰未除,邪正杂处,用药或碍,故直以珍珠母汤法加减获效。方内白鲜皮祛内外之风,木防己、桑寄生疗痹祛湿,石菖蒲开心窍,是本方特点。

周某某,男,69岁。患高血压病、脑动脉硬化5年余。久苦眩晕,视物昏蒙,常服降压西药、脑复康及中成药。3年前以"脑出血"晕厥住院调治,小愈后遗眩晕,记忆不能连贯,反应迟钝,如痴如呆,虽经调治,症不能除。刻诊:脉细弦尺沉,舌苔厚腻欠津。风阳亢动,随风夹痰,上蒙清空为其标;高年精乏,癸水告竭,肝木失荣为其本。好在中气未馁,用药有途。潜阳息风化痰于上,滋肾固本填精于下。

处方:珍珠母30 g、草决明12 g、石决明12 g、钩藤12 g、太子参12 g、丹参9 g、郁金9 g、枸杞子9 g、石菖蒲3 g、五味子3 g、远志9 g、枣仁9 g。复诊眩晕有减,忆事不利,眠寐不实,原方加葛根12 g。三诊记忆稍见改善,腰膝无力,加熟地黄、杜仲、沙苑子。服50余剂,记忆已能连贯,寤寐如常,眩晕不作。

按语:此案用方为基本方明珠钩藤汤加味,实有天王补心丹之意。以"神志之心"病,动用宁心养血者远志、枣仁、石菖蒲、五味子,有补有敛有通,虽无"血肉之心"为病之症,亦加用丹参、郁金、葛根等相关药物,取运心血,之所以养心神也。张氏认为:此案石菖蒲、五味子均用3 g。前者用以豁痰开窍、宣通心气,过则反耗心气;后者敛气生津、滋肾养心,过则可致郁滞,况两药本非君药,用量不宜过大。

四、过敏性疾病用药特色

张氏临床接治过敏性疾病不少,其辨证论治组方遣药更具特色。主要方法可总结为三条。

(一)薄君而厚佐,要妙在疏理

张氏十分注重处方用药的结构学,认为中医不传之秘在于量,《伤寒论》用药味数不多,但其剂量变化悬殊,却是其精髓之一。欲入仲景堂室,非在药量上下功夫不可。处方遣药,君则药重,臣佐药轻,乃制方量药之常;常法治常病无不可,用于异常之病则或有不可。过敏性疾病,或为咳喘,或为齁齄,或为斑疹,或为飧泄,论其症状,固如常病;但其来如山洪,去如落汐,其发也往往势不能制,其间也悠忽若失,究其情势,却与诸病截然不同。然则病本异常,治当别论,用方量药,不必囿于定式。大抵治主证之君,量未必重,应兼证之佐,量未必轻;不拳拳于平治,更借重于疏理。经对张氏治该类病的医案统计分析,其君药用量大多小于佐药,从中可见张氏治过敏性疾病出奇制胜的关键。

曾治易某,女,15岁,患哮喘有年,若胸闷、喘促、气急、汗出、喉中哮鸣,每于寒冷季节或气温骤变时发作,西医诊为"支气管哮喘",给解痉药可缓解,但反复发作。今发数日,喘促,脉浮躁,舌苔白滑,认作风寒郁束,与小青龙汤化裁:炙麻黄、干姜各25 g,桂枝3 g,杏仁、前胡、厚朴、白果各9 g,白芍6 g,桑白皮12 g,五味子、射干各45 g。7剂而喘平,继以金匮肾气丸法善后,以冀不发。按语:本例主证风寒无疑,用小青龙汤治之正切,惟麻黄、桂枝、干姜用量殊少,而疏利之品量重且多,何以"后"其所因(风寒)如此?盖同是风寒致喘,寻常之病,邪微喘微,邪盛喘甚,治必以祛邪为主;过敏之疾,邪微喘反甚,治当理气为要,倘循常法依证量邪而重驱之,势必诛伐无过,甚或激发病机,导致不可收拾。

(二)风寒避其锋,湿热迎其锐

《黄帝内经》揆度奇恒法内,有"微者逆之,甚者从之"之论,后人仅以寒热真假,虚实真假之反治法视之,其义实失之狭。张氏于治疗过敏性疾病用药中恰能追蹑经旨,发前人未发之蕴,值得探讨。推究六淫致病之理,有正化、从化之变,是知因体质、时势不同,病因性质与见症性质本可不同。过敏性疾病患者体质特殊,对邪气激发后的反应每异于常人;同是过敏性疾病患者,对不同邪气的反应亦有所偏,对风寒反应甚而急,对湿热反应徐而缓。张氏治过敏性疾病,见风寒证者,虑其寒气本厉,得风更急,故用药不可孟浪,量宜小,或用反佐;见湿热证者,虑其热性虽烈,有湿则缓,直须迎而击之,不必顾忌,此亦微甚逆从之法也。至于缓急先后,离合运用,"逆之从之,逆而从之,从而逆之,疏气令调",又当临证详审。兹举两例以资说明。

张某,女,51岁,患慢性荨麻疹有年,反复发作。发时四肢及头部疹块较红,剧痒,抓破流出黄水,此伏彼起,近发尤甚,心烦不寐,舌苔黄干,脉小数。与利湿清热佐以疏风:黄柏、赤芍、生甘草、乌梅各9 g,薏苡仁、白鲜皮各12 g,煅龙骨、煅牡蛎各15 g,苍术、防风、当归各16 g,蝉衣3 g。服20余剂平复。又治张某,女,23岁,四肢伸侧发出大小不等"风团",瘙痒不甚,遇风冷加重,已历数月。手足觉凉,恶风寒,月经量少,脉细舌淡。与疏风散寒、益气养血:黄芪、当归、赤芍、白芍、炙甘草、桃仁、乌梅各9 g,红花3 g,大枣3枚,桂枝、吴茱萸各25 g,生姜2片,7剂而疹块消失,改益气养血通络善后。同是荨麻疹,前例证属湿热,祛湿清热药多而重,后者证属风寒,疏风散寒药少而轻,用药不同如此。其治法之逆从迎让已可斑窥。

(三)治脾间治肾,治肾须调肝

张氏认为,病之过敏,与肝气失和相关。《黄帝内经》称"肝为罢极之本"。罢极,应激反应之谓也。过敏的中医实质是邪气激惹正气为病,正是人体应激状态的特殊表现。所以,肝经气血失调,当属该类疾病的共同内因。肝气失调,肝血虚滞,亢木乘土,势必累及中气;乙癸同源,肝病及肾,则又有伤下元,然而治过敏性疾病,调肝为首务,其余或脾或肾,亦为治疗关键。张氏据"欲速效者,当求之脾;欲缓图者,当归于肾"的学术主张,治过敏性疾病时,除调肝药必用外,亦多动用脾肾二经药,往往发作期脾经药多而缓解期肾经药多。

如治季某,男,40岁。患腹痛泄泻,其痛阵发如绞,便如粥样而伴黏液,诊为"过敏性结肠炎",为疏健脾和中法:党参、白术、炒山楂、炒六神曲各9 g,茯苓、白芍各12 g,木香、甘草各45 g,青陈皮各6 g,防风9 g,黄连、干姜各3 g。10余剂而痛泻止。后转为便秘,伴神疲,腰酸,腹中不舒,复与益肾疏肝和胃法:怀山药、川断、鹿衔草、大腹皮各12 g,白术、枳壳、川楝子、炒山楂、炒六神曲各9 g,降香45 g,珍珠母30 g。有时加狗脊、仙灵脾、生地黄、熟地黄,共20余剂,症状消失。按语:向治痛泻有痛泻要方,本案亦用其药。本案痛泻因寒热失宜而起,激发肝脾不和,故以黄连、干姜为君,党参、白术、茯苓、甘草等为佐以治脾,陈皮、防风、白芍为佐以理气柔肝。治脾于前,益肾于后,始终未离疏肝,可以体现张氏治过敏性疾病的主导思想。

综上所述,张氏治过敏性疾病重视"邪正相激"的病机特点,以治肝为主,兼及脾肾,并区别不同邪气,揆度逆从取舍,缓急迎让,权衡君佐药量配合,在辨证基础上掌握了治疗该类疾病的枢要,这对疑难杂病的辨证论治亦有重要的指导意义。

五、肝胆疾病证治

肝胆病临床常见,检测技术进步,调治之药极多,但或反为多累,病家苦于广告无所适从,医家每有歧路亡羊之慨。张氏对本病虽亦中西酌参,但尤倾向从中医病证辨识为主。认为治胆囊炎、胆石症,可直从胆胃两经入手,治肝炎则从肝脾两经入手;前者通而泻之,后者补而调之。大法如此,亦当有变:肝炎之有湿热蕴伏者,何尝无泻;胆囊疾患之兼虚者亦可有补;总以辨识证候为准。他反对本病治疗中仅凭化验指标左右用药的风气,化验指标可以参考,然而必须结合辨证。兹对其治疗慢性肝炎的经验作简要介绍。

张氏治本病,在辨证上亦多责之气滞血瘀、脾胃虚弱、气阴两虚、寒湿困滞、肝脾不和等类型,但他有自己的一套施治用药经验。

一曰宜健脾不宜补脾:本病气虚者殊多,补脾健脾,随宜选用,但更多宜健运调脾。何谓补?何为健?张氏认为:滞守为补,运化为健;气厚为补,气薄为健;量大为补,量小为健;温补为补,平补为健;苓术为健,参芪为补;参芪相较,芪补而参健;参类相较,红参、白参为补,党参、太子参为健;等等。

二曰宜柔肝不宜伐肝:此论医家均有道及,而张氏则有细论。谓柔者柔和调养者也,肝气肝火不甚,治从和缓平正者曰柔肝;伐者克伐制胜者也,疏肝之劲急者曰伐肝。以此而用药,宁用香附不用木香;宁用郁金,不用川芎;宁用菊花,不用薄荷。

三曰宜和血不宜破血：慢性肝病血瘀者不在少数,活血化瘀之法运用极多。但本病即使有瘀血显证,也只宜和血,当慎破血。当归、赤白芍、郁金、玫瑰花可用;三棱、莪术、没药当慎用。慎用,非不用。非用时,亦可使用,然不能久用,不能取常量用,宜半量用之。

张氏治慢性肝炎既守定制,亦多权变。其基本方为:柴胡9g、当归12g、赤芍10g、白芍10g、元胡9g、川楝子10g、郁金10g、青皮9g、香附9g、茵陈12g、茯苓12g。随证可选加白术、党参、女贞子、旱莲草、枣仁、桃仁、红花、海藻、昆布、三棱、牡蛎、鳖甲、黄芩等。

如治吕某,男,44岁。查有乙肝数年,食后腹胀,肝脾肿大,刷牙则齿衄,面色苍暗,脉细弦,舌暗红,苔白薄腻。湿热久羁,肝肾阴分已耗,血气不和,当和血益阴,利湿清热。

处方:柴胡、赤白芍、炒楂曲各9g,当归、炙鳖甲、大麦冬、茵陈、女贞子各12g,生薏苡仁30g,败酱草15g,五味子3g。5剂后复诊,龈衄已止,纳食呆滞,头晕乏力,上方去鳖甲、麦冬,加白术12g,枳壳、茯苓各10g,陈皮6g。7剂后诸症悉消。复以六味地黄丸调理。

又治张某,男,17岁,患乙肝4年,曾经中西医各方治疗,均未应手。诊时见舌清边现齿印,苔白微腻,脉细软;面色苍白,纳食小碍,小便黄,大便时溏。认作中气虚弱,脾湿不化。治用益气健脾化湿常法。

处方:太子参12g,丹参13g,白术、香附、柴胡、茯苓各9g,陈皮6g,五味子45g,薏苡仁30g,茵陈15g。疏方7剂。患者以路远不能复诊,自行以原方连服40余剂,复查免疫试验均转阴性,纳食、二便均调。

两案乙肝患者,前案为症结胁下,证属湿热久羁、肝肾阴虚、气血郁滞;后案为食少便溏,证属脾虚夹湿,气化失宜,均用基本方加减变化而治愈。张氏于利湿解毒药主张暴病可重,久病宜轻,如茵陈、败酱草、蛇舌草等,最多用至15g,过用易致伤脾滞胃,又不利于祛邪,后案可为注脚。于破血活血药,虽见症积亦不可过量使用,只宜先用当归、赤芍、白芍、鳖甲等品,前案疏方即如此。

六、特异病证治

临床常有特殊病状,西医不能确诊病类,中医亦难辨识证疾,或有虽辨证清楚但依法调治不效。对此类病证,张氏接治后每能做出确切判断,施以相应方法而取得较好效果。

(一) 膀胱咳

马某,女,45岁,回族。病咳嗽2个月,由客邪引起,几经抗菌治疗而不解。刻诊:脉细弦,尺部躁,舌淡苔薄白。咳而少痰。宜宣肃肺气:桑叶、桑白皮、杏仁、前胡各9g,银花、芦根各15g,连翘、冬瓜子、天花粉、枇杷叶各12g,麦冬10g,射干、生甘草各45 g。7剂复诊，咳稍减，但下午仍发而甚。询之他症，告以每咳前必全身紧张，咳时必有尿遗出，既往患有慢性肾盂肾炎。脉则尺部躁，舌亦如前。又询知其夜尿频，可至3～4次。乃断为"膀胱咳"，责肾阳不足，膀胱气化不利，卫气不能温运，上使肺气不得肃降。

处方： 鹿角霜9 g，补骨脂、苏子、钟乳石各10 g，熟地黄、杜仲、紫菀、麦冬各12 g，炙麻黄、五味子各3 g。7剂。三诊述咳嗽大减，小便已不遗出，夜尿减少，再以原方善后果。

本例咳嗽先用宣肃肺气不效，后断为膀胱咳，以温肾阳助气化收功。《素问·咳论》曰："肾咳不已，则膀胱受之。膀胱咳状，咳而遗溺。"正与本案病状相同，故从上病下取，直治下元而有获。

（二）人流后脏躁

徐某，女，31岁，1个月前刮宫后感冒发热，抗菌治疗热虽退，却见悲哀欲哭，心烦不宁，坐立不安，夜难入寐。某院诊为"神经衰弱"，治以服五味子糖浆，症无稍改。来诊时双目呆滞，眶满盈泪，问其病则悲不自胜，脉细软，舌淡红。诊断为脏躁，治以养心阴和营血。

处方： 炙甘草、炒枣仁、远志、泽兰叶各9 g，淮小麦一撮、大枣5枚，丹参、煅龙骨各15 g，合欢皮12 g。7剂后复诊，悲哭不作。

脏躁见于人工流产后，血分先伤，血伤心气失养，乃有是证。用甘麦大枣汤益心气宁心神，煅龙骨敛心气养心阴，合欢皮、枣仁、远志调阴阳、宁心志，丹参、泽兰疗血分之滞，古法新制，投而应手。

（三）经筋掣痛

韦某，女，52岁。病手足掣痛拘急数月。曾服中药治疗，反见口舌生疮、头目晕眩。检视前所用方为独活寄生汤加减。其脉弦而细，舌红少苔。询知其手痛从手指上逆至前臂、上臂，足则痛自肝经循行处上走，痛时觉筋抽动拘急，关节处则不肿不痛，皮肤无变化。认是经筋病，为血不养筋所致。

处方： 当归12 g，白芍、生地黄、枣仁、木瓜均9 g，川芎、木通、甘草各45 g，海桐皮10 g，桑枝15 g，青葱管三茎。服5剂后掣痛缓解。仍以原方善后。

病不在关节，知经络内无痹阻，是以通经络常法未效。筋脉拘急，沿肝经循行，当责筋病，舌红少苔为阴伤之象，是以不耐祛风散寒之剂。益用养血遂阴荣筋收功。方中海桐皮、桑枝，用以通达络脉；四物与枣仁、木瓜养血荣筋，青葱管、木通清疏兼化为引药。

第三章　张绚邦教授医论医话

一、解"头倾视深",奇症治验

辨析《黄帝内经》对观察形体苗窍以辨五脏有余不足,论述精辟,临床运用得当,对临证疑难杂病常有拨云指迷之效。《素问·脉要精微论》有"夫五脏者,身之强也,头者,精明之府,头倾视深,精神将夺矣"句,其中"头倾视深"四字,明·张景岳释为"头倾者,低重不能举也,视深者,目陷无光也"。清·张志聪认为乃"髓海不足,则头为之倾,神气衰微,则视深目陷也"。高士宗直解为"精气神明不上行于头"。张氏采诸家之说,强调头为诸阳之会,脑为精髓之海,元神之府,任督奇经,百脉交会之处;目为肝窍,五脏六腑之精血皆上注于目,头目外形之诊可充分反映出脏腑及精气神状况。头倾者,倾斜也,无力而不坚正也;视深者,目无精光,陷而无神也。常人精髓充实,神气饱满,头项俯仰转动自如,双目有神,故头为精明之府,眼有睛明之称。大症重病,精血亏损,过劳疲极,神气耗伤,致有"头倾视深"之变。调治之法,辨证求因,劳者将息养神,虚者填精益气,通补任督。

曾治德国奔驰公司某博士,病肠伤寒后月余,突发奇疾,每于长途驾车或劳累之后,头向前倾,虽端坐无力举正,遍寻欧美名医,尝试印度瑜伽和针刺、埃及民间疗法,已年余,均未改善。来诊时,见患者形盛脉细,正坐头前垂倾,两目干涩无精光,张氏会诊时即阐释"头倾视深,精神将夺"经意,处方:鹿角霜、鹿角胶各9 g,狗脊、川断各12 g,党参、枸杞各10 g,补骨脂9 g,炙龟板、熟地黄各12 g,羌活45 g,另用鲜牛脊髓一条(取髓调热黄酒一杯冲饮),3剂后症减,后以补骨脂、当归、川芎、桂枝、蜣螂虫出入原方化裁,半个月后,驾车远出往返,头项正直,两目精神有光彩。张氏常引此例谓:中医博大精深,不可忽视典籍古著中名言警句,当研读体会,学以致用,自有得心应手之时。

二、遵脏腑制化,脾病从肺论治

治脾治肺,各有专法,亦各有专药,是以脾病固当治脾,肺病亦当治肺。但治脾治肺或有不应不宜,便当取法于变。故肺病于治肺法外,有治脾以疗肺,即"培土生金""虚则补母";脾病而从肺治是"实则泻子"。张氏在临证实践中指出,除心病治肾外,肺脾之间,肝脾之间,根据表里相关,五脏制化理论,脏腑之间,皆可互治。脾病范围,凡中焦阻塞,运化失宜而致的脘腹满痛、泄泻、便秘、臌胀、水肿等,遇有常法不应者,便可从肺调治。可宣肺达气,可肃肺降逆,可宣肺利水,容简述大略。

(一) 宣肃肺金治腹胀

腹胀病位在脾,辨证多系脾胃气滞、湿阻中焦、肝脾不和等,用相应方法治疗每能收效,惟当诸法无功时,便议从权。曾治李某,女,37岁,干部。病脘腹胀满3年,起病前曾有腹泻,愈后渐觉腹胀。屡经诊治,仅得"慢性胃炎"之诊。服西药无效,转求中医,叠用健脾和胃、行气宽中、降气消胀、疏肝理气、调和肝脾诸法,竟无一获。刻诊:脉细舌淡,脘胀连及脐腹,叩之如鼓,按之濡,纳谷尚可,大便素结或溏。脾家的证,治之未应,权予疏达金气法,上则宣肺金,下则通阳明。处方:桑叶、杏仁、降香、枳实、瓜蒌、川楝子、郁金、紫菀、款冬、枇杷叶、元明粉。服10余剂后腹胀渐除,原方去枳实、降香、元明粉,又服5剂再无复发。按语:清医程芝田论治法变化谓:"在表宜散,须审其不宜散;在里宜攻,须审其不宜攻。寒者宜温,须审其不当温;热者当清,须审其不当清处。虚者当补,须审其不可补;实者当泻,须审其不可泻处。"明言常法治病,或有不宜不当之时,即使药与证切对,也许亦有不效,故治法不得不变。本例张氏手足太阴互治,中焦斡旋运化,上赖肺气宣肃,下赖大肠传导,可促中气转输。本例上以开肺,下以通肠,推挽中气枢机故胀满消除。清医周学海论肺虚补脾,脾虽未虚,因肺虚而取养于脾,补之并无实实之害;本例之议脾实泻肺,肺本不实,因脾实散气于肺,泻之亦无虚虚之虞,两者可互相发明。

(二) 宣发肺气治脾湿水肿

水肿有在肺者,如风水等,当治其肺;其由脾湿泛溢面肿者,则当健脾化湿利水,此常法也。

至有肿由脾发而治脾无功者,张氏多从肾治,治肾又不显者,则从肺治。脾虚湿泛之水肿,肿势可重可轻,小便或利或不利,治疗常用实脾饮、五苓、五皮辈,兼治肾时,则用肾气、真武等方。

改从肺治时一般用麻杏苡甘汤、越婢汤之类。张志聪治一水肿者,久服八正散、琥珀散、五子、五皮之类,小便仍淋漓,痛苦万状,后以苏叶、防风、杏仁各等分,令煎汤温服,覆被取微汗,而水肿得利。张氏仿志聪此方治水肿,每用苏叶为君,芥穗、防风、杏仁为臣,配以陈皮、茯苓、黄芪等,对肾炎、肾盂肾炎或无名水肿,效果显著。治患者陈某,男,下肢水肿,小便短黄数月,查尿蛋白(＋＋),尿白细胞3～5个(高倍镜下),疑为肾炎。纳呆食少,腰酸乏力。几经数医通利水湿,肿或小减,而气短乏力渐重,脉细缓。张氏认为是脾虚水肿,拟健脾和中,宣达肺气法。处方:苏叶、杏仁、荆芥、防风、茯苓、黄芪、白术、陈皮、鹿衔草、佛手等,调理40余日,水肿消退,胃纳转佳,气短乏力改善。尿检复常。

三、循奇经理法,倡用通补任督

张氏擅治内科疑难杂病,对久治不愈之痼疾,他据任、督经脉之生理功能,结合现代医学灵活应用效果颇著。历代广泛运用奇经理法于临床的,首推清代叶天士,他提出"久病宜通任督"的论点。张氏认为,任督是八脉之纲,任督学说是奇经理论的核心。

任脉为阴脉之海(主元阴),督脉为阳脉之海(主元阳)。任督之脉实与人体神经-体液调节相关,构成下丘脑-垂体-性腺轴系统,调补任督具有调节此轴的平衡,以调节内分泌失调的作用。奇经失调产生的疾病有:① 脑髓病:如脑动脉硬化、脑痴呆、癫痫、帕金森病,脱髓鞘疾病。② 脊髓病:如脊髓炎、脊髓空洞症、肌萎缩、侧索硬化症等。③ 骨髓病:如再生障碍性贫血、血小板减少性紫癜等。④ 肌病:如重症肌无力、多发性肌炎等。⑤ 骨骼病:如颈、腰椎病变、强直性脊柱炎、股骨头无菌性坏死、类风湿性关节炎等。⑥ 生殖系统病:性功能低下、不孕症、月经不调等。⑦ 其他:如糖尿病、斑秃、慢性肝炎、乳腺疾病。张氏认为:调补奇经方药以血肉有情之品为甚,有补益肝肾、养血生精之功。奇经之病多因肝肾损伤,八脉无权所致,故虚证居多,取"形不足者温之以气,精不足者补之以味",从调益肝肾精血着手。

(一)主取任督,以治脑病

老年痴呆,多因老年精气不足,情志损伤延为痴呆症,以痴、傻、呆、愚为主要表现,病因不外乎精气虚损、痰湿壅阻、气滞血瘀几方面。年老体弱,肝肾精血渐亏,致髓海空虚,心神失养,使痴呆诸症丛生。任帅诸阴,为元气所主,督主诸阳,为精气之元,故肝血、肾精实为任督精血所在。肝肾虚、真阴亏呈精血内夺之证,进而则奇经虚乏,故治疗以培元养阴、滋填精血、通补任督为大法。

陈某,男,67岁,退休干部。就诊时见:神疲乏力,表情呆板,言语低微,发音不清,步履迟缓不隐,近记忆力消失,纳呆腹胀,小便失禁,舌淡苔白腻。此乃脾胃运化失司,滋生痰湿,上蒙清窍。治以通督益肾,祛痰通窍,佐以活血。处方:鹿角霜9 g、仙灵脾9 g、丹参15 g、葛根15 g、郁金10 g、桃仁9 g、地龙10 g、桑寄生12 g、胆南星9 g、天竺黄9 g、远志9 g、珍珠母30 g、草决明15 g、石决明15 g。服14剂后复诊:意识转清,纳食增加,痰化湿去。患者口微渴自汗,舌淡红苔薄黄,原方加重滋肾之品,处方:鹿角霜9 g、熟地黄12 g、枸杞10 g、麦冬12 g、五味子45 g、远志9 g。继服60剂,患者病情明显改善,步履迟缓但稳,近记忆力有所恢复,可阅读报纸标题,书写简单文字。

(二)补肾通督,以起废治痿

痿证是以肢体痿软不能随意运动,而致肌肉萎缩为特点,多与现代医学中神经系统病变有关。主要病理机制有肺热津伤、湿热浸淫、脾胃虚弱、肝肾髓枯等,病位可涉及五脏,但与肺、胃、肝、肾关系最为密切。无论哪种病机,久则无不伤及肾元,水愈亏则火愈炽而伤阴愈甚。故朱丹溪治痿"泻南方补北方"，即以补肾清热为主要治疗手段。叶天士认为"肝肾下病，必连及奇经八脉"。张氏治痿，以益气养阴、补肾通督为大法。根据督脉为阳气上升之道，治疗时常以牛、羊、猪脊髓，以髓补髓。先用草木药石温气，继用血肉有情填精。张氏治痿还常用蚕蛹虫，这是独特的经验。

高某，女，16岁，学生。患者发病已10个月，双下肢痿软无力、发硬、肌萎缩，下肢颤抖呈痉挛步态，在某医院确诊为"上运动神经元病变"，给予泼尼松及维生素类药物，效果欠佳。就诊时患者面色萎黄消瘦，双下肢颤抖无力，舌淡白，证属肝肾亏损，脾虚不运。治以益气养阴，补肾通督。处方：鹿角霜10 g、炙黄芪15 g、当归10 g、熟地黄12 g、补骨脂10 g、蚕蛹虫45 g、地骨皮12 g、仙灵脾10 g、肉苁蓉9 g、鹿衔草18 g、地龙10 g、煅龙骨、煅牡蛎各15 g，另用牛脊髓加入黄豆适量煮食。服药60剂后，加重填精补髓之品。处方：鹿角霜9 g、鹿角胶6 g、炙黄芪12 g、当归10 g、熟地黄12 g、川断10 g、狗脊10 g、鹿衔草15 g、葛根12 g、鸡血藤12 g、怀牛膝9 g。继服90剂，患者肌力增高，病情减轻，容颜丰盛，精神亦佳。已停西药，现能坚持学习。

（三）调补任督以养血

再生障碍性贫血、原发性血小板减少性紫癜，均属中医虚劳血证范畴。《灵枢·五癃津液别》曰："五谷之精微和会而生血者，内渗于骨空，外溢脑髓。"当脾虚不化，食少虚羸致血虚，因之血失统摄而妄行。内伤失血伤肾，肾阴虚则阳偏亢，则扰动脉络，亦能导致迫血妄行。肾阳虚命火衰不能鼓舞脾阳，水谷腐熟无权，以致气血生化之源亏乏，脾肾两伤，虚损证候相继产生，因而造成缠绵难愈的血证。所以脾肾阳虚是导致气血虚衰、生血障碍的根本。冲任起于胞中，隶属于肝肾。肝藏血、肾藏精，脾肾双亏必累及冲任，调补奇经必养脾胃肝肾。张氏认为，当出血明显时急宜凉血止血，但最终需从阴引阳，逐渐转入培补脾肾之阳的治疗，以养阴血健脾肾或养阴清热凉血佐以健脾益肾法，达到阳生阴长之目的，多选用性柔润而多液，温而不燥、补而不腻的柔剂阳药，以免产生因燥伤阴液而致阴虚火旺之弊。

赵某某，女，26岁，干部。2年前因"皮肤紫癜、齿龈出血伴疲乏无力1年"在某医学院经骨髓穿刺确认为"原发性血小板减少性紫癜"，西药治疗数月效果不显。症见齿衄低热，周身乏力，伴头晕心悸咽干，苔薄，脉细数。双大腿内侧散在紫癜，小如针尖，大若斑片。查血小板计数40×10^9/L。此系阴阳并虚，督脉失养。治以补益气血、温通督脉。处方：鹿角胶45 g、鹿角霜9 g、党参9 g、白术9 g、炙黄芪9 g、当归9 g、白芍9 g、生地黄9 g、熟地黄9 g、补骨脂9 g、仙鹤草10 g、大枣4枚。服药2个月后复查，血小板计数升到98×10^9/L，继守上法。处方：鹿角霜9 g、仙茅9 g、仙灵脾9 g、太子参9 g、生地黄12 g、熟地黄12 g、当归9 g、白芍9 g、女贞子12 g、旱莲草12 g、柏子仁9 g、仙鹤草10 g、大枣3枚。继服1个月，血小板计数稳定在正常范围，已恢复全日工作。

（四）温养任督,疏理风寒以治痹

类风湿性关节炎、风湿性关节炎及类似的关节病变,属中医"痹证"范畴。张氏认为,顽痹必引起气血虚损,精髓不足。须以血肉有情之品温养任督,壮骨补髓。补阳方中配以少量的阴药,以柔克刚,以达邪去正复之治疗目的。临床上,张氏常用白鲜皮以治疗痹证和中风,收到良好疗效。

路某,女,59岁,工人。腰脊、四肢痛反复10余年,经某医学院诊为"类风湿性关节炎",服西药泼尼松,来诊时面色浮黄,周身酸楚,膝关节肿大,不红不热,麻木,步履艰难,小便清利,苔薄白、舌质淡,脉细弦。此乃邪伏血脉,留恋筋骨,肝肾亏虚累及奇脉,精血损伤,筋骨失养。治以调养任督,温解阴寒,通经活络。处方:鹿角霜9 g、黄芪12 g、当归9 g、熟地黄12 g、川断10 g、狗脊10 g、桑寄生12 g、鹿衔草15 g、木防己12 g、地龙10 g、海桐皮10 g、怀牛膝10 g。治疗1个月后患者精神较振,关节疼痛有减,守上法。处方:鹿角霜9 g、仙茅9 g、仙灵脾9 g、川断10 g、狗脊10 g、桑寄生12 g、木防己12 g、地龙10 g、海桐皮12 g、白鲜皮12 g、怀牛膝10 g。继服3个月后,患者关节痛止,步履稳健,已能操持家务劳动。

四、述胎黄机要,创清退饮验方

胎黄,是指新生婴儿全身皮肤黏膜、巩膜和小便出现黄色为主要特征的一种常见病、多发病。它既具有黄疸的一般特征,又限于小儿生后四周内所出现的黄疸,所以亦称胎疸。轻者黄疸色淡,生后三五天出现,周内逐渐消退,也可不治而已。重者黄疸日渐加深,并伴有多种兼症,甚至迅速入营动血,或内陷扰乱神机,昏蒙闭脱,而危及生命。张氏30多年来曾为兄弟医院妇产科、小儿科会诊疑难重患,详察慎辨,炼药处方,经而有验,审证论治,每切儿病机要。近年曾为新疆维吾尔自治区人民医院新生儿黄疸病会诊,与妇产科专家胡燕燕、李德枢主任医师合作对胎黄证治进行了探讨。

（一）关于中西医病名及诊断标准

张氏认为中医胎黄与现代医学新生儿黄疸的临床表现和诊断要点基本一致。新生儿黄疸包括血清胆红素增高的一系列疾病,临床习惯分为生理性黄疸和病理性黄疸,后者又有新生儿溶血病(包括ABO、Rh或其他血型不合所致的免疫性溶血性黄疸;先天性非溶血性黄疸未结合胆红增高型,包括隐性遗传的葡萄糖醛酰转移酶缺乏所导致的克-纳氏综合征和显性遗传所导致的暂时性、系统性高胆红素血病)、新生儿感染、胆汁郁积综合征、新生儿肝炎综合征和先天性胆管闭锁等,其中ABO血型不合所引起的新生儿溶血病,由于近年来优生学和围产医学的发展,临床检出率甚高,也越来越引起医学界的重视。

张氏认为西医病名繁冗,鉴别诊断复杂,不如中医概称胎黄(胎疸),简洁明了,诊断要点如下。① 主证依据:目黄、身黄、尿黄,合中医黄疸病者;② 年龄时限：出生后四周内的稚婴；③辅助诊断：血清总胆红素超过34 mmol/L。前二者为必备条件，后者可佐参考。

（二）关于病因病机认识

张氏认为：胎黄虽有胎孕湿热、外感邪毒、湿困脾虚、肝郁血瘀之别，但撮其总要，病因病机不外胎气、湿、郁三者。其中湿和郁是一般黄疸的共性，胎气则是胎黄所特有的发病机制。病位仍以肝胆为主。湿郁肝胆，与胎热之气熏蒸，胆色外泄而黄；病性虽有寒热、虚实、表里、阴阳之辨，但仍以阴黄、阳黄为纲领。张氏对南宋佚名专著《小儿卫生总微方》所述"有自生下，面身深黄者，此胎疸也。因母脏气有热，熏蒸于胎故也"，以及明·徐春甫《古今医统大全》谓胎疸"皆因毒受热而传于胎"之说，倍加推崇。张氏指出，《素问·玉机真脏论》所载"发疸，腹中热，烦心出黄"，更合胎黄要旨。对本病预后判断，周内渐退黄者轻，日渐加深者重，变证坏病者危。故张仲景言"黄疸之病，当以十八日为期。治之十日以上瘥，后剧为难治"，至今仍有临床指导意义。

（三）关于效方筛选评价

中医历代名家，治胎黄良方妙药甚多，用于个案辨证，每能师法获效，然对当今医院婴儿集中防治，难以推广运用。张氏会诊胎黄，辨证施治，随症加减，方药因人、因证、因时而异，疗效显著，为便于验证推广，新疆维吾尔自治区人民医院产科请张氏将其历年会诊处方，综合归纳，筛选出最易体现其共性而有效者，组方名"胎黄清退饮"，即茵陈、郁金、枳壳、黄柏、大黄、泽泻、白茅根，按传统方法加水煎煮成汁，按每例1日3次，每次喂服10 mL。本方既含张仲景茵陈蒿汤治疸组方之深意，又寓江南时医三黄汤调治稚婴病之奥秘，具有清利湿热、疏泄肝胆功效，有明显的消疸退黄作用。其中茵陈清利肝胆脾胃湿热，是治诸疸要药；黄柏清热燥湿，泻火解毒而坚阴；大黄清利通下，泄浊推陈而致新；郁金行气解郁，利胆退黄；枳壳降气宽中，消积除胀；泽泻、茅根并用生津凉血，利水湿而不伤阴。诸药配伍，共奏清利肝胆，通调郁滞之功，使湿热郁积随二便而下，全方大方小剂，干练周到，清灵纤巧，经妇产科主任医师胡燕燕、李德枢多年临床验证，屡效不爽，并专文报道，证明本方对胎黄，不仅有治疗作用，而且有一定的预防作用，对新生儿黄疸中现代医学多种原因引起的重症病例，亦有明显的治疗黄疸、减轻症状和改善预后的作用。

综观张氏胎黄治验，其学术宗旨，坚持继承而不泥古，发展而不离宗；病因病机，针对胎气湿郁；治疗大法，紧扣通调清利；遣方用药，主张大方小剂，适事为度。

五、辨ABO型不合，议防治三要素

母儿血型不合主要有ABO型和Rh（猕因子）两大类，其中ABO型不合尤为常见，是新生儿溶血病的主要病因之一，也是导致新生儿病理性黄疸的主要因素。随着遗传免疫学在围产医学中的运用和临床诊断技术的发展，ABO血型不合日益受

到临床医学界的重视和警觉。

　　张氏所拟经验方中药胎黄清退饮在防治新生儿黄疸中取得明显疗效,其中已包括ABO血型不合所致的新生儿黄疸在内。本病防治,首先从母体开始。病妇虽有脾虚湿盛、肝肾不足、湿热内蕴种种不同,然根据绝大多数本病孕妇临床表现为阴虚血热、肝胆湿郁证候,因而组成滋阴凉血、清利肝胆湿热之"地丹茵陈汤"(由大生地黄、粉丹皮、焦山栀、茵陈蒿、炒黄柏等组成),对本病多数病例疗效较好。张氏总结本病防治要素有三。

　　(1)加强孕期检查,及时发现可疑病例是防治本病的基础。Rh血型不合所导致的新生儿溶血病,早为围产医学界所重视,而ABO血型不合所致的新生儿溶血病,亦已受到足够关注。产前检查的孕妇,首先应将测定血型列入常规项目,如发现孕妇为O型者,即测定其配偶血型,一旦其夫为A、B或AB型时,再测定孕妇的免疫抗体滴定度异常时,给予中西医治疗,直至滴定度降至正常。准确检出及时发现可疑阳性病例并追踪监测,是防治本病的基础。

　　(2)坚持中西医结合全程治疗,是防治本病的重要环节。对血清免疫抗体滴定度阳性的孕妇,进行系统治疗,常规静滴能量合剂,口服维生素E,经7～10日为一疗程的治疗,加服中药"地丹茵陈汤",作为防治本病发生和发展的重要措施。

　　(3)产后即予新生儿中药常规治疗,是防治本病的关键。产时留脐血,测定新生儿血型、总胆红素,并做Coomb's试验,严密观察黄疸出现时间及严重程度,常规服用张氏胎黄清退饮。

第四章　张绚邦教授医案实录

一、重症肌无力（痿证）案

范某，女，38岁，军人。初诊：1993年4月20日。

双眼睑下垂、目珠突出2年。患者于2年来无特殊原因而发现眼睑下垂，抬举艰难，并见目珠突出。在多处医院诊治，确诊为"重症肌无力，伴甲状腺功能亢进"。接受西医方法治疗效果不明显，亦经中药、针灸调治，终无进展，辗转来诊。察见双睑下垂，不能抬举，目珠则显有外突；脉数濡细，舌苔薄白；精神尚可，纳食欠香。睑胞属土轮，无力上提当责中阳清气不升；目珠突而脉数，又必因风木之动。似此肝、脾二经俱病，而同时见证于双目，治当益气补中、升举清阳，佐以疏风柔肝。方用自拟振痿弛张汤化裁：生黄芪12 g、炙黄芪12 g、炒白术9 g、潞党参12 g、软柴胡45 g、炙升麻3 g、西羌活3 g、紫丹参15 g、干地龙9 g、制全蝎25 g、炒枣仁9 g、陈皮45 g、桑寄生12 g、仙灵脾10 g，7剂。

二诊：药后眼睑略有上举，脉濡细，苔薄白，仍予原方。

三诊：服15剂后，睑垂减轻，抬眼遂觉有力。惟目珠时觉抖动，肢体乏力。原方去柴胡、羌活、葛根、陈皮，加西洋参25 g、天冬10 g、麦冬10 g、五味子25 g、茯苓9 g、谷精草12 g、黄精12 g。嘱服15剂。

四诊：诸症见轻，脉细软，舌苔薄白。处方：生晒参3 g、天冬12 g、麦冬12 g、五味子3 g、怀山药12 g、生黄芪10 g、炙黄芪10 g、当归身9 g、丹参12 g、丹皮12 g、桑寄生12 g、鹿衔草15 g、钩藤12 g、炒白术9 g、蝉衣3 g、珍珠母30 g、灵磁石30 g。

上方连服20剂，辍药半个月，再服20剂。其后每月坚持服药，并间断停药休息，眼睑几近常人，病情未见复发。

按语：向来治痿之法，大抵无外于益气调中大则。近人因痿证痿软无力，虑其肌肉经筋弛缓不张，是以每欲选用增强肌张力的药物，如马钱子等品即常见用。张氏认为该病虽以痿软见证，但系经筋弛张失调为患，不可一意增强肌力，应当张弛兼施，以调为法，假之时日，则振起有望，若拳拳于肌力增强，或可暂效于一时，终难持久。本例患者以双睑无力上举为主症，且见目珠外突，遂诊为痿证类风，由中气虚清阳不升、肝经风气乘虚上动而致。故用经验方振痿弛张汤，以黄芪、生晒参、白术补中气之虚,柴胡、羌活、地龙、陈皮、丹参,疏风理气、和血运经;更用仙灵脾、升麻升举阳气,振奋经筋之力,全蝎、炒枣仁祛风定痉,缓和脉络之急。二诊以肢体乏力,目珠抖动,虑风药升散,易伤肝体,故减疏风之品,而加益气柔肝者,后诊加当归、鹿衔草、钩藤、蝉衣、珍珠母、磁石等品,平降浊气与风阳,坚持服药而收功。从该案治验可见,治痿软之证,首要者当推健脾益气,这一原则应始终坚持,不可动摇。其次为和肝血,养肝体,张氏多用丹参、当归、赤白芍等。其三为弛张并用,张氏喜借重全蝎、地龙、钩藤、枣仁等以缓筋之急;而以升麻、仙灵脾、桂枝等以升举阳气,振奋筋力。其四为守定主方,功在日久。张氏每诊虽变换药,但主方大致不变,并嘱病家坚持用药,以保证疗效巩固,不致反复。

二、精神分裂症(癫狂)案

兰某,女,32岁,中学教师。初诊:1992年11月10日。

患者由家属陪同来诊。家属代述:精神异常2年。2年前因情志不遂并受惊吓后发病,先见抑郁少神,出言无序,独语妄见;继则心悸易惊,悲喜无常;后竟狂言烦躁,甚则不寐不食,奔走不羁。经多方检查,诊为"精神分裂症"。给服镇静药物,可控制其狂动,终难复其神识,且辍药必发。亦曾接受中药治疗,效均不显,遂来求治。察见两目钝滞少神,面色潮红,舌苔黄腻;大便干结,数日不行,纳食呆少;脉则细而弦滑。问其所苦,则多言自傲,对所写病案,妄加评说,所答更不着边际。诊断为痰热内蕴之候。失志伤肝,惊恐少神,肝郁气结,脾运迟滞,停湿生痰,痰气交结化火,内蔽心窍,扰乱心神,乃有是症。治非豁痰开结,清热启闭不可。拟加味温胆汤:胆南星、天竺黄、姜半夏、朱茯苓、炒枳实、青竹菇、青礞石各9 g,川黄连3 g,薄橘红、制川军、节菖蒲各45 g,珍珠母30 g。水煎,分2次温服,每日1剂。

二诊:服上药5剂后,大便通畅,腹中鸣响,旋而涌吐痰涎盈盆,几致昏厥,其后神志陡然清爽,言语畅利,伦次分明。服竟7剂未再吐痰。今诊但见脉仍弦滑,舌红苔黄。痰火未尽,终为遗患,务必清涤之,再予原方去礞石。

三诊:7剂后,症状基本消失,俨若常人,惟神疲乏力而已。诊其脉细小弦,舌苔薄黄,面之潮红已退,但夜寐不安,饮食未馨。痰去热清,中宫未和,胃气待复。不可再事攻伐,议和胃调中善后果,以绝生痰之源。处方:法半夏、云茯苓、炒枳壳、青竹菇、制香附、广郁金各9 g,薄橘红、佛手片各45 g,乌梅肉6 g,合欢皮12 g,炙甘草3 g。10剂。嘱养2个月,已如常人,勤奋教学,百日后专程来乌鲁木齐答谢,礼仪甚周。

按语:精神分裂症在中医属癫狂病类。癫、狂均系神志失常疾病,证候虽有阴阳之别,但病机变化却互相关联,常是癫久致狂,狂已而癫。本案患者先有痰气结滞,继成痰火扰神,为癫而后狂者无疑。方用温胆汤除痰清热宁神,加天竺黄、川黄连清化心经痰火,制川军荡涤心胃郁热,复用珍珠母、节菖蒲宁神开窍。更取滚利积痰之青礞石为君药,法皆中的,宜其所投辄应,诸症悉平。又,本案于初诊用药后涌吐痰涎盆许，神识顿爽，颇为鲜见。考既往各家癫狂治案，亦不乏驱出痰涎而愈者，如严继春治沈氏妇人热病发狂，用生铁落饮合滚痰丸"二剂而腹痛，大便色如红酱，兼有白色胶痰，而狂势顿平"（《全国名医验案类编》）；尹性初治江氏妻癫狂，"先吐其痰"，用牙皂、细辛、明矾煎汁，"灌入后吐痰碗许，神识即清，继用开郁除痰之品，以清余邪"，进一剂而"便泻数次，浊去清升，态度如常"（《全国名医验案类编续集》）。两案均有痰涎排出，前者因用豁痰潜降之品，痰得从便而下；后者因施涌吐之药，痰得从吐而出，药应其用，固所宜见之转机也。至于本案，则未用涌吐药而得吐，虽礞石祛痰利器，究属重坠下行者，何以致吐，值得探讨。此或药证切合后，调动人体自身驱邪机能所为，古人所谓"药后瞑眩"者是也。

三、出血性坏死性小肠炎（血痢）案

于某，女，65岁，汉族。初诊：1976年7月10日。

先以便血5天住新疆纺织医院，应邀会诊。大便下血，昼夜数十行，脘阻腹胀，神识滞钝，舌卷不伸，质红绛，苔粗黄，中焦黑，扪之津液全无，如按介壳，脉细而疏数不匀，左尺微弱不耐导按，趺阳脉若有若无，太溪脉浮弦而空。常欲饮水，渴饮不解，饮而不多。热积胃肠，迫血妄下，血耗阴涸，热蒙心包，阳盛阴竭之证，趺阳之脉绝细，太溪真脏脉见，病势凶险，急当清热凉血，救阴固脱，即以清热开窍，仿犀地、增液、紫雪复合变化为方：水牛角30g、大生地黄30g、粉丹皮9g、川黄连3g、陈阿胶（烊化）9g、生地榆15g、北沙参30g、天冬12g、麦冬12g、金石斛12g、紫雪丹3g（化入）。

二诊：舌卷已伸，质犹红绛，苔仍糙黄，望之干，扪之已润，上覆之如甲之苔开始退去；脉细而数，仍有结促之象；便血昨夜起渐减，今晨便中有瘀块血水相杂，腹胀而痛，神识尚未清爽，趺阳脉细而应指可数，太溪脉浮弦，鼓革之象亦有收敛。血痢重证，热迫营血，再进救阴增液，清营凉血之剂：水牛角30g、大生地黄30g、粉丹皮9g、乌梅3g、赤芍12g、白芍12g、金石斛12g、川黄连3g、炒黄芩9g、生甘草45g、生地榆30g。

三诊：神识清朗，肢楚体困，脘腹胀痛已减，大便浊秽未清，前见卷缩之绛舌，转成胖润嫩红，苔底浊白而腻，上浮浊黄，松而不实，脉濡，口唇结痂。营血之邪，渐转气分而出，阴液大涸，必然损及阳气。再方如下：川黄连3g、陈阿胶（烊化）6g、炙甘草45g、乌梅炭45g、炒薏苡仁18g、扁豆衣10g、地榆炭12g、炒白芍9g、云茯苓9g、酒黄芩9g、陈皮3g、炒麦芽10g。

四诊：热退身凉，血敛痢止，脘腹胀痛已瘥，病后神情疲顿，饮食稍进未香，宜调理脾胃以善后：潞党参45g、生薏苡仁12g、熟薏苡仁12g、云茯苓9g、扁豆衣10g、怀山药9g、苦桔梗3g、炒枳壳6g、陈皮45g、焦楂炭9g、炒麦芽12g。

按语：出血性坏死性小肠炎起病急骤，以便血、腹部胀痛、发热、呕吐为主要症状。本例患者年已65岁，发病后发热不甚高，仅38℃左右，而便血不止，昼夜数十

次,无里急后重,无脓液,但中毒症状很重,会诊时,已处于休克状态。中医四诊所见为舌卷、苔似甲壳,脉细、疏数不匀,神志迷糊,有时稍清,病势凶险。经清热凉血、滋阴增液,七八剂后,神清血痢已止,后逐渐加入扁豆衣、炒薏苡仁、云茯苓、怀山药、党参等益脾调中之品,痢止后用健脾法,调理脾胃近10剂,通过中西医结合抢救,终于痊愈出院。又,若遇患者不能服药时,当用插胃管灌药之法,此法更便于控制药量和服药时间。

四、遗传性出血性毛细血管扩张症(舌衄)案

那某,男,30岁,哈萨克族。初诊:1964年1月4日。

舌上前1/3处有一小孔,细如针尖,外覆紫色痂衣,如小赤豆,凡饮食咀嚼、咳嗽及讲话稍多,则血涌如泉,自小孔喷射而出,发病已11年,经乌鲁木齐、北京等地口腔科检查,诊断为遗传性出血性毛细血管扩张症。中医有"舌衄""血箭"等病证,与本病相类。舌为心之苗,心主血脉,舌上溅血,总与心火上炎有关,但昨日适感风邪,咳嗽痰少,先予治标:冬桑叶9g、光杏仁9g、嫩前胡9g、牛蒡子9g、天花粉9g、带心连翘12g、生茜草9g、仙鹤草9g、炙枇杷叶10g。另兑炒槐花12g研细末,敷舌上出血小孔中。每日四五次。

二诊:1964年1月6日。咳嗽已罢,舌上出血如故。舌为心苗,舌本属脾,饮食咀嚼,咳嗽讲话稍多,随即出血,病延11年,此舌衄也,由心脾郁热、迫血妄行而致。姑拟升麻汤内服,外用仍予槐花散。处方:炙升麻25g、小生地黄12g、生赤芍6g、寒水石30g、炙远志9g、小蓟炭9g、生茜草9g、侧柏叶9g、炙杷叶10g。

三诊:1964年1月8日。咳嗽已止,血出略少,疡面紫痂稍见紧缩,边缘呈灰白色。炙升麻25g、小生地黄12g、生赤芍9g、寒水石30g、炙远志9g、小蓟炭9g、生茜草9g、侧柏叶9g、炙杷叶10g、干荷叶一角。外用如前法。

四诊:1964年1月11日。舌衄血涌日渐减少,疡面之灰色圈日渐向内收敛,疡孔日渐缩小变浅,紫色痂衣已经退去,语言稍多,略有血液渗出,脉小弦带数,苔染灰腻,乃槐花色所致。处方:炙升麻3g、寒水石30g、京赤芍9g、小生地黄12g、炙远志9g、川黄连3g、茜草炭9g、侧柏叶9g、小蓟炭9g、干荷叶一角。外用药如前。

五诊:1964年1月16日。衄血渗出日减,连日来未见血迹,追询病史,其母及妹竟有同样疾患。处方:炙升麻3g、寒水石30g、京赤芍9g、小生地黄12g、水牛角25g、小川连3g、茜草炭9g、炒槐花10g、煅人中白45g。

六诊:1964年2月7日。曾因肛病住院手术,出院后继续原治疗。舌衄虽减,尚未痊愈,疡面未收口,处方:水牛角25g、炙升麻3g、小生地黄12g、炙龟板18g、阿胶珠9g、小蓟炭9g、寒水石30g、生赤芍9g、侧柏炭30g。外用:珍珠生肌散掺敷疡孔中。

七诊:1964年2月17日。上方使用10剂,内外异施,3日来几无衄血,疡面更见缩小,疡缘仍现苍白色,原方滋阴清热,已退心脾郁火,今当补托清理兼施,以求

全璧。上方去水牛角,加黄芪15 g、当归9 g。

此方连用半月,疡面全部愈合,停药观察,多年未复发,舌面已如常人。曾去北京医院复查,证实已痊愈。

按语: 本病系遗传性出血性毛细血管扩张病,临床比较罕见,病因欠详,有人认为与性腺功能不足有关,通常都有遗传性,可发生在身体的任何部位,病变局部有典型的网状毛细血管扩张现象。其母及亲妹均患有此病,病损亦在口腔。故可认为其家族遗传有据。

舌上非损伤性出血,中医称为舌衄,多因心脾蕴热所致。张景岳指出,舌上无故出血,多当责之心脾二经有火,清医余景和治常熟卢姓案,所载有类本病。本例治疗,始终着眼于心脾二经,清郁热在先,理气血在后,外用槐花散止血,治以珍珠生肌散收口,前后治疗3个多月始愈,后再未发。

衄血之见于鼻者为多见,亦易治;见于肤者亦不复少见,治疗稍难;至于舌衄,一般仅偶有少量渗血,如本病血如泉涌者所见既少,而治疗困难。尤其西医以"遗传"二字名病,更给中医调治增加心理负担。既为遗传,则其根也深,其改变也不易。本案之治例,可为遗传性疾病之调治增强信心。案中用方选药,其寒水石、赤芍、水牛角、生地黄、川黄连,味味不远清火凉血,不离心经;而升麻、茜草、荷叶、人中白、阿胶,又从脾经入手,把定升清降浊之法;更兼用量多寡有致,合以标本内外并治所宜,故能收功。

五、癔症性失语(暴喑)案

案例1 马某,43岁,回族。初诊:1965年9月13日。

先是爱子久出不归,思慕积于心,昨失钱款焦急,今晨陡然不能言语。来诊时见其表情滞钝,坐立不安,肌肉不时掣动,双手插扪胸前。脉象弦滑,苔白腻尖红。忧思郁结,心脾乃伤,舌为心窍,又属脾络,痰气阻滞,清窍阳气不达,以致成暴喑之变。宜开泄豁痰,畅达气机为先:法半夏9 g、化橘红45 g、炒枳实9 g、朱茯神9 g、淡竹茹6 g、姜川连8 g、广郁金9 g、细菖蒲45 g、礞石滚痰丸10 g(包煎)。

二诊: 服药1剂,焦躁即减,再进1剂,即能模仿"阿""衣"之单音,腑气畅通,便下黏滞似痰似胶之秽粪后,已能回答"姓马",但仍言语欠连贯。痰气之郁有开泄之机,仍行原法:法半夏9 g、化橘红45 g、朱茯神9 g、炒枳实9 g、淡竹茹6 g、姜川连3 g、炙远志9 g、广郁金9 g、细菖蒲45 g、合欢花12 g、合欢皮12 g。

三诊: 独自来门诊,动作表情一如常人,略嫌单声不扬,前方稍增开音之品,加蝉衣3 g。

前后共服药8剂而痊愈。

案例2 热某,女,18岁,维吾尔族。初诊:1965年12月5日。

1周前因冬夜出房关院门未穿衣而感风寒,初时稍觉寒凛,夜半寒热交作,送某医院急诊处理。打针服药,两天后寒热已退,而突然语闭,竟不能发出一声,但能以手势或点头示意。恰逢婚嫁在即,家人急陪来求诊。见患者一无所苦,惟不能发音,张口结舌,俨若哑人。脉浮且紧。孙思邈曾有"风寒暴喑,宜发表不宜治喑"的论述,结合病因,本例属风寒闭窍,原服西药,虽得热退,而表实未解,处麻黄汤:净麻黄10 g、光杏仁9 g、川桂枝9 g、生甘草45 g、生姜2片。嘱服药后卧床。次晨来告,药后汗出如雨,夜半语音即出,言谈复常。

按语: 癔症性失语,中医称暴喑者类此。本案两例患者,前以焦急烦躁而发,后因风寒外感而致。病因不同,治疗有异。后者有孙思邈之垂示:"风寒之气客于中,滞而不发,故喑不能言,宜服发表之药,不必治喑。"故直以麻黄汤发散风寒,宣达肺气,竟收速效,足见孙氏之论,必为彼时经验所来,读古书者能不着意于心!前例暴喑与表情动作之失常并见,而脉舌又见病象,其病机较后例复杂可知。以苔之腻白,舌尖之红,脉之弦滑,加之发病缘由,断为痰气阻滞心窍,用豁痰开窍建功。察所用药,温胆汤法外,所加菖蒲、郁金、合欢花、合欢皮、远志均调和心气,开窍解郁之品,又其用礞石滚痰丸入煎,属涤痰开结主将,均与病机切宜,故疗效显见。

六、克罗恩病伴泛发性疱疹样脓疱病案

阿曼诺娃,女,23岁,俄罗斯族,独联体铁道工程师。初诊:1994年9月3日莫斯科第四医院。

患者因产后百日突发高热,关节酸痛,脐腹绞痛入院,按急腹症保守治疗。10天后腹痛缓解,但胸腹部出现小块红斑,表面散在有小脓疱样皮疹,一周后波及背部及四肢,脓疱疹很快泛发全身,融合成片,自溃后大片脱落,流滋甚多;身热时起时伏,病延三四月,先后经俄、哈、美、德及以色列等国专家会诊检测,一致认为本病与免疫异常有关,诊断为克罗恩病伴泛发性疱疹样脓疱病。曾予抗生素、激素、免疫调节剂对症治疗未效,自体植皮两次失败。通过外事途径,特邀张氏率中国新疆医疗专家组一行四人,赴莫斯科会诊。张氏诊时见患者除面部、双手与股内侧小块皮肤完好外,几已体无完肤;脓疱痂皮脱落处如剥皮宿兔,植皮亦未弥合,惨淡晦暗无生气;面色苍白,形体消瘦,神情萎靡,语言低怯,弄门启窗时畏风,身热无定时,体温在37.2℃~38.5℃;饮食不思,夜寐不安,脘腹微胀,略感隐痛,小便自利,大便干涩,无腹泻、脓血便;舌前半质红苔净,根浊黄腻,脉弦细滑数,太溪脉细弱无力,趺阳脉反浮大,当即辨证为湿热内蕴,化毒浸淫,且新产百日,复经两度自体植皮手术,疹溃流滋,重伤气血津液,日久邪恋正虚。

急拟益气养血,滋阴生津以扶正,清热败毒,化湿分消以祛邪。

处方: 生黄芪18 g、全当归12 g、西洋参9 g、蒲公英30 g、金银花15 g、大连翘15 g、大生地黄12 g、京元参12 g、茯苓皮15 g、甘中黄9 g、飞滑石12 g、炒枳壳6 g、

炒谷芽12 g、炒麦芽12 g。2剂。

二诊：大便畅利，日二行，软便夹有少量黏液血渍，脘腹觉舒，自索饮食，夜寐未安，皮损脉舌如前。守原方加减之。前方去京元参，改黄芪、金银花各30 g，枳壳9 g，加石斛15 g，秦皮、炒贯众各10 g，另兑琥珀粉3 g，研极细，调入珍珠粉2 g，早晚各半冲服，3剂。

三诊：精神渐振，饮食渐香，身热未起，大便已畅，夜寐稍安，皮损流滋显减，植皮处肤色渐红活有生机，苔转薄白，寸口之脉细濡，弦数之象收敛，太溪脉仍细弱，趺阳脉濡软；邪势有煞，气阴已有来复之机。处方：生晒参9 g、生黄芪30 g、全当归10 g、蒲公英15 g、金银花15 g、赤白芍各9 g、大生地黄10 g、川芎45 g、茯苓皮15 g、丹参12 g、柏子仁12 g、秦皮10 g、炒山楂9 g、炒谷芽12 g、炒麦芽12 g、辰砂益元散12 g（包煎），琥珀、珍珠粉兑服如前，4剂。

四诊：中国专家组由俄方安排赴圣彼得堡医科大学讲学访问，4天后归来再诊，患者面色白润隐红，精神气爽，语音清朗，饮食二便夜寐均安，皮损明显收缩、干燥，植皮处有新生肉芽，脉濡苔薄白，正气渐复，邪势渐退，以扶正固本为主。处方：生晒参6 g、生黄芪30 g、炙黄芪30 g、当归10 g、炒白术9 g、炒白芍9 g、生地黄10 g、茯苓10 g、川芎45 g、甘草6 g、丹参12 g、炒枣仁10 g、蒲公英15 g、金银花15 g、炒山楂9 g、炒神曲9 g、炒谷芽12 g、炒麦芽12 g，珍珠粉早晚各一支冲服，5剂。

五诊：神色清朗，皮损明显好转，肉芽新生渐多，脉小苔薄白，补气养血，生肌养肤以善后。处方：生晒参6 g、丹参12 g、生黄芪12 g、炙黄芪12 g、当归10 g、蒲公英15 g、鹿衔草15 g、白术9 g、白芍9 g、生地黄9 g、熟地黄9 g、茯苓10 g、白鲜皮10 g、仙灵脾9 g、鹿角霜9 g、陈皮45 g、炒枣仁10 g，珍珠粉早晚各一支冲服，15剂。

按语：克罗恩病又名局限性回肠炎、节段性肠炎或肉芽肿性肠炎。以腹痛、腹泻、便血和发热等消化道与全身症状为其临床主要表现。病因未明，一般认为本病与感染、免疫异常和遗传有关，是一种炎症性肠病综合征，近年来国内外报道渐多。疱疹样脓疱病乃原因不明的少见急性危重皮肤病。本例克罗恩病伴发疱疹样脓疱病实属罕见，且无典型的腹泻、便血症状，先后经多国专家会诊，反复检测，得以确诊，但西药治疗数月罔效，两次植皮失败，已至体无完肤，虚羸苟延危境。张氏首诊即明析辨证，抓住邪恋正虚关键所在，扶正祛邪，循序进退，取效显著。回国后，又多次电话会诊，投药近3个月，终于肌肤复生，精神康复出院。其父亲某部长，来华访问时专程到新疆致谢。张氏在莫斯科会诊讨论中，向多国专家宣讲中医中药在增强机体生理性免疫功能、抑制病理性免疫机制方面的双向调节作用，指出中药可广泛应用于免疫过程的不同阶段（感应阶段、反应阶段和效应阶段），引起各国专家的强烈反响。尤其是俄方安排中国专家组出访圣彼得堡期间，再次为患者作了全面系统复查，肯定了中医中药不仅仅改善了临床症状，而且确切地改变了各项检测指标和病理状况，参加会诊的外国专家都为疗效神奇的中国传统医学而赞叹。

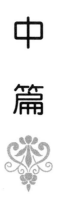

中　篇

张晓天教授对张氏内科杂病
治疗的学术思考及医案实录
——锐意继承、发展创新

第五章　张晓天教授学术思考

一、锐意继承前贤经验

（一）扶正固本治痼疾

慢性疾病病程漫长，久病必虚，虚实夹杂，治疗时应从"整体观"出发，注重扶正固本。中医认为，疾病的过程是正气与邪气斗争的过程，邪胜于正则病进，正胜于邪则病退，正邪互相僵持不下，则病症顽固、牵延不愈而成痼疾。扶正固本注重顾护先后天之本，其中尤为重视调补脾胃。脾为后天之本，气血生化之源。脾运化水谷的功能正常，才能为精、气、血、津液的化生提供足够的养料，则脏腑、经络、四肢百骸等均能得到充分的营养，从而发挥各自的生理功能。补脾时常用党参、黄芪、太子参、茯苓、山药之品，功效益气扶正，健脾养胃。扶正补虚时不过用滋腻碍胃之品，以免虚不受补，反而加重脾胃负担，酌情加入佛手、香橼、陈皮等理气药，梳理气机，理气健脾，从而使补虚药药性吸收发挥充分，同时注重观察患者舌苔变化，舌苔反映脾胃之气盛衰，如苔腻则须加入薏苡仁、苍术、白术等燥湿健脾之品。扶正固本不仅能扶虚助弱，增强脏腑各项机能，还能通过恢复和加强正气，从而促进机体自我修复能力，达到祛邪防病的效果，其中包含的是"治未病"中医学术思想。

（二）善用对药斩奇功

对药是临床上根据病情的需要和药物性能，有选择地将二味药物组合而成的。药物通过合理的配伍应用，能够增强疗效，消除或缓解某些药物对人体的不利影响，扩大治疗范围，适应复杂多变的病情。配伍是中医临床用药的主要形式，也是方剂组成的基础，对药则是方剂最小单位。对药是多年临床经验的总结，是中药使用的精粹部分，用对药来组方，得心应手，方剂灵活多变，药效专注，事半功倍。常用对药有"薏苡仁配炒薏苡仁"健脾扶正，利湿祛邪；"猪苓配茯苓"健脾祛湿，化痰散结；"路路通配丝瓜络"祛风通络，化痰散结；"红景天配景天三七"活血化瘀，益气通络。

（三）膏方辨体兼虚实

膏方不单纯是滋补强壮之品，《素问·至真要大论》云："谨察阴阳所在而调之，以平为期，疏其血气，令其调达，而致和平。"秦伯未云："膏方非单纯补剂，乃包含救偏却病之义。"中药膏方是根据患者不同体质特点和不同症状、体征而组方，充分体现了辨证论治和因人、因时制宜的个体化治疗原则，针对性强。体质是人体在先天遗传和后天获得的基础上表现的形态结构、生理机能和心理状态方面综合的、相对稳定的特质，它反映人体生存过程的某些形态特征和生理特性方面，尤其是发病过程中对某些致病因素的易罹性和病理过程中疾病发展的倾向性方面。例如偏颇体质中较多的气虚质的发病倾向为素体质虚弱，卫表不固易患感冒；或病后抗病能力弱易迁延不愈；易患内脏下垂、虚劳等病。多年来临床上通过对患者辨识体质，给予益气复原膏方治疗，显示膏方确实对气虚体质的改善有一定的疗效，尤其是连续服用2～3年的患者体质有明显的改善。中医整体养颜观认为"有诸内必形诸外"，人是一个有机的整体，颜面五官只是整体的一部分，局部的美，依赖于整体的阴阳平衡、脏腑安定、经络通畅、气血流通。根据中医"治未病"的原则，女性有针对性地服用活血养颜类膏方，可达到防病和养颜并举的目的。

（四）血瘀体质须防治

当人体因七情不畅，寒冷侵袭，年老体虚、久病未愈等原因导致脏腑功能失调，出现体内血液运行不畅或内出血不能消散，从而形成血瘀体质。常表现为面色晦黯，皮肤干粗，色素沉着，或有紫斑，口唇黯淡，舌质青紫或有瘀点，舌下络脉瘀滞，脉细涩或结代。瘀血作为病理产物形成后，又可作为致病因素导致或加重妇科疾病及心脑血管等疾病，故对于血瘀体质须及时防治。女性属阴，因其生理特征相较男性更易出现血瘀体质，临床常用活血养颜膏方针对育龄期女性血瘀体质进行调养。活血养颜膏方具有疏肝解郁，活血化瘀、补气益血，美白润肤，燮理阴阳之效，可有效改善女性月经前后情绪紧张、低沉、闷闷不乐、发脾气、月经来有血块、眼睛肿、口唇颜色偏暗、面色萎黄或㿠白、面白无光泽、月经量过少、容易有黑眼圈、月经颜色浅淡、月经颜色深红、易失眠多梦、月经颜色紫黯、易生痤疮或疮疖、面部有褐色斑、月经前乳房或胁肋胀痛、月经不规律，先后不定期、痛经。对于老年慢性病患者，临证时须判断其血瘀程度，酌情加入丹参、三七、桃仁、红花、景天三七等活血化瘀药物，久病必瘀，活血化瘀贯穿治疗始终。对血瘀体质的防治同样体现了"治未病"的思想。

（五）清热祛湿疗肤疮

湿疮是一种由多种内外因素引起的过敏性炎症性皮肤病。皮损表现为多形性，对称分布，伴渗出，伴瘙痒，反复发作和慢性化。其病因病机为外感风湿热邪，或脾失健运，湿邪内生，湿邪郁而化热，湿热搏结，浸淫肌肤发为本病。治疗时以清热祛湿为第一要务。清热祛湿常用金银花、黄芩、蒲公英、苦参、地肤子、白鲜皮、土茯苓、马齿苋、茯苓皮、生薏苡仁、熟薏苡仁，如病程较长，皮疹反复，则应加用党参、山药、莲子、白术等健脾扶正之品。

（六）育前调理优子代

《医宗必读》谓："肾为脏腑之本……而人资之以为始也,故曰先天之本在肾。"肾中精气使女子"月事以时下",男子"精气溢泻",具备了生殖能力,同时新生命又仰赖父母的肾中精气孕育形成、不断生长,所以肾中精气决定了下一代的优生优育。故育前夫妻双方应注重对肾中精气的培育,如有疾病,应将疾病治愈或稳定后再孕育下一代,如处于亚健康状态,应尽可能地矫正偏颇体质后再孕育下一代,调理后达到阴阳平衡,气血充盈,经络畅通,精气充盛,从而利于孕育。

二、兼收并蓄、发展创新

运用中药治疗卒中后遗症、高血压病、脑动脉硬化等心脑血管疾病及各种慢性疾病和疲劳综合征、亚健康及延缓衰老调理,中药剂型不拘于汤剂,还有膏剂、酒剂、茶剂等,临证时灵活运用。张晓天教授在常见体质和慢性病方面的膏方调理经验详见第六章内容。

（一）中医特色诊法在治未病中的应用

1. **面诊** 面部为除了体态步态之外协助诊断的首要部位,通过对面部的诊断,可大致判断出患者的一个整体状态。《黄帝内经》就指出："十二经脉,三百六十五路,起血气皆上于面而走空(孔)窍。"说明人体内脏功能和气血状况在面部有相应表现,人们可以通过对面部各种状况的观察,来了解人体的健康状态和病情变化。张晓天教授擅长运用望诊、切诊法来对面部整体以及面部五官进行观察,从而判断人体全身与局部的病变情况。其对于耳诊的运用较为丰富,因此,作为一项单独介绍。张晓天教授临床对于面部观察的内容有以下几个方面。

（1）面部五官:鼻者肺之官、目者肝之官、口唇者脾之官、舌者心之官、耳者肾之官。相应的,五官的状态与脏器的功能息息相关:肺气通于鼻,肺有病状则喘息鼻张,影响呼吸气息;肝气通于目,肝有病状则目眦会发青,影响视觉;脾气通于口,脾有病状则唇色发黄,影响消化吸收功能;心气通于舌,心气不顺有病状则舌卷短,且颧发赤,影响话语清晰;肾气通于耳,肾气虚则颧与颜黑,且耳鸣耳聋,影响听力。

（2）面色:面色大体可分为五种,分别为白、黄、黑、青、赤。可分别对应五脏肺、脾、肾、肝、心。满面通红,多为阳盛之外感发热,或脏腑实热;若两颧潮红,则属阴虚火旺之虚热证,常见于更年期综合征的妇女和部分失眠患者。青色提示寒盛、痛、气滞、肝风和血瘀;黄色提示脾虚或体内有湿,此时在治疗主症的同时还应考虑脾胃功能的调理;白色主虚、主寒,常见于贫血、血虚的患者;黑色往往提示有肾脏的问题、水饮、寒证或气血瘀滞。对于面部有瘀斑的患者,往往伴有血瘀的症状,此时可与舌底脉络的情况结合考虑,往往准确度较高。

（3）张晓天教授除了观察患者面部颜色以外,尤其关注其色泽,即面部的光泽度。他认为：凡色泽明润，为脏腑精气未衰，治疗和预后较好；凡色泽枯槁、晦暗，为脏腑精气大衰，这种情况治疗和预后都较差，此时用药时就要注意。同时张晓天教授也提示，面部颜色和色泽是一个动态的过程，在患者治疗过程中要关注和疾病症状的联系。四季气候的变化、生活条件的不同、生活习惯的不同等会使人面色、肤色有很大差异，这是正常情况，我们称为常色，不能与病色相混淆，影响疾病的诊断和治疗。

（4）耳诊：早在 2 000 年前的《黄帝内经》中有"视耳好恶，以知其性"等明确的记载，《灵枢·邪气脏腑病形》篇曰："十二经脉，三百六十五络，其血气皆上于面而走空窍……其别气走于耳而为听。"说明经络与耳部的关系十分密切。故《灵枢·口问》曰："耳者，宗脉之所聚也。"张晓天教授耳诊以望法和触法为主，首先望耳部的整体，标准的耳部为一倒置婴儿的形状，质地厚实、圆润。质地较薄者提示患者体质可能较差，耳郭萎缩、无力是心脏衰弱的症状。耳轮薄弱的往往容易有颈椎、腰椎等脊椎疾患，此时可触摸耳轮边缘，看是否有粗糙不平的棘突状结构、突起等情况。冠状沟是耳垂上的一条纹路，是判断冠心病的有效指标，如耳垂上出现了这条纹路，就说明有患冠心病（或心脏供血不好）的可能，纹路越清晰说明问题越严重；如冠状沟靠近耳垂的下方，则可能提示脑血管的问题。

2. 手诊　包括掌诊和甲诊。

（1）掌诊：易经八卦在手掌的划分，就将天地人三才和中医理论紧密联系。天纹（感情线）主气，人纹（智慧线）主神，地纹（生命线）主精，由此精气神构成人的生命的重要元素。通过掌部的一些特殊纹理，可为我们诊断疾病提供依据：如果一个女子的生命线末端有明显的三角形纹符号，则说明此女子有痛经史；如果一个人的食指和中指缝掌面与无名指和小指缝掌面之间出现一、两条弧形连线（间断连线也有临床价值），往往提示的是过敏体质，目前临床上过敏人群较多，即使其还未出现过敏症状，但只要出现此纹理就应当小心过敏源；生命线靠掌心处均有众多胚芽纹，则说明此人体质比较差，容易感冒。同时，不同体质的人，掌部特征也有区别，如气虚体质的人最大的特点是绵软无力，手指手掌肌肉部饱满、弹性差，大鱼际更明显。双手弹性变差的部位不同，气虚的原因也不同，其中拇指的弹性减弱，是肺气虚的表现；大鱼际的弹性减弱，是胃气虚的表现；小鱼际不饱满的话，提示肾气不足。此外，掌温、出汗、汗液黏稠度等都可作为体质分析的一个参考指标。

（2）甲诊：甲诊又叫察甲，属中医望诊中望形的范畴，是一种简便易行的诊断方法。通过观察甲形和甲色的变化可推断出脏腑与疾病的关系。正常指甲红润、坚韧，呈弧形，平滑有光泽。指甲根部的半月形甲印（小太阳）清晰饱满，白里透红。按压其尖端甲床变白色，放开后红色立即恢复，表示机体气血充足，血循流畅，为健康甲形。

如果指甲上有数条纵纹是长期神经衰弱、机体衰老的象征，往往提示血瘀、易疲劳、免疫力差。指甲上有少量白点,通常是缺钙、缺硅或者寄生虫病的表现。指甲横纹表明肠胃有疾,如果横纹细小而且多,就表示长期的慢性的消化系统疾病,如肠胃炎、结肠炎、胃病等。

在张晓天教授临床诊断过程中,小太阳是判断一个人健康程度的重要指标。小太阳是阴阳经交界的地方,甲床下丰富的血管,是人真正观察气血循环的窗口,是人体精气的代表。其发育受营养、环境、身体素质的影响。正常的小太阳数量双手要有8个为好,至少5个;面积占指甲1/5为好;颜色以奶白色为佳,越白越好,表示精力越旺盛。小太阳越少,表示体质越差,免疫力越弱。但半月痕面积不易过大,大于1/5则反倒提示心肌肥大,容易患有心脑血管、高血压、中风等疾病。小太阳颜色如果为灰白色,则影响脾胃消化吸收功能的运化,容易引起贫血、疲倦乏力;紫色容易引起心脑血管,血液循环不良,供血供氧不足,脑动脉硬化;黑色,多见于严重心脏疾病、肿瘤或长期服药,以及药物和重金属中毒。

3. 结论　特色诊疗方法在疾病的问诊过程中可以丰富问诊思路,防止漏问、漏诊,还能对疾病的转归提供依据。对于处于亚健康状态的人群,可预先根据一些特殊指征来判断体质偏颇的类型和有可能产生的身体疾患,从而找到调理亚健康的切入点,体现中医"治未病"的优势。张晓天教授将其应用在日常诊疗和亚健康人群的治未病当中,更好地发挥出了中医治病和治未病的特色,对临床有一定的指导意义。

(二)常用药对

1. 薏苡仁配炒薏苡仁

【功效】健脾扶正,利湿祛邪。

【主治】脾虚湿盛诸证。面色萎白,乏力气短,食少便溏,痰多色白,胸脘痞闷,或吐或泻,水肿,小便不利,舌淡苔腻,脉虚弱。

【用量】薏苡仁15 g,炒薏苡仁15 g。

【按语】薏苡仁又称薏米,属利水渗湿药,味甘、淡,性微寒。归脾、胃、肺经。功效:利水渗湿,健脾止泻,清热排脓,除痹。临床用于水肿、小便不利,或脾虚泄泻,或肺痈,或湿痹筋脉拘挛。生薏苡仁清热利湿,炒薏苡仁健脾止泻之功更著。生、熟薏苡仁合用,具有利水不伤正,补脾不滋腻的特点,为淡渗清补之品。用于补益方中,取健脾扶正,利湿祛邪之功。

2. 猪苓配茯苓

【功效】健脾祛湿,化痰散结。

【主治】脾虚湿盛诸证;脾失健运,湿浊成痰导致的瘿病、乳癖、瘰疬、积聚等病。

【用量】猪苓15 g,茯苓15 g。

【按语】猪苓、茯苓均为利水渗湿之药。猪苓味甘、淡,性平。归肾、膀胱经。

功效：利水渗湿。临床用于水肿、小便不利、泄泻、淋浊、带下等。茯苓味甘、淡，性平。归心、脾、肾经。功效：利水渗湿，健脾安神。临床用于治疗水肿、小便不利，或脾虚诸证，或心悸、失眠。临床上，二药合用，健脾祛湿，化痰散结，可用于治疗脾虚湿盛，症见乏力、纳呆、便溏、苔腻等证，还可治疗因脾失健运，湿浊成痰导致的瘿病、乳癖、瘰疬、积聚等病。

3. 路路通配丝瓜络

【功效】祛风通络，化痰散结。

【主治】风湿痹痛，肢体麻木，水肿，小便不利，闭经，乳痈，乳癖等病。

【用量】路路通12 g，丝瓜络6 g。

【按语】路路通属祛风湿药，性辛、苦、平，归肝、胃、膀胱经。功效：祛风，活络，利水，通经。临床应用于关节痹痛，肢体拘挛，跌打损伤，或水肿胀满，小便不利，或经闭，乳少。丝瓜络属祛风湿药，性甘、平，归肺、胃、肝经。功效：祛风通络，化痰解毒。临床应用于风湿痹痛，或胸胁痛，或咳嗽痰多，或疮肿，乳痈。两药相须为用，增强了通络的功效。临床上，用来治疗肢体麻木、乳腺小叶增生等病证。

4. 红景天配景天三七

【功效】活血化瘀，益气通络。

【主治】心血瘀阻型胸痹、心悸病。

【用量】红景天12 g，景天三七15 g。

【按语】红景天属补气药，味甘、涩，性寒，归脾、肺经。功效：健脾益气，清肺止咳，活血化瘀。临床应用于脾气虚证，或血瘀证，或肺热证。景天三七属凉血止血药，味甘、微酸，性平。归肝、心经。功效：化瘀止血，消肿止痛，宁心安神。临床应用于各种出血证或跌打损伤，或惊悸、失眠。两味药同用，功效活血化瘀，益气通络，临床上用来治疗瘀血阻络引起的心脉痹阻。症见胸闷，胸痛，心悸，面唇紫暗，舌质紫黯，舌下络脉瘀滞，脉涩或结代。

第六章　张晓天教授膏方调理经验

一、常见体质的膏方调理

体质概念的这一表述方式,是基于中医学对人类体质现象的论述和现代中医体质研究的基本认识,并结合了有关学科中对体质的认识以及医学的性质、研究目的和任务而提出来的。体质是由先天遗传和后天获得所形成的在形态结构和功能活动方面固有的、相对稳定的个体特征,并表现出与心理性格的相关性。体质表现为在生理状态下对外界刺激的反应和适应上的某些差异性,以及发病过程中对某些致病因子的易感性和病态发展过程中的倾向性。从总体来看,人体是一个以五脏系统为中心,以精、气、血、津液为基本物质,以经络为气血运行途径,具有一定形态、结构、生理功能的系统。

中医体质的最早记载可上溯到秦汉时期的《周礼》,在《周礼·地官·司徒》中已经认识到地理环境对体质的影响:"一曰山林,其民毛而方。二曰川泽,其民黑而津。三曰丘陵,其民专而长。四曰坟衍,其民晰而瘠。五曰原隰,其民肉丰而庳。"中医体质学说形成于秦汉时期的《黄帝内经》,在《灵枢·论痛》记载:"筋骨之强弱,肌肉之坚脆,皮肤之厚薄,理之疏密,各不同……肠胃之厚薄坚脆亦不等。"《素问·逆调论》记载:"是人者,素肾气胜。"《素问·厥论》记载:"此人者质壮,以秋冬夺于所用。"上文所提的"素"与"质",就是现今的体质。《内经》认为有先天因素和后天因素的影响,如《灵枢·天年篇》:"人之始生……以母为基,以父为楯。"认为先天禀赋是体质形成的内在依据。后天因素包括地理环境、气象物候、饮食营养、精神状态、年龄差异、性别差异、劳逸状况、社会因素、疾病作用、针药反应等。

《伤寒论》认为"伤寒六病"的发生,即是不同的体质类型与病邪相互作用所产生的六种病理表现。临床上体质有寒、热、燥、湿、虚、实之偏颇,表现为"强人""羸人""盛人""虚弱家""素盛今瘦""旧有微溏""阳虚""其人本虚"等体质差异,从而导致疾病存在有发于太阳、阳明、少阳、太阴、少阴、厥阴的不同。治疗原则和方法,不仅取决于疾病的病位、病性、程度,还要取决于患病体质的特性。

近十多年来,随着体质学说研究的不断深入,医学界对体质的含义倾向于这样的认识:体质是由于先天禀赋因素和后天诸多因素影响,形成的人类个体在形态、结构、功能、代谢上相对稳定的特殊性，它在生理上表现为个体的生理反应的特殊性，在病理上则表现为个体的发病倾向性。因此体质强调的是个体的形体结构及生理功能的特性。

中华中医药学会体质分会编制的《中医体质分类判定标准》将体质分为平和质、气虚质、阳虚质、阴虚质、痰湿质、湿热质、血瘀质、气郁质、特禀质九个类型。各种类型的体质均属于生理常态，亦有偏盛偏衰之倾向，其中所包含的相对稳定的阴阳偏颇则是疾病状态时阴阳失衡的内在因素和依据。膏方作为改善病理体质，优化体质预防疾病的有效手段，根据不同体质类型或状态，或益气，或补阴，或温阳，或利湿，或解郁，或疏血，从改变体质入手达到"治未病"的目的。不同体质的用药原则不同，同一方剂的剂量与疗程长短也应视体质而有所不同。

（一）气虚质——肌肉不健壮，情绪不稳定

总体特征：元气不足，以疲乏、气短、自汗等气虚表现为主要特征。

形体特征：肌肉松软不实。

常见表现：平素语音低弱，气短懒言，容易疲乏，精神不振，易出汗，舌淡红，舌边有齿痕，脉弱。

心理特征：性格内向，不喜冒险。

发病倾向：易患感冒、内脏下垂等病；病后康复缓慢。

对外界环境适应能力：不耐受风、寒、暑、湿邪。

调摄原则：益气健脾，培补元气。

膏方调理原则：对于气虚质的人群，膏方以补益元气为主。常用甘温或甘平性味的药物以补益脏腑之气，不宜用苦寒、滋腻、破气之品。

推荐膏方：益气固原膏。

【选用药物】白人参90 g、西洋参90 g、潞党参150 g、生黄芪150 g、炙黄芪150 g、炒白术150 g、生薏苡仁200 g、熟薏苡仁200 g、白茯苓200 g、全当归150 g、淮山药150 g、醋柴胡90 g、广陈皮90 g、生甘草90 g、大红枣100 g、广郁金90 g、枸杞子90 g、桑寄生150 g、核桃肉100 g、莲子肉100 g、龙眼肉100 g、黑芝麻100 g。

兼瘀者加炒川芎90 g、桃仁泥90 g、草红花60 g；化热者加淡黄芩30 g、川黄连30 g；易感冒者加生白术150 g、北防风150 g；津不足者加南沙参150 g、北沙参150 g、天冬150 g、麦冬150 g、川石斛150 g；便秘者加火麻仁150 g、炒枳实150 g；夜寐欠安者加玫瑰花60 g、洛神花60 g、合欢花60 g、夜交藤150 g、灵磁石150 g、生龙齿150 g；腰酸者加厚杜仲150 g、怀牛膝150 g、桑寄生90 g。

【制备方法】将以上药物用清水浸泡一昼夜，然后将其他药物放入同煎，以快火连煎三汁后，用细纱布过滤，去渣取汁，白人参另煎冲入，再放到文火上慢慢煎煮浓缩。取浓汁入，另外用清阿胶300 g，鹿角胶90 g浸于300 mL黄酒中烊化以备用，用白蜜250 g、饴糖250 g（如遇糖尿病患者则以木糖醇400 g），趁热一同冲入药汁之中融化收膏。

【服用方法】上述膏方于冬至前后开始服用,每次约25 g,开水冲服,每日早晚各1次,共计服用50～60日。服食期间忌饮酒、吸烟,饮浓茶、咖啡,食刺激性食品、生萝卜。

【注意事项】本方所描述的适应证中有食欲不佳、大便溏薄等症状,必须先经医生用开路药调理以后,待症情有所好转再开始用膏方,如在服膏方期间有所反复,可暂缓服用,作调理后再继续服用。

【病案举隅】董某,女,36岁。初诊时间:2013年12月。

按语: 患者平素时有畏寒,月经失调,纳寐均可,舌淡红,苔薄白,脉虚。患者劳累伤气,气血失调,气机不畅而致以上诸证。中医体质辨识属于气虚质。故取草木之精华,以益气健脾,益肾填精,燮理阴阳,是为法,以奏祛疾延年之效。

处方:

核桃肉200 g	大红枣100 g	夜交藤300 g	生白术100 g
嫩仙茅100 g	泽兰叶150 g	金狗脊100 g	川续断100 g
生甘草90 g	丝瓜络60 g	炒川芎100 g	炒白芍150 g
醋柴胡90 g	白人参90 g(另煎冲入)	龙眼肉100 g	黑芝麻150 g
柏子仁90 g	仙灵脾150 g	淮山药150 g	枸杞子90 g
桑寄生100 g	路路通150 g	玫瑰花40 g	桃仁泥90 g
月季花60 g	广郁金90 g	潞党参150 g	川牛膝150 g
淮牛膝150 g	莲子肉200 g	合欢花120 g	合欢皮120 g
炒枳壳90 g	白扁豆90 g	鸡血藤150 g	补骨脂90 g
生薏苡仁200 g	熟薏苡仁200 g	炒赤芍150 g	草红花60 g
生地黄100 g	熟地黄100 g	全当归150 g	生黄芪150 g
炙黄芪150 g			

上药浓煎去渣,取浓汁入清阿胶300 g、鹿角胶90 g、上等黄酒250 g、白蜜250 g、饴糖250 g,融化收膏。

(二)阳虚质——白白又胖胖,性格多沉静

总体特征:阳气不足,以畏寒怕冷、手足不温等虚寒表现为主要特征。

形体特征:肌肉松软不实。

常见表现:平素畏冷,手足不温,喜热饮食,精神不振,舌淡胖嫩,脉沉迟。

心理特征:性格多沉静、内向。

发病倾向:易病肿胀、泄泻(哮喘、消化不良、水肿、腹泻)等。

对外界环境适应力:不耐受寒邪,耐夏不耐冬;易感湿邪。

调摄原则:益气健脾,补肾温阳。

膏方调理原则:对于阳虚体质的人群,膏方以甘温养阳为主,所谓"益火之源,以消阴翳"。选药多用甘温、咸温、辛热之品,如附子、鹿角、巴戟天、仙灵脾、补骨脂等。不宜用苦寒清热的药物。

推荐膏方：温阳暖肾膏。

【选用药物】生黄芪150 g，炙黄芪150 g，潞党参250 g，嫩仙茅100 g，仙灵脾150 g，生锁阳150 g，阳起石200 g，肉苁蓉150 g，巴戟天150 g，补骨脂150 g，桑寄生150 g，怀牛膝150 g，熟附块90 g，广肉桂90 g，厚杜仲150 g，鹿茸片50 g，制狗脊150 g，核桃仁150 g，覆盆子150 g，菟丝子150 g，五味子90 g，蛇床子160 g，韭菜子120 g，川续断150 g，桑螵蛸150 g，制香附150 g，沉水香60 g，全当归150 g，广陈皮150 g，女贞子150 g，枸杞子150 g，龟板胶200 g，炒谷芽200 g，炒麦芽200 g，六神曲200 g，炒川芎150 g，川桂枝120 g，吴茱萸50 g，金樱子150 g，炒芡实150 g。

【制备方法】将以上药物用清水浸泡一昼夜，其中附子一味药略有毒性，可在快火上先煎20分钟；沉香一味具挥发性，需要后入药，将其他药在快火上连煎三汁，然后过滤，去渣取汁，再在文火上慢慢熬煎浓缩，另用鹿角胶250 g，浸于300 g黄酒中烊化以备用，用白蜜250 g、饴糖250 g，趁热一同冲入药汁之中收膏，待其冷却后便可服用。

【服用方法】上述膏方于冬至前后开始服用，每次约25 g，开水冲服，每日早晚各1次，共计服用50～60日。服食期间忌饮酒、吸烟，饮浓茶、咖啡，食刺激性食品、生萝卜。

【注意事项】本方所描述的适应证中有食欲不佳、大便溏薄等症状，必须先经医生用开路药调理以后，待症情有所好转再开始用膏方，如在服膏方期间有所反复，可暂缓服用，作调理后再继续服用。

【病案举隅】李某，女，46岁。初诊时间：2012年11月。

按语：患者便溏频扰，腹痛，月经失调，经行先期，面萎少华，纳可，寐梦频扰，舌淡苔薄，边有齿印，脉沉。患者中年，肝肾不足，肾阳虚衰，脾阳不足，温煦失司，气血失调，血不荣胞络而致月经不调诸证。中医体质辨识属阳虚质。故取草木之精华，补肾益精，益气健脾，燮理阴阳，是为法，以奏祛病养颜之效。

处方：

核桃肉200 g	大红枣100 g	夜交藤300 g	酸枣仁100 g
白百合150 g	绿萼梅150 g	醋柴胡90 g	嫩仙茅100 g
黄芩炭90 g	补骨脂100 g	白术150 g	白芍150 g
潞党参150 g	白人参90 g（另煎冲入）	黑芝麻150 g	龙眼肉100 g
灵磁石300 g	柏子仁100 g	生甘草90 g	蒲公英150 g
熟附片30 g	仙灵脾120 g	炒赤芍150 g	炒枳壳90 g
茯苓150 g	茯神150 g	怀山药250 g	西洋参60 g（另煎冲入）
莲子肉100 g	川牛膝150 g	淮牛膝150 g	青龙齿150 g
合欢花120 g	合欢皮120 g	当归身120 g	月季花60 g
广郁金90 g	巴戟天100 g	玫瑰花40 g	佛手片60 g

炒扁豆100 g　　熟薏苡仁300 g　　生黄芪150 g　　炙黄芪150 g

上药浓煎去渣,取浓汁入清阿胶300 g、鹿角胶90 g、上等黄酒250 g、白蜜250 g、饴糖250 g,融化收膏。

(三)阴虚质——形体美瘦长,性情易急躁

总体特征:阴液亏少,以口燥咽干、手足心热等虚热表现为主要特征。

形体特征:体形偏瘦。

常见表现:手足心热,口燥咽干,鼻微干,喜冷饮,大便干燥,舌红少津,脉细数。

心理特征:性情急躁,外向好动,活泼。

发病倾向:易患失眠、便秘、口疮、慢性咽炎、糖尿病等阴亏燥热病变及高血压等阴亏阳亢病变。

对外界环境适应能力:适应力较差,耐冬不耐夏;不耐受暑、热、燥邪。

调摄原则:滋肾养肝,培补阴液。

膏方调理原则:对于阴虚质的人群,膏方以甘寒养阴为主,所谓"壮水之主,以制阳光"。选用的药物大多甘寒质润,能补阴、滋液、润燥。张景岳:"善补阴者,必于阳中求阴,则阴得阳升而源泉不竭。"根据阴阳互根的原理,在补阴的药物中适当辅以温阳药,使阴有所化,并可借阳药之通、之运,以解阴药之凝滞。不宜辛燥药。

推荐膏方:滋养肝肾膏。

【选用药物】熟地黄300 g,怀山药300 g,吴茱萸250 g,枸杞子200 g,炙龟板250 g,炙鳖甲250 g,麦门冬200 g,菟丝子200 g,怀牛膝200 g,厚杜仲200 g,北沙参200 g,女贞子200 g,墨旱莲200 g,川石斛200 g,何首乌200 g,白芍药200 g,五味子120 g,酸枣仁150 g,全当归200 g,桑葚子200 g,骨碎补200 g,制狗脊200 g,紫河车120 g,金樱子200 g,炒芡实200 g,广陈皮200 g,佛手片150 g,合欢花90 g,桃仁泥200 g,桂圆肉200 g,白茯苓200 g,夜交藤200 g,甘菊花120 g,建泽泻200 g,大知母200 g,炒黄柏200 g,灵磁石400 g,石菖蒲200 g。

【制备方法】将以上药物用清水浸泡一昼夜,其中灵磁石一味为矿物类药物,应先煎30分钟左右,然后将其他药物放入同煎,以快火连煎三汁后,用细纱布过滤,去渣取汁,再放到文火上慢慢煎煮浓缩。另外用清阿胶300 g,浸于300 g黄酒中烊化以备用,用白蜜250 g、饴糖250 g,趁热一同冲入药汁之中收膏,待冷却后便可服用。

【服用方法】上述膏方于冬至前后开始服用,每次约25 g,开水冲服,每日早晚各1次,共计服用50～60日。服食期间忌饮酒、吸烟,饮浓茶、咖啡,食刺激性食品、生萝卜。

【注意事项】一般来说,患者服用膏方以后能获得一定的效果,但滋补肝肾之阴短期内较难获得全功,单凭一料膏方恐怕难以完全解决问题,需连续服用两到三年以巩固疗效。在服用滋阴膏方时,除一般的忌口注意外,尤其不能进食过分辛燥

香辣的食物,以免影响疗效。在服药期间如出现腹泻、发热等情况,暂停服用膏方,经调治后再继续。

【病案举隅】彭某,女,55岁。初诊时间:2011年11月。

按语:高血压,类风湿性关节炎,甲状腺功能减退,胃十二指肠溃疡,小叶增生,妇科炎症史。胃脘疼痛不舒,关节疼痛,关节腔积水粘连,双膝关节肿大,纳可,夜寐欠安,便溏,舌淡暗苔薄,脉沉弦。患者年至过七七,经云:"女子七七,任脉虚,太冲脉衰少,天癸竭,地道不通,故形坏而无子也",现患者年逾五旬肝肾既亏,劳累伤肾,肾精不足,脾失健运,痰湿内生,气血失调,而致以上虚劳诸症。中医体质辨识属于阴虚质倾向痰湿质。故取草木之精华,以益肾填精,健脾化湿,燮理阴阳,是为法,以奏祛疾延年之效。

处方:核桃肉200 g　　大红枣100 g　　猪苓150 g　　茯苓150 g
　　　　山茱萸90 g　　　威灵仙90 g　　　厚杜仲90 g　　防风90 g
　　　　防己90 g　　　　佛手片60 g　　　淮山药150 g　　制川芎100 g
　　　　炒枳壳90 g　　　嫩钩藤120 g　　　珍珠母300 g　　西洋参90 g(另煎冲入)
　　　　黑芝麻150 g　　　生甘草90 g　　　夜交藤200 g　　补骨脂90 g
　　　　延胡索150 g　　　桑寄生150 g　　　川续断90 g　　　路路通90 g
　　　　炒白术150 g　　　桃仁泥90 g　　　广郁金90 g　　　粉葛根150 g
　　　　石决明150 g　　　潞党参150 g　　　桂圆肉100 g　　莲子肉200 g
　　　　合欢花120 g　　　合欢皮120 g　　　谷芽100 g　　　麦芽100 g
　　　　煅螺蛳壳150 g　　川牛膝150 g　　　淮牛膝150 g　　金毛狗脊150 g
　　　　紫丹参120 g　　　炒扁豆90 g　　　草红花60 g　　　景天三七150 g
　　　　生薏苡仁200 g　　熟薏苡仁200 g　　决明子90 g　　　生黄芪150 g
　　　　炙黄芪150 g

右药浓煎去渣,取浓汁入清阿胶250 g、鹿角胶150 g、黄酒250 g、白蜜250 g、饴糖250 g,融化收膏。

(四)痰湿质——体形肥又胖,性格偏温和

总体特征:痰湿凝聚,以形体肥胖、腹部肥满、口黏苔腻等痰湿表现为主要特征。

形体特征:形体肥胖,腹部肥满松软。

常见表现:面部皮肤油脂较多,多汗且黏,胸闷,痰多,口黏腻或甜,喜食肥甘甜黏,苔腻,脉滑。

心理特征:性格偏温和、稳重,多善于忍耐。

发病倾向:消渴、中风、胸痹等(糖尿病、高血脂、高血压、心脑血管病等)。

对外界环境适应能力:对梅雨季节及湿重环境适应能力差。

调摄原则:健脾利湿,化痰泄浊。

膏方调理原则：对于痰湿质的人群，膏方兼以健脾化痰、利湿行水为主，选药多用苍术、砂仁、茯苓、藿香、厚朴、佛手。不宜用养阴药。

推荐膏方：化湿祛痰膏。

【选用药物】炒苍术120 g，炒白术120 g，制半夏120 g，广陈皮90 g，太子参120 g，白茯苓150 g，全天麻60 g，嫩钩藤100 g，石菖蒲90 g，生甘草30 g，川贝母90 g，淡黄芩90 g，淡竹茹60 g，砂仁45 g，蔻仁45 g，广郁金90 g，炒枳壳90 g，瓜蒌皮100 g，紫丹参120 g，白檀香45 g，川羌活90 g，焦楂曲各45 g。

【制备方法】将以上药物用清水浸泡一昼夜，以快火连煎三汁后，用细纱布过滤，去渣取汁，再放到文火上慢慢煎煮浓缩。加入清阿胶250 g、鳖甲胶90 g、鹿角胶90 g、黄酒250 g、白文冰250 g收膏。

【服用方法】上述膏方于冬至前后开始服用，每次约25 g，开水冲服，每日早晚各1次，共计服用50～60日。服食期间忌饮酒、吸烟，饮浓茶、咖啡，食刺激性食品、生萝卜。

【注意事项】一般来说，经过一个冬季的膏方调补，都会收到较好的效果。但痰湿质的人群体内痰湿肢邪重着，不易运化，应于天热以后继续中药汤剂调理，以去根本，且服用膏方前应进行一段时间健脾化湿的开路方调理方可进补。

【病案举隅】林某，男，38岁。初诊时间：2012年12月。

按语：素有神疲乏力，口唇紫暗，记忆力减退，午后时有头痛，纳可一般，夜寐短少，二便尚调，舌淡苔薄，脉沉。患者劳累伤气，情志欠调，郁而致瘀，气血失衡，故见以上诸症。中医体质辨识属痰湿质，倾向血瘀气虚阴虚质。故取草木之精华，以益气补血，活血化瘀，燮理阴阳是为法，以奏祛疾强身之效。

处方：

桂圆肉100 g	黑芝麻100 g	夜交藤300 g	大红枣100 g
枸杞子90 g	路路通150 g	炒枳壳90 g	全当归150 g
生甘草90 g	炒川芎150 g	鸡血藤120 g	生白术100 g
潞党参150 g	白人参100 g（另煎冲入）	核桃肉200 g	灵磁石300 g
桑寄生150 g	巴戟天90 g	益智仁100 g	丝瓜络60 g
月季花60 g	香白芷90 g	桃仁泥90 g	紫丹参150 g
广郁金90 g	茯苓150 g	茯神150 g	西洋参60 g
莲子肉200 g	合欢花120 g	合欢皮120 g	厚杜仲100 g
仙灵脾100 g	川牛膝150 g	淮牛膝150 g	生薏苡仁200 g
熟薏苡仁200 g	景天三七150 g	赤芍150 g	白芍150 g
草红花90 g	淮山药100 g	炙远志60 g	太子参100 g
生黄芪150 g	炙黄芪150 g		

上药浓煎去渣，取浓汁入清阿胶300 g、鹿角胶90 g、上等黄酒300 g、白蜜250 g、饴糖250 g，融化收膏。

（五）湿热质——偏胖或偏瘦，性格多急躁

总体特征：湿热内蕴，以面垢油光、口苦、苔黄腻等湿热表现为主要特征。

形体特征：形体中等或偏瘦。

常见表现：面垢油光，易生痤疮，口苦口干，身重困倦，大便黏滞不畅或燥结，小便短黄，男性易阴囊潮湿，女性易带下增多，舌质偏红，脉滑数。

心理特征：容易心烦急躁。

发病倾向：易患疮疖、黄疸、热淋等病。

对外界环境适应能力：对湿环境或气温偏高，尤其是夏末秋初，湿热交蒸气候较难适应。

调摄原则：清热利湿。

膏方调理原则：对于湿热质的人群，平时易患疮疖、热病。对夏末秋初湿热气或夏季高温环境较难适应。膏方多为不宜，如遇兼有气血不足者调理时宜配伍清热解毒利湿消浊之品。

推荐膏方：

1. 中上焦湿热　清湿热消痞膏。

【选用药物】制半夏90 g，潞党参150 g，川黄连45 g，全瓜蒌90 g，淡黄芩60 g，干姜片45 g，炙甘草30 g，白茯苓120 g，广陈皮60 g，炒枳壳90 g，苍术120 g，白术120 g，建泽泻90 g，广藿香90 g，大腹皮90 g，延胡索90 g，淡竹茹60 g，生薏苡仁120 g，熟薏苡仁120 g，砂仁45 g，蔻仁45 g。

【制备方法】将以上药物用清水浸泡一昼夜，以快火连煎三汁后，用细纱布过滤，去渣取汁，再放到文火上慢慢煎煮浓缩，加入白文冰500 g收膏。

【服用方法】上述膏方于冬至前后开始服用，每次约25 g，开水冲服，每日早晚各1次，共计服用50～60日。服食期间忌饮酒、吸烟，饮浓茶、咖啡，食刺激性食品、生萝卜。

【注意事项】由于湿热质的人表现分上中下焦不同，本膏方适用于上中焦湿热者，服用膏方前应进行一段时间清热化湿的调理方可进补。且服用膏方期间除一般的忌口注意外，尤其不能进食过分辛燥香辣的食物，以免影响疗效。

2. 下焦湿热　祛湿调血膏。

【选用药物】白头翁150 g，川黄连30 g，关黄柏60 g，炒秦皮90 g，广木香30 g，金银花90 g，煨葛根100 g，全当归90 g，赤芍药90 g，白芍药90 g，苍术90 g，白术90 g，制川朴90 g，广陈皮60 g，薏苡仁120 g，桃仁泥90 g，牡丹皮60 g，生蒲黄90 g（包煎），花槟榔60 g，地榆炭100 g，生甘草3 g。

【制备方法】将以上药物用清水浸泡一昼夜，以快火连煎三汁后，用细纱布过滤，去渣取汁，再放到文火上慢慢煎煮浓缩，加入白文冰250 g收膏。

【服用方法】上述膏方于冬至前后开始服用，每次约25 g，开水冲服，每日早晚各1

次,共计服用50~60日。服食期间忌饮酒、吸烟,饮浓茶、咖啡,食刺激性食品、生萝卜。

【注意事项】 由于湿热质的人表现分上、中、下焦不同,本膏方适用于下焦湿热者,急性发作期不可随意调补,应进行治疗缓解后方可服用膏方调理。服用膏方前应进行一段时间清热化湿的调理方可进补。且服用膏方期间除一般的忌口注意外,尤其不能进食过分辛燥香辣的食物,以免影响疗效。

【病案举隅】 王某,男,39岁。初诊时间:2012年12月。

按语: 患者有结肠炎病史,2012年7月行结肠肌瘤切除手术,现便时作痛,下肢软弱无力,纳寐皆可,二便尚调,唇色暗红,舌红苔薄,脉沉。患者久病伤肾,肾精亏虚,肾阳肾气不足,气血失调,饮食失调,脾失健运,痰湿内生,痰瘀互结于肠络而致以上诸症。中医体质辨识属于阳虚质兼有气虚湿热。故取草木之精华,以温补肾阳,益气健脾,涤痰化瘀,燮理阴阳,是为法,以奏祛疾养颜之效。

处方:

核桃肉200 g	大红枣100 g	夜交藤200 g	生甘草90 g
川厚朴90 g	苍术90 g	白术90 g	金狗脊150 g
月季花60 g	醋柴胡90 g	赤灵芝150 g	白扁豆90 g
炒白芍100 g	白人参90 g(另煎冲入)	黑芝麻150 g	莲子肉200 g
淡子芩60 g	柏子仁90 g	丝瓜络60 g	路路通90 g
桑寄生150 g	桃仁泥90 g	广郁金90 g	玫瑰花60 g
佛手片60 g	猪苓150 g	茯苓150 g	潞党参150 g
龙眼肉100 g	川牛膝150 g	淮牛膝150 g	景天三七150 g
合欢花120 g	合欢皮120 g	紫丹参100 g	生薏苡仁200 g
熟薏苡仁200 g	仙灵脾100 g	川续断90 g	全当归150 g
炒赤芍150 g	枳实90 g	枳壳90 g	淮山药150 g
生黄芪150 g	炙黄芪150 g		

右药浓煎去渣,取浓汁入清阿胶300 g、鹿角胶90 g、上等黄酒250 g、白蜜250 g、饴糖250 g,融化收膏。

(六)气郁质——瘦得好可怜;抑郁脆弱又多疑

总体特征:气机郁滞,以神情抑郁、忧虑脆弱等气郁表现为主要特征。

形体特征:形体瘦者为多。

常见表现:神情抑郁,情感脆弱,烦闷不乐,舌淡红,苔薄白,脉弦。

心理特征:性格内向不稳定、敏感多虑。

发病倾向:郁症、脏躁、百合病、不寐、梅核气、惊恐(忧郁症、神经官能症等)。

对外界环境适应能力:对精神刺激适应能力较差;不适应阴雨天气。

调摄原则:疏肝解郁。

膏方调理原则:对于气郁质的人群,膏方宜在用药中兼用疏肝行气,化郁散结药物。

推荐膏方：疏肝养颜膏。

【选用药物】醋柴胡90 g、广郁金90 g、炒赤芍150 g、桃仁泥90 g、草红花60 g、炒川芎150 g、全当归150 g、炒白芍150 g、白茯苓60 g、白蔹根150 g、炒白术100 g、香白薇150 g、白鲜皮100 g、桑白皮100 g、熟地黄90 g、月季花60 g、玫瑰花60 g、生薏苡仁200 g、熟薏苡仁200 g、生甘草90 g、广郁金90 g、大红枣100 g、核桃肉100 g、莲子肉100 g、龙眼肉100 g、黑芝麻100 g。

兼气虚者加白人参150 g、潞党参150 g、生炙黄芪各150 g；兼阳虚者选用鹿角胶150 g；化热者加淡黄芩30 g、川黄连30 g；易感冒者加北防风150 g；津不足者加西洋参150 g、南沙参150 g、北沙参150 g、天冬150 g、麦冬150 g、川石斛150 g；便秘者加火麻仁150 g、炒枳实150 g；夜寐欠安者加柏子仁90 g、酸枣仁90 g、洛神花90 g、合欢花90 g、夜交藤150 g、煅磁石150 g、青龙齿150 g；腰酸者加全杜仲150 g、川淮牛膝各150 g、桑寄生150 g、制狗脊150 g。

【制备方法】将以上药物用清水浸泡一昼夜，以快火连煎三汁后，用细纱布过滤，去渣取汁，再放到文火上慢慢煎煮浓缩，取浓汁入清阿胶300 g、白蜜500 g（糖尿病患者则以木糖醇400 g）、黄酒250 g，融化收膏。

【服用方法】上述膏方于冬至前后开始服用，每次约25 g，开水冲服，每日早晚各1次，共计服用50～60日。服食期间忌饮酒、吸烟，饮浓茶、咖啡，食刺激性食品、生萝卜。

【注意事项】女性黄褐斑、皮肤粗糙、月经失调量少色暗痛经、焦虑、抑郁等均可食用此膏方调理。且服用膏方期间除一般的忌口注意外，尤其不能进食过分辛燥香辣的食物，以免影响疗效。

【病案举隅】李某，女，59岁。初诊时间：2011年12月。

按语：患者素有偏头痛，情志欠舒，周身酸痛，面色萎黄，神疲畏寒，感冒时发，双目干涩，皮肤敏感，带下色黄，纳食尚馨，夜寐欠安，大便欠畅，舌淡苔薄，脉沉。患者中年，情志不舒，气机不畅，劳累伤气，肾气肾阳虚损，气血失调，痰湿内扰而致以上诸证。中医体质辨识属于气郁气虚兼阳虚痰湿质。故取草木之精华，以益气健脾，疏肝解郁，燮理阴阳，是为法，以奏祛疾养颜之效。

处方：

核桃肉200 g	大红枣100 g	枸杞子90 g	夜交藤200 g
川藁本90 g	香白芷90 g	佛手片60 g	川厚朴100 g
苍术150 g	白术150 g	生甘草90 g	炒川芎150 g
炒白芍150 g	醋柴胡90 g	白人参90 g（另煎冲入）	黑芝麻150 g
莲子肉200 g	决明子90 g	灵磁石300 g	柏子仁150 g
炒枳壳90 g	路路通90 g	白茯苓150 g	蒲公英150 g
玫瑰花60 g	桃仁泥90 g	月季花60 g	广郁金90 g
潞党参150 g	桂圆肉100 g	川牛膝150 g	淮牛膝150 g

杭白菊90 g	景天三七150 g	合欢花120 g	合欢皮120 g
紫丹参100 g	生薏苡仁200 g	熟薏苡仁200 g	淡竹茹100 g
鹿衔草150 g	炒赤芍150 g	草红花60 g	淡子芩60 g
全当归150 g	生黄芪150 g	炙黄芪150 g	

上药浓煎去渣,取浓汁入清阿胶300 g、鹿角胶90 g、上等黄酒250 g、白蜜250 g、饴糖250 g,融化收膏。

(七) 血瘀质——瘦得如竹竿,急躁易健忘

总体特征:血行不畅,以肤色晦暗、舌质紫暗等血瘀表现为主要特征。

形体特征:胖瘦均见。

常见表现:肤色晦暗,色素沉着,容易出现瘀斑,口唇黯淡,舌黯或有瘀斑,舌下脉络紫黯或增粗,脉涩。

心理特征:易烦,健忘。

发病倾向:易患出血、中风、胸痹等(心脑血管疾病)。

对外界环境适应能力:不耐受寒邪。

调摄原则:活血祛瘀,舒经通络。

膏方调理原则:对于血瘀质的人群,膏方宜在用药中兼用行气活血化瘀之品,不宜凉血涩血药,应活血祛瘀,通络养颜,常用血府逐瘀汤,以祛瘀生新,改善心痛胸闷,头晕头痛,关节滞涩疼痛,妇女月经色暗有血块、痛经、皮肤暗沉、色素沉着、黑眼圈等。

推荐膏方:益气活血膏。

【选用药物】生黄芪150 g,炙黄芪150 g,潞党参200 g,赤芍药150 g,白芍药150 g,炒川芎90 g,全当归120 g,桃仁泥90 g,草红花90 g,炒白术120 g,炒青皮90 g,广陈皮90 g,醋柴胡90 g,生蒲黄90 g(包煎),炒黄精100 g,紫丹参120 g,北升麻90 g,炙甘草60 g,广地龙90 g,五灵脂90 g,白檀香45 g,西砂仁30 g(后入),白茯苓100 g,制香附90 g,怀山药250 g,北防风100 g,焦六神曲100 g,生山楂90 g,怀牛膝120 g,生地黄120 g,炒枳壳100 g,麦门冬120 g,牡丹皮100 g,延胡索100 g,泽兰叶100 g,炒乌药90 g。

【制备方法】将以上药物放入清水中浸泡一昼夜,然后用快火连煎三汁,用细纱布过滤,去渣取汁,再以文火慢慢煎煮浓缩。另用鳖甲胶400 g,以黄酒300 g浸泡烊化,白文冰500 g,连同50 g参三七粉,趁热一同冲入药中收膏,待冷却以后便可服用。

【服用方法】上述膏方于冬至前后开始服用,每次约25 g,开水冲服,每日早晚各1次,共计服用50～60日。服食期间忌饮酒、吸烟,饮浓茶、咖啡,食刺激性食品、生萝卜。

【注意事项】一般来说,需要经过两到三个冬季的膏方调补,都会收到较好的效果。但血瘀质人群邪瘀经络日久,应于天热以后继续中药汤剂调理,以去根本。

【病案举隅】徐某,女,58岁。初诊时间:2012年12月。

按语: 患者患高血压、高脂血症,时有头痛头晕,尿频时作,神疲乏力,纳寐皆可,寐易早醒,大便畅,舌淡苔薄脉小弦。患者年事已高,劳累伤气,气血失调。中医体质辨识属于血瘀气虚质兼有阳虚。故取草木之精华,以益气健脾,活血化瘀,燮理阴阳,是为法,以奏祛疾延年之效。

处方:

核桃肉 200 g	巴戟天 100 g	香白芷 90 g	枸杞子 90 g
补骨脂 90 g	山茱萸 90 g	佛手片 60 g	嫩钩藤 120 g
珍珠母 300 g	炒川芎 100 g	炒扁豆 90 g	炒白术 150 g
西洋参 60 g(另煎冲入)	黑芝麻 150 g	生山楂 150 g	仙灵脾 150 g
路路通 90 g	川续断 100 g	桑寄生 120 g	当归身 100 g
粉葛根 150 g	石决明 150 g	桃仁泥 90 g	广郁金 90 g
淮山药 150 g	潞党参 150 g	莲子肉 100 g	夜交藤 300 g
嫩仙茅 90 g	罗布麻 150 g	金狗脊 150 g	川牛膝 150 g
淮牛膝 150 g	炒枳壳 90 g	紫丹参 120 g	决明子 90 g
草红花 60 g	景天三七 150 g	生薏苡仁 200 g	熟薏苡仁 200 g
生黄芪 150 g	炙黄芪 150 g		

上药浓煎去渣,取浓汁入清阿胶400 g、上等黄酒250 g、饴糖400 g,融化收膏。

(八) 特禀质——天生有缺陷,疾病各不同,季变我就病

总体特征: 先天失常,以生理缺陷、过敏反应等为主要特征。

形体特征: 过敏体质者一般无特殊;先天禀赋异常者或有畸形,或有生理缺陷。

常见表现: 过敏体质者常见哮喘、风团、咽痒、鼻塞、喷嚏等;患遗传性疾病者有垂直遗传、先天性、家族性特征;患胎传性疾病者具有母体影响胎儿个体生长发育及相关疾病特征。

心理特征: 随禀质不同情况各异。

发病倾向: 过敏体质者易患哮喘、荨麻疹、花粉症及药物过敏等;遗传性疾病如血友病、先天愚型等;胎传性疾病如五迟、五软、解颅、胎惊、胎痫等。

对外界环境适应能力: 适应能力差,如过敏体质者对易致过敏季节适应能力差,易引发宿疾。

调摄原则: 健脾补肾,培补先后天。

膏方调理原则: 此类体质的人较适合冬令膏方调理。对于特禀质的人群,膏方调理宜合用消风散、玉屏风散,以益气固表,和营祛风。

推荐膏方:

1. **补肺膏** 属肺虚者,易发感冒、过敏性鼻炎、过敏性哮喘等呼吸系统疾病。可见自汗,易感冒,怕风,喷嚏流涕,咳嗽气短,痰液清稀,面色㿠白,常易感冒,神疲乏力,每因气候变化而诱发,舌淡,苔薄白,脉细弱。治以补肺固卫,益气补虚。方取玉屏风散加味。

【选用药物】生黄芪250 g,炙黄芪250 g,炒白术120 g,北防风90 g,潞党参150 g,五味子60 g,川桂枝60 g,白芍药90 g,广陈皮90 g,炒黄精100 g,北升麻90 g,醋柴胡90 g,炙甘草45 g,全当归120 g,白茯苓120 g,煅龙骨150 g,煅牡蛎150 g,生姜片30 g,大红枣45 g;痰少、口干、舌红者,加北沙参150 g,肥玉竹150 g。

2. 健脾膏 属脾虚者,易发湿疹、荨麻疹、过敏性皮炎等皮肤问题,可见食少脘痞,大便不实,常因饮食不当而诱发,短气,语言低微,舌苔薄腻或白滑,质淡,脉细软。治以健脾益气,行气化痰。方取六君子汤加减。

【选用药物】潞党参150 g,生黄芪150 g,炙黄芪150 g,炒苍术90 g,炒白术120 g,白芍药120 g,白茯苓120 g,广陈皮90 g,川佛手90 g,制半夏90 g,怀山药120 g,白扁豆100 g,粉葛根90 g,炒枳壳90 g,干荷叶45 g,莲子肉100 g,北升麻90 g,薏苡仁120 g,谷芽90 g,麦芽90 g,炙甘草45 g,川桂枝9 g,干姜片6 g。

3. 补肾膏 属肾虚者,哮喘易反复发作,可见短气息促,动则益甚,吸气不利,腰酸腿软,耳鸣眩晕,畏寒,劳累后易发作,面色苍白,舌苔淡白,质胖,脉沉细;或颧红,烦热,盗汗遗精,舌红少苔,脉细数。治以补阴温阳,补肾纳气。偏肾阳虚者,方取金匮肾气丸加减。

【选用药物】生晒参120 g,熟地黄250 g,怀山药150 g,山茱萸90 g,建泽泻90 g,白茯苓120 g,潞党参150 g,生黄芪250 g,炙黄芪250 g,牡丹皮90 g,菟丝子120 g,枸杞子120 g,川桂枝60 g,熟附块60 g,补骨脂90 g,厚杜仲150 g,仙灵脾90 g,巴戟天120 g,广陈皮60 g,制半夏90 g,胡桃肉120 g,紫河车45 g。

【制备方法】将以上药物放入清水中浸泡一昼夜,然后用快火连煎三汁,用细纱布过滤,去渣取汁,生晒参另煎冲入,再以文火慢慢煎煮浓缩。加清阿胶300 g、鹿角胶150 g、白文冰250 g收膏。每晨一匙,开水冲服。

【服用方法】上述膏方于冬至前后开始服用,每次约25 g,开水冲服,每日早晚各1次,共计服用50~60日。服食期间忌饮酒、吸烟,饮浓茶、咖啡,食刺激性食品、生萝卜。

【病案举隅】邓某,男,36岁。初诊时间:2011年12月。

按语: 近因劳累而致神疲乏力,夜寐欠安,面暗少华,去年膏方调理后外患有减,体质有增,实验室检查示胆固醇升高,过敏性鼻炎,纳可,二便调,舌淡暗,苔薄白,脉小弦。患者年将五八,经云"男子五八,肾气衰,发堕齿枯"。患者劳累伤气,脾失健运,水谷不运,痰湿内生,气血失调,故见以上虚劳诸症。中医体质辨识属特禀质,倾向痰湿质。故取草木之精华,以益气健脾,祛痰化湿,燮理阴阳,是为法,以奏健身延年之效。

处方: 桂圆肉100 g   黑芝麻150 g   夜交藤300 g   大红枣100 g

丝瓜络60 g	肉苁蓉90 g	决明子90 g	桑寄生90 g
沥半夏60 g	炒川芎150 g	广郁金90 g	赤芍150 g
白芍150 g	潞党参150 g	白人参100 g（另煎冲入）	核桃肉200 g
莲子肉150 g	灵磁石300 g	生甘草90 g	补骨脂90 g
路路通120 g	草薢白90 g	桑葚子90 g	枸杞子90 g
淮山药150 g	天花粉150 g	留行子90 g	猪茯苓200 g
醋柴胡90 g	白百合150 g	合欢花120 g	合欢皮120 g
青龙齿150 g	嫩仙茅90 g	仙灵脾150 g	川牛膝150 g
淮牛膝150 g	生薏苡仁200 g	熟薏苡仁200 g	金狗脊150 g
巴戟天90 g	青皮90 g	陈皮90 g	熟地黄90 g
全当归150 g	桑寄生150 g	生黄芪150 g	炙黄芪150 g

上药浓煎去渣，取浓汁入清阿胶300 g、鹿角胶150 g、上等黄酒250 g、白蜜250 g、饴糖250 g，融化收膏。

二、慢性病的膏方调理

一些春夏易发之病，如哮喘等，如果能在冬季将身体调养好，就不易发作，正所谓"正气存内，邪不可干"。我国民间素有冬令进补的习惯，所谓"三九补一冬，来年少病痛""冬令进补，春来打虎"。

一般而言，以下慢性疾病均适合膏方调治：哮喘、慢性支气管炎等呼吸道疾病、慢性胃炎等胃肠道疾病，慢性盆腔炎等妇科疾病，心脑血管疾病，骨关节疾病，手术或放化疗后病情稳定的肿瘤等。

慢性病采用膏方调治，其疗效优势主要体现在：膏方中中药种类多，对慢性病及患者本身体质的调理更加全面；膏方服用一般在冬至以后的"一九"到"六九"，或服至立春前结束，人体在冬季新陈代谢速度减慢，此时适当补养，可调解和改善人体各器官的生理功能，增强抵抗力，达到防病治病的作用，可见膏方调治慢性病的时机相当好；现代膏方可被制成袋装方便携带，同时膏方口感好，所以被患者接受的程度高；另外膏方还能减轻西药的毒副作用；改善生活质量。

"阴平阳秘，以衡为补"，膏方在调治慢性病的过程中完全体现了传统医学的整体观念。《素问·生气通天论》曰："阴平阳秘，精神乃治。"此乃中医养生和治病的基本思想，也是膏方调治慢性病的主要原则。

临床上，中老年人脏气渐衰，运化不及，常常呈现虚实夹杂的复杂病理状态，如果一味投以补药，补其有余，实其所实，往往会适得其反。所以膏方调治慢性病，既要考虑"形不足者，温之以气""精不足者，补之以味"，又应根据病者的症状，针对瘀血等病理产物，适当加以行气、活血之品，舒其血气，令其条达，而致阴阳平衡，气血调畅。

（一）高血压

1. **概述**　原发性高血压,是一种临床常见的以体循环动脉压增高为主要表现的心血管疾病,主要以头痛、头晕、失眠、烦躁易怒、乏力为常见症状,晚期因心、脑、肾等脏器出现不同程度的器质性损害而引起动脉粥样硬化、脑卒中、肾功能损害等疾病。属中医"头痛""眩晕""耳鸣"等范畴。

2. **病因病机**　本病的发生常与情志失调、饮食不节、内伤虚损等因素有关。如长期精神紧张或忧思恼怒,肝气郁滞,郁久化火;或恣食肥甘,或饮酒过度,损伤脾胃,湿浊郁滞,久蕴化火;劳伤过度或肾亏,肾阴虚损,肝失所养,肝阴不足,肝阳偏亢,都可产生眩晕、头痛等症状。病情严重者还会发生中风、昏厥等严重后果。

3. **膏方用药原则**　高血压病存在特殊的生理和病理,膏方药物选择与组方有别于单纯强身健体的方法。在辨病和辨证的互补下,根据患者的个体差异,进行立法组方。高血压病膏方药物的选择具有一定共性,如加味四物汤为基础方,可缓解高血压病症状,降低血脂,降低血黏度,防止重要脏器受损与病情恶化。重要选择应当在"调治"上下功夫,"固本清源、攻守适宜",重视膏方中扶正药与祛邪药间的比例和轻重。应避免使用燥烈、火热、辛猛之药,如人参、党参、黄芪、刺五加等补气药在使用时要注意尺度,避免"气有余便是火";不使用黄狗肾、海马、紫河车、熊胆、鹿茸、藏红花、羚羊角、冬虫夏草、燕窝等昂贵药物,尽可能避免高热量及脂肪、胆固醇、嘌呤含量高的中药入高血压病膏方。

4. **膏方常用中药**　泻火选择生大黄、黄芩、黄连、黄柏、泽泻、车前子、夏枯草、野菊花、钩藤、白蒺藜、芦荟、茵陈、决明子、天花粉、谷精草等;通利选取大腹皮、茯苓、猪苓、泽泻、玉米须、车前草、半枝莲、半边莲等;潜阳用生龙骨、玄参、钩藤、生牡蛎、石决明、珍珠母等;化浊选用法半夏、天麻、贝母、瓜蒌、地骨皮、郁金、山楂、苍术、僵蚕等;通络选取地龙、姜黄、络石藤、白花蛇舌草、路路通、伸筋草、全蝎等;祛瘀选择赤芍、川芎、桃仁、红花、当归、牡丹皮、益母草、丹参、莪术、三七、蒲黄、茜草、水蛭等;益气常用党参、太子参、白术、黄精、大枣等;养血用熟地黄、何首乌、当归、白芍、桑葚、仙鹤草、鸡血藤等;养阴用生地黄、山茱萸、玉竹、石斛、龟甲、鳖甲、沙参、天门冬、麦门冬、女贞子、墨旱莲等;健脾选党参、茯苓、山药、石斛、薏苡仁、神曲等;护阳选择肉苁蓉、巴戟天、杜仲、续断等。

5. **膏方基质的选择和加工**　传统膏方的收膏多用阿胶、鹿角胶、鱼鳔胶等胶类作为基质,用白文冰、蜂蜜等作为矫味剂。但这类性质滋腻之品,无论出于补充营养还是加工和保存的目的,对高血压病调治,尤其是合并高脂血症、糖尿病、肥胖症、高尿酸症等或有倾向者已经不再适合。高血压病膏方应当减少或杜绝上述物品来做基质,应该用木糖醇、元贞糖,适量龟甲胶、鳖甲胶等作为基质。

6. **膏方的服用**　高血压病膏方的服用需要较长的时间,这对身体调治、平稳血压,以及其并发症的控制均会有益。一般情况每日2～3次,既可直接使用,也可用温水冲化饮服。如要使食欲下降或控制体重,可采取空腹服。如遇其他疾病或需合并使用其他药物时,应辨证施用。

7. 辨证论治

(1) 膏方调治原则:本病的病机虽颇为复杂,但不外乎"风、火、痰、虚"四个方面。临床上以虚证或本虚标实证比较多见,治法也有从本从标的区别,尤其注意辨清虚实。偏实者可选用息风、潜阳、清火、化痰等法,偏虚者当用补养气血、益肾、养肝、健脾等法。

(2) 基本辨证分型及常用膏方

1) 肝阳上亢

主症特点:可见眩晕耳鸣,头胀且痛,每因疲劳或恼怒而头晕、头痛加剧,面时潮红,急躁易怒,少寐多梦,口苦,目赤,舌红苔黄,脉弦。

治法:平肝潜阳,滋养肝肾。

常用膏方:平肝潜阳膏。

药物组成:珍珠母300 g,石决明150 g,天麻60 g,嫩钩藤150 g,决明子90 g,粉葛根150 g,紫丹参120 g,广郁金90 g,广地龙90 g,厚杜仲100 g,川续断90 g,制狗脊90 g,桑寄生90 g,生地黄100 g,炒白芍90 g,山茱萸90 g,枸杞90 g,女贞子90 g,建泽泻90 g,牡丹皮90 g,罗布麻150 g,黑芝麻150 g,莲子肉150 g。

临证加减:如肝火过盛者,可加杭白菊90 g、夏枯草150 g增强清肝泄热之力。如大便秘结者,可加全当归150 g、生大黄30 g泻肝通腑。如眩晕加剧,手足麻木,有阳动化风之势者,可加生龙骨150 g、生牡蛎150 g等以镇肝息风,必要时可加羚羊角粉6 g以增强清热息风之力。如肝肾阴虚,症见头痛朝轻暮重,或遇劳加剧者,可加何首乌100 g、墨旱莲120 g等滋养肝肾之药。

制备方法:将以上药物用清水浸泡一昼夜,然后将药物放入同煎,以快火连煎三汁后,过滤,去渣取汁,再在文火上慢慢熬煎浓缩,另用鳖甲胶90 g、龟板胶90 g、清阿胶200 g浸于500 mL黄酒中烊化以备用,用白文冰400 g,趁热一同冲入药汁之中收膏,待其冷却后便可服用。

服用方法:上述膏方于冬至前后开始服用,每次约25 g,开水冲服,每日早晚各1次,共计服用50～60日。服食期间忌饮酒、吸烟,饮浓茶、咖啡,食刺激性食品、生萝卜。

2) 肝肾阴虚

主症特点:可见精神萎靡,五心烦热,腰膝酸软,遗精带下,健忘,耳鸣,口干,目涩,少寐多梦,舌红少苔,脉弦细数。

治法:滋补肝肾,养阴填精。

常用膏方:滋补肝肾膏。

药物组成:西洋参60 g,潞党参150 g,珍珠母300 g,石决明150 g,嫩钩藤

150 g，决明子90 g，粉葛根150 g，紫丹参120 g，广郁金90 g，生地黄100 g，熟地黄100 g，淮山药150 g，全当归150 g，炒白芍90 g，山茱萸90 g，菟丝子90 g，枸杞子90 g，墨旱莲90 g，女贞子90 g，桑葚子90 g，川怀牛膝各90 g，牡丹皮90 g，建泽泻90 g，地骨皮90 g，罗布麻150 g，黑芝麻150 g，莲子肉150 g，核桃肉200 g。

临证加减：阴虚内热者，可再加大知母90 g、关黄柏90 g以滋阴清热；目涩、目糊者，可加杭白菊60 g清肝明目；口干甚者，可加麦门冬100 g、北沙参100 g、川石斛100 g、肥玉竹100 g等滋阴润燥；遗精带下者，可加沙苑子90 g固精止带；阴虚动风者，可加天麻60 g、嫩钩藤150 g息风止痉。

制备方法：将以上药物用清水浸泡一昼夜，然后除西洋参外将其他药物放入同煎，以快火连煎三汁后，过滤，去渣取汁，再在文火上慢慢熬煎浓缩，西洋参另煎冲入，另用鳖甲胶150 g、龟板胶150 g、鹿角胶150 g，浸于500 mL黄酒中烊化以备用，用白文冰400 g，趁热一同冲入药汁之中收膏，待其冷却后便可服用。

服用方法：上述膏方于冬至前后开始服用，每次约25 g，开水冲服，每日早晚各1次，共计服用50～60日。服食期间忌饮酒、吸烟，饮浓茶、咖啡，食刺激性食品、生萝卜。

3）阴阳两虚

主症特点：精神不振，眩晕，腰膝酸软，健忘，耳鸣，遗精，口干不欲饮，少寐多梦，四肢不温，形寒肢冷，舌淡，脉沉细无力。

治法：滋肾固本，阴阳并补。

常用膏方：滋肾固本膏。

药物组成：潞党参150 g，西洋参60 g，生黄芪150 g，炙黄芪150 g，珍珠母300 g，石决明150 g，决明子90 g，粉葛根150 g，紫丹参120 g，广郁金90 g，广地龙90 g，厚杜仲100 g，川怀牛膝各90 g，川续断90 g，制狗脊90 g，桑寄生90 g，生地黄100 g，熟地黄100 g，山茱萸90 g，淮山药150 g，枸杞子90 g，女贞子90 g，川石斛90 g，菟丝子60 g，全当归150 g，炒白芍90 g，嫩仙茅90 g，仙灵脾150 g，巴戟天90 g，罗布麻150 g，黑芝麻150 g，莲子肉150 g，桂圆肉100 g，核桃肉200 g。

临证加减：偏阴虚者加桑葚子90 g、大知母90 g、关黄柏90 g、杭白菊90 g、地骨皮90 g；口干甚者加麦门冬100 g、北沙参100 g、肥玉竹90 g等滋阴润燥；眩晕较甚，阴虚阳浮者，加生龙骨150 g、生牡蛎150 g以潜伏阳。

制备方法：将以上药物用清水浸泡一昼夜，然后除西洋参外将药物放入同煎，以快火连煎三汁后，过滤，去渣取汁，再在文火上慢慢熬煎浓缩，西洋参另煎冲入，另用鳖甲胶150 g、龟板胶150 g、鹿角胶150 g，浸于500 mL黄酒中烊化以备用，用白文冰400 g，趁热一同冲入药汁之中收膏，待其冷却后便可服用。

服用方法：上述膏方于冬至前后开始服用，每次约25 g，开水冲服，每日早晚各1次，共计服用50～60日。服食期间忌饮酒、吸烟，饮浓茶、咖啡，食刺激性食品、生萝卜。

4）痰浊中阻

主症特点：头痛昏蒙，眩晕，胸脘满闷，恶心，食少多寐，苔白腻或舌胖大有齿痕，脉濡滑或弦滑。

治法：健脾化痰，降逆止痛。

常用膏方：化痰定眩膏。

药物组成：制半夏100 g，炒白术150 g，炒苍术150 g，天麻60 g，广陈皮90 g，白茯苓300 g，珍珠母300 g，石决明150 g，决明子90 g，粉葛根150 g，紫丹参120 g，广郁金90 g，广地龙90 g，厚杜仲100 g，嫩钩藤150 g，浙贝母90 g，淡黄芩90 g，淡竹茹60 g，西砂仁50 g，枳壳90 g，瓜蒌皮120 g，生山楂50 g，焦六神曲50 g，罗布麻150 g，大枣100 g，甘草60 g，莲子肉150 g。

临证加减：头痛甚者，可加川厚朴90 g、白蒺藜90 g、蔓荆子90 g、炒川芎90 g；若眩晕较甚，加代赭石150 g重镇降逆。

制备方法：将以上药物用清水浸泡一昼夜，药物放入同煎，以快火连煎三汁后，过滤，去渣取汁，再在文火上慢慢熬煎浓缩，另用鳖甲胶90 g、龟板胶90 g、清阿胶200 g，浸于500 mL黄酒中烊化以备用，用白文冰400 g，趁热一同冲入药汁之中收膏，待其冷却后便可服用。

服用方法：上述膏方于冬至前后开始服用，每次约25 g，开水冲服，每日早晚各1次，共计服用50～60天。服食期间忌饮酒、吸烟，饮浓茶、咖啡，食刺激性食品、生萝卜。

（二）糖尿病

1. 概述　糖尿病是一种常见的内分泌代谢紊乱性疾病，其主要特点是高血糖和糖尿，临床上早期可以无症状，发展到症状期，可出现多饮、多食、多尿、疲乏、消瘦等症状。其基本病理是胰岛素分泌绝对或相对不足而引起机体糖、蛋白质和脂肪代谢异常。糖尿病可归属于中医学"消渴"范畴。

2. 病因病机　中医认为其病因与禀赋不足、饮食不节、情志失调、劳欲过度等原因有关。其病病变的脏腑主要在肺、胃、肾。其病机主要在于阴津亏损、燥热偏胜，而以阴虚为本，燥热为标，两者互为因果。

3. 膏方用药原则　糖尿病初期多为阴虚燥热型，中期多为气阴两虚型，后期多为阴阳两虚型，其中以气阴两虚、血瘀脉络证最为常见。总体以气、血、阴、阳亏虚为本，湿、热、痰、瘀、毒稽留为标，不同阶段临床证型各异，治疗也应有所不同。因此组方时要抓住病机主次，辨明阴阳虚实，病证结合，遵循阴阳平衡、气血调和、重视脾肾的配伍原则。常以《金匮要略》之肾气丸合肾四味为核心方，阴阳双补，阴中求阳，阳中求阴。兼心阳虚者，合桂甘汤系列；兼脾阳虚者，合理中或苓桂系列；肾阳虚甚者合四逆汤、附子汤或茯苓四逆汤；厥阴肝寒者，合当归四逆汤、吴茱萸汤;若兼心阴虚者,合炙甘草汤;胃阴不足者用增液汤;肺肾阴虚者,予百合地黄汤或麦味地黄汤;肝阴不足者,合杞菊地黄汤。

4. 膏方常用中药　血糖偏高可用桑叶、葛根、牛蒡子、白芷、石膏、知母、黄连、夏枯草、黄柏、玄参、地黄、紫草、地骨皮、苍术、白术、茯苓、泽泻、薏苡仁、车前子、冬葵子、虎杖、玉米须、天花粉、瓜蒌、三七、凌霄花、丹参、鬼箭羽、桑白皮、桔梗、昆布、人参、红景天、刺五加、黄芪、山药、白扁豆、灵芝、麦冬、玉竹、黄精、桑葚子、女贞子、枸杞、牛膝、银耳、木耳、蛤蚧、仙灵脾、石榴皮、威灵仙;血脂偏高者用山楂、何首乌、草决明、荷叶等;尿酸高者用蚕沙、秦艽、薏苡仁等;血压偏高者用怀牛膝、山茱萸、天麻、钩藤、石决明等;胸闷、心悸者用丹参、三七、瓜蒌、薤白等;眩晕、头刺痛者用桃仁、红花、赤芍、川芎等;不寐者用酸枣仁、夜交藤、五味子、珍珠母等;皮肤瘙痒者选择地肤子、白鲜皮、防风、紫苏叶等;夜尿多者用金樱子、覆盆子、枸杞子、芡实等;食欲欠佳者用炒麦芽、鸡内金等;胃胀不适者用厚朴、木香、佛手等。

5. 膏方基质的选择和加工　针对糖尿病患者的病情特点,辅料可选用甜菊糖、木糖醇、阿巴斯甜、甜蜜素等,一般慎用白文冰与白糖,以免引起血糖、血脂升高。收膏之胶类的选用,当以性凉之龟甲胶、鳖甲胶为佳,趋于阴阳两虚之人可伍以中性偏温之阿胶。糖尿病合并肾功能不全,有蛋白尿、低蛋白血症者,少用龟甲胶、鳖甲胶,可加重黄精、玉竹、山茱萸等滋阴药之剂量以利于收膏。参类药材的选用,则以西洋参、生晒参为主,少用红参。由于高热量高脂肪之品多易化热,于糖尿病不相适宜,故糖尿病膏方尚需控制总热量和脂肪的含量(尤其是超重或肥胖者),应限制芝麻、胡桃等食物的使用。常用黄酒,一般与胶质比例为1:1。

6. 膏方的服用　一般情况每日2～3次,既可直接使用,也可用温水冲化饮服。如要使食欲下降或控制体重,可采取空腹服。如遇其他疾病或需合并使用其他药物时,应辨证施用。需注意的是,糖尿病患者在血糖波动、存在急性并发症、病情未得到有效控制的情况下,建议慎服膏方。服药期间如遇感冒发热,伤食吐泻,须暂停食用。膏方中用糖量要严格控制,可用木糖醇等甜味剂代替蔗糖。

7. 辨证论治

(1)膏方调治原则:本病的病机是阴虚为本,燥热为标,故清热润燥、养阴生津为本病的治疗大法。由于本病常发生血脉瘀滞及阴损及阳的病变,以及易并发痈疽、眼疾、肺痨等症,故还应针对具体情况,及时合理地选用活血化瘀、清热解毒、健脾益气、滋补肾阳等治法。

(2)基本辨证分型及常用膏方

1)阴虚燥热(早期)

主症特点:烦渴多饮,咽干舌燥,多食善饥,小便频数量多,尿浑而黄,大便干结,舌红少津苔黄,脉滑数。

治法:养阴清热。

常用膏方：消渴膏。

药物组成：生地黄100 g，天花粉100 g，川黄连60 g，川石斛90 g，肥玉竹90 g，麦门冬100 g，大玄参90 g，生黄芪150 g，炙黄芪150 g，潞党参150 g，西洋参60 g，白人参100 g，粉葛根100 g，大知母90 g，淮山药150 g，川牛膝90 g，炒黄柏90 g，五味子100 g，生甘草60 g，炙龟板250 g。

临症加减：如自汗、盗汗、烦热者，加牡丹皮90 g、地骨皮90 g；如急躁易怒、头晕目眩者，加淡黄芩90 g、石决明150 g。

制备方法：将以上药物用清水浸泡一昼夜，除白人参、西洋参外其他药物放入同煎，以快火连煎三汁后，过滤，去渣取汁，再在文火上慢慢熬煎浓缩，白人参、西洋参另煎冲入，另用清阿胶250 g，浸于500 mL黄酒中烊化以备用，用元贞糖50 g，趁热一同冲入药汁之中收膏，待其冷却后便可服用。

服用方法：上述膏方于冬至前后开始服用，每次约25 g，开水冲服，每日早晚各1次，共计服用50～60日。服食期间忌饮酒、吸烟，饮浓茶、咖啡，食刺激性食品、生萝卜。

2）气阴两虚（中期）

主症特点：乏力、气短、自汗，动则加重，口干舌燥，多饮多尿，五心烦热，大便秘结，腰膝酸软，舌淡或舌红暗，舌胖边有齿痕，苔薄白少津或少苔，脉细弱或细数。

治法：益气养阴。

常用膏方：益气养阴膏。

药物组成：白人参100 g，西洋参60 g，太子参300 g，潞党参150 g，生黄芪150 g，炙黄芪150 g，淮山药150 g，炒白术150 g，炒黄精100 g，白茯苓300 g，木灵芝150 g，生地黄150 g，大玄参100 g，麦门冬150 g，肥玉竹150 g，五味子100 g，紫丹参100 g，牡丹皮100 g，桃仁泥90 g，草红花60 g，炒赤芍150 g，全当归150 g，地骨皮90 g，广陈皮60 g，焦六神曲50 g，炙龟板250 g。

临症加减：如胸部闷痛者，加三七片60 g；如肢体麻木者，加鸡血藤150 g、威灵仙100 g。

制备方法：将以上药物用清水浸泡一昼夜，除白人参、西洋参，其他药物放入同煎，以快火连煎三汁后，过滤，去渣取汁，再在文火上慢慢熬煎浓缩，白人参、西洋参另煎冲入，另用阿胶250 g，浸于500 mL黄酒中烊化以备用，用元贞糖50 g，趁热一同冲入药汁之中收膏，待其冷却后便可服用。

服用方法：上述膏方于冬至前后开始服用，每次约25 g，开水冲服，每日早晚各1次，共计服用50～60日。服食期间忌饮酒、吸烟，饮浓茶、咖啡，食刺激性食品、生萝卜。

3）阴阳两虚（晚期）

主症特点：小便频数，混浊如膏，甚至饮一溲一，手足心热，咽干舌燥，面容憔悴,耳轮干枯,面色黧黑,腰膝酸软,四肢欠温,畏寒怕冷,舌淡苔白而干,脉沉细无力。

治法:温阳育阴。

常用膏方:温阳育阴膏。

药物组成:白人参100 g,西洋参60 g,潞党参150 g,生黄芪150 g,炙黄芪150 g,生地黄100 g,熟地黄100 g,白茯苓150 g,淮山药150 g,建泽泻100 g,紫丹参100 g,牡丹皮100 g,山茱萸120 g,菟丝子90 g,沙苑子90 g,炒黄精90 g,枸杞子90 g,女贞子90 g,墨旱莲150 g,肉苁蓉150 g,炒白术150 g,猪茯苓150 g,鸡血藤150 g,益母草300 g,焦神曲50 g,广陈皮60 g,地骨皮90 g,广肉桂15 g,炙龟板250 g,黑芝麻150 g,莲子肉150 g,桂圆肉100 g。

临症加减:如腰膝酸软者,加川续断90 g、厚杜仲90 g;如尿量多而浑浊、遗尿者,加覆盆子90 g、金樱子90 g、益智仁90 g、桑螵蛸90 g等益肾收摄;阳虚甚者,加巴戟天90 g、仙灵脾150 g。

制备方法:将以上药物用清水浸泡一昼夜,除白人参、西洋参,其他药物放入同煎,以快火连煎三汁后,过滤,去渣取汁,再在文火上慢慢熬煎浓缩,白人参、西洋参另煎冲入,另用清阿胶250 g,浸于500 mL黄酒中烊化以备用,用元贞糖50 g,趁热一同冲入药汁之中收膏,待其冷却后便可服用。

服用方法:上述膏方于冬至前后开始服用,每次约25 g,开水冲服,每日早晚各1次,共计服用50～60日。服食期间忌饮酒、吸烟,饮浓茶、咖啡,食刺激性食品、生萝卜。

(三)冠心病

1. 概述　冠状动脉粥样硬化性心脏病是冠状动脉血管发生动脉粥样硬化病变而引起血管腔狭窄或阻塞,造成心肌缺血、缺氧或坏死而导致的心脏病,常常被称为"冠心病"。以胸痛为主要症状,典型胸痛因体力活动、情绪激动等诱发,突感心前区疼痛,多为发作性绞痛或压榨痛,也可为憋闷感;疼痛从胸骨后或心前区开始,向上放射至左肩、臂,甚至小指和无名指,休息或含服硝酸甘油可缓解。属中医"胸痹""真心痛""厥心痛"。

2. 病因病机　冠心病的致病原因中医认为主要为年老体虚、饮食不当、情志失调、寒邪内侵,导致心肝脾肾功能失调,心脉痹阻而产生本病。

3. 膏方用药原则　重视辨证论治,切末迎合病家喜补心理,一律投以野山参、鹿茸类;由于病家多为中老年人,脏器渐衰,气血运行不畅,而呈虚实夹杂之病理状态。如果一味投补,补其有余,实其所实,往往会适得其反,故当以调畅气血为贵,使心脉得通;病家往往久病阴损及阳、阳损及阴、阴阳俱损,故调补时既要养阳也要滋阴,阴静阳动,阴阳相配,相互滋生;即使是虚象十分明显的老年人也不宜滥施蛮补,只因补品性多黏腻,纯补峻补,每每会壅滞气血,反遭其害,故膏方用药以动静结合为要,将补药与运脾化湿、活血调气诸药相配伍,动静结合,补而不滞。

4.膏方常用中药　活血祛瘀用丹参、桃仁、红花、当归、赤芍、川芎、三七、益母草、五灵脂等;破血用三棱、莪术等;调气用降香、檀香、延胡索、郁金、乳香、没药等;泄浊用决明、大黄等;通阳散寒用桂枝、附子、薤白、干姜等;化痰散结用瓜蒌、枳实、制半夏等;化痰用橘皮、杏仁等;清泄痰热用黄连、竹茹、枳实等;滋补肾精用熟地黄、山茱萸、枸杞子、山药、鹿角胶、杜仲、菟丝子等;健脾用山药、茯苓、甘草等;口舌干燥、大便干结可选用生地黄、首乌、玉竹、石斛等。

5.膏方基质的选择和加工　传统膏方的收膏多采用冰糖、阿胶、蜂蜜、鹿角胶、鱼鳔胶等胶类作为基质和矫味剂。但这类性质滋腻之品,无论出于补充营养还是加工和保存的目的,对冠心病调治,尤其是合并高脂血症、糖尿病、肥胖症、高尿酸症等或有倾向者已经不再适合,冠心病膏方应当减少或杜绝上述物品来做基质,可酌情增加黄精、玉竹、山茱萸等药物剂量以便于收膏。

6.冠心病膏方的服用　冠心病膏方的服用需要较长的时间,这对身体调治、病情的稳定均会有益,一般于冬令进补时连续服用2～3个月。一般情况每日2～3次,既可直接使用,也可用温水冲化饮服。如要使食欲下降或控制体重,可采取空腹服。如遇其他疾病或需合并使用其他药物时,应辨证施用。

7.辨证论治

(1)膏方调治原则:本病属本虚标实之证,调治原则应遵循先治其标,后治其本;先从祛邪入手,然后再予扶正,必要时可根据虚实标本的主次,兼顾治疗。祛邪治标常以通利心脉为主,并度其阴寒凝滞、痰浊内阻、血瘀气滞的不同分别治以辛温通阳、益气养阴、滋阴益肾等法。在具体治疗时,还需注意以下几点:活血通络贯穿始终;久病防辛香之剂伤正。在急性发作期,主要以通阳化浊、活血化瘀为主治其标症,兼其本虚;在缓解期或慢性发病过程中,则以温通心阳、益气养阴、滋阴潜阳为主,兼治其标。

(2)基本辨证分型及常用膏方

1)阳气虚衰

主症特点:胸闷气短,甚者胸痛彻背,心悸,汗出,畏寒,肢冷,腰酸,乏力,面色苍白,唇甲淡白或青紫,舌淡白或紫暗,脉沉细或沉微欲绝。

治法:益气温阳,活血通络。

常用膏方:温阳通络膏。

药物组成:白人参100 g,西洋参60 g,潞党参150 g,生黄芪150 g,炙黄芪150 g,熟附块60 g,川桂枝90 g,路路通120 g,草红花60 g、桃仁泥90 g,淮小麦150 g,紫丹参120 g,炙甘草90 g,炒白术150 g,炒白芍150 g,白茯苓150 g,熟地黄100 g,山茱萸90 g,全当归150 g,淮山药150 g,厚杜仲90 g,菟丝子90 g,广郁金90 g、炒枳壳90 g、麦门冬100 g、五味子90 g、干姜片30 g、广陈皮60 g、黑芝麻150 g、莲子肉150 g、桂圆肉100 g、核桃肉200 g。

临证加减：若阳虚寒凝心脉、心痛较剧者，可酌加鹿茸片60 g、干川椒60 g、吴茱萸30 g、高良姜30 g、北细辛30 g、制川乌30 g、赤石脂150 g；若肾阳虚衰，不能制水，水气凌心，症见心悸喘促、不能平卧、小便短少、肢体浮肿者，可用真武汤加广防己90 g、猪茯苓150 g、车前子150 g，以温阳行水。

制备方法：将以上药物用清水浸泡一昼夜，除白人参、西洋参外，将其他药物放入同煎，以快火连煎三汁后，过滤，去渣取汁，再在文火上慢慢熬煎浓缩，白人参、西洋参另煎冲入，另用鳖甲胶90 g、鹿角胶90 g、清阿胶90 g浸于500 mL黄酒中烊化以备用，用白文冰250 g，趁热一同冲入药汁之中收膏，待其冷却后便可服用。

服用方法：上述膏方于冬至前后开始服用，每次约25 g，开水冲服，每日早晚各1次，共计服用50～60日。服食期间忌饮酒、吸烟，饮浓茶、咖啡，食刺激性食品、生萝卜。

2）气阴两虚

主症特点：胸闷隐痛，时作时止、心悸气短，倦怠懒言，面色少华，失眠，口舌偏燥，头晕目眩，遇劳则甚，舌偏红或有齿痕，脉细弱无力，或结代。

治法：益气养阴，活血通络。

常用膏方：养阴通络膏。

药物组成：白人参100 g，西洋参60 g，潞党参150 g，生黄芪150 g，炙黄芪150 g，麦门冬100 g，天门冬100 g，五味子100 g，炒白术150 g，白茯苓150 g，炙甘草60 g，生地黄100 g，全当归150 g，炒白芍150 g，炙远志100 g，紫丹参120 g，三七片30 g，广郁金90 g，路路通120 g，景天三七150 g，丝瓜络60 g，桃仁泥90 g，草红花60 g，熟地黄100 g，生龙齿150 g，生蒲黄90 g，黑芝麻150 g，莲子肉150 g，核桃肉200 g。

临证加减：若阴虚较著，口干舌燥，大便干结者，可加何首乌90 g、肥玉竹90 g、川石斛90 g；若气虚较著，自汗，纳呆，便溏者，去生地黄、全当归、麦门冬，加淮山药150 g、西砂仁30 g、淮小麦150 g。

制备方法：将以上药物用清水浸泡一昼夜，除白人参、西洋参外，将其他药物放入同煎，以快火连煎三汁后，过滤，去渣取汁，再在文火上慢慢熬煎浓缩，白人参、西洋参另煎冲入，另用鳖甲胶90 g、鹿角胶90 g、龟板胶90 g浸于500 mL黄酒中烊化以备用，用白文冰250 g，趁热一同冲入药汁之中收膏，待其冷却后便可服用。

服用方法：上述膏方于冬至前后开始服用，每次约25 g，开水冲服，每日早晚各1次，共计服用50～60日。服食期间忌饮酒、吸烟，饮浓茶、咖啡，食刺激性食品、生萝卜。

（四）高脂血症

1. 概述　高脂血症又称为高脂蛋白血症，是血浆中胆固醇、三酰甘油、低密度脂蛋白过高和(或)高密度脂蛋白过低的一种病症。本病属中医"眩晕""胸痹""中风""脂膏""痰湿""血瘀"等病证范畴。

2. 病因病机 本病与肝脾肾关系最为密切,是由于脏器虚损、饮食不节、过食肥甘厚味、七情劳倦内伤所致。本病属于本虚标实,本虚是指营卫失调,气化失职,标实是指病理产物痰、湿、瘀相互夹杂,致使脉道不通,脉络瘀阻。

3. 膏方用药原则 本病的发病机制与肝脾肾功能失调密切相关,痰湿、痰热、痰瘀内生,气滞瘀积,阻塞脉道,清阳不升,浊阴不降是其主要病理基础;在辨证论治基础上,选加具有降脂作用的药物于方中,并据"痰瘀互结"之理论,配用活血化瘀、涤痰通络中药,共奏痰瘀同治之功,体现了中医学的辨病与辨证相结合的临床治疗优势。

4. 膏方常用中药 降脂选择山楂、荷叶、泽泻、三七、决明子、大黄、黄连、何首乌、人参、杜仲、葛根、虎杖、乌梅、水蛭、桑寄生、罗布麻、丹参、姜黄、黄精、五味子等;清热化湿用茵陈、蒲公英等;降气化痰多选择白芥子、制胆星、莱菔子、紫苏子等;健脾益气用党参、黄芪、山药、茯苓、白术等;活血通络选用当归、川芎、桃仁、红花、生蒲黄、丹参、鸡血藤等;滋阴清肝用枸杞、何首乌、墨旱莲、菊花等;疏肝理气选择柴胡、香附、枳壳、郁金、陈皮、青皮、木香等。

5. 膏方基质的选择和加工 对高脂血症的调治,尤其是合并冠心病、糖尿病、肥胖症、高尿酸症等或有倾向者已经不再适合用清阿胶、鹿角胶、鱼鳔胶等这类性质滋腻之品作为基质,高脂血症膏方应当减少或杜绝上述物品来做基质,可酌情增加黄精、玉竹、山茱萸等药物剂量以便于收膏。

6. 膏方的服用 高脂血症膏方的服用需要较长的时间,这对身体调治、平稳血压,以及其并发症的控制均会有益。一般情况每日2~3次,既可直接使用,也可用温水冲化饮服。如要使食欲下降或控制体重,可采取空腹服。如遇其他疾病或需合并使用其他药物时,应辨证施用。

7. 辨证论治

(1)膏方调治原则:高脂血症多因饮食不节,过食肥甘,少劳过逸,脏腑功能失调,致使浊脂滞于血脉,临床上多表现为本虚标实。虚为肝脾肾三脏之虚,调养总以补肾、柔肝、健脾为贵,其中又尤为重视健脾;实则多为气滞、痰浊、血瘀三者,治疗时又尤为重视痰瘀。

(2)基本辨证分型及常用膏方

1)痰湿内阻

主症特点:胸脘满闷,倦怠乏力,胃纳呆滞,头晕身重,大便不畅,舌质淡胖,边有齿痕,舌苔白腻,脉濡滑。

治法:健脾燥湿,化痰降脂。

常用膏方:化痰降脂膏。

药物组成:白人参100 g,潞党参150 g,生黄芪150 g,炙黄芪150 g,白茯苓150 g,炒白术150 g,炒苍术150 g,白扁豆120 g,淮山药150 g,制半夏90 g,广陈皮90 g,薏苡仁200 g,生山楂150 g,干荷叶90 g,建泽泻90 g,淡竹茹90 g,炒枳实90 g,紫丹参120 g,桃仁泥90 g,草红花60 g,鸡血藤90 g,莲子肉150 g。

临症加减:若口腻口苦、苔黄腻者,加茵陈蒿90 g、蒲公英150 g,清热化湿;肢体水肿者,加车前子120 g、猪茯苓150 g、川桂枝60 g,温运水湿,消除水肿;痰多者,加白芥子90 g、制胆星60 g、莱菔子90 g。

制备方法:将以上药物用清水浸泡一昼夜,除白人参外将其他药物放入同煎,以快火连煎三汁后,过滤,去渣取汁,再在文火上慢慢熬煎浓缩,白人参另煎冲入,另用龟板胶90 g、清阿胶90 g浸于500 mL黄酒中烊化以备用,用白文冰400 g,趁热一同冲入药汁之中收膏,待其冷却后便可服用。

服用方法:上述膏方于冬至前后开始服用,每次约25 g,开水冲服,每日早晚各1次,共计服用50～60日。服食期间忌饮酒、吸烟,饮浓茶、咖啡,食刺激性食品、生萝卜。

2) 肝胆郁滞

主症特点:性情抑郁,情绪不宁,善叹息,伴胸闷,少腹或胁肋胀痛,脘痞嗳气,泛酸苦水,大便不畅,妇女可见月经不调,经前乳胀、腹痛。舌淡,苔薄白,脉弦等症。

治法:疏肝解郁,利胆降脂。

常用膏方:疏肝降脂膏。

药物组成:白人参100 g,西洋参60 g,潞党参150 g,生黄芪150 g,炙黄芪150 g,醋柴胡90 g,广郁金90 g,金钱草300 g,茵陈蒿90 g,生山楂90 g,制香附90 g,炒赤芍150 g,炒白芍150 g,炒川芎90 g,广陈皮90 g,炒青皮90 g,广木香90 g,炒枳壳90 g,焦山栀90 g,炒白术150 g,炒苍术150 g,白茯苓150 g,桃仁泥90 g,草红花60 g,生蒲黄90 g,黑芝麻150 g,莲子肉150 g,胡桃肉200 g。

临症加减:胁痛重者,加延胡索90 g、川楝子90 g以增强理气止痛之功;若肝郁气结,久而化火,症见胁肋掣痛、心烦急躁、口干口苦、溺黄便秘、舌红苔黄、脉弦数,可加牡丹皮90 g、龙胆草60 g等清肝泻火,理气止痛;若气郁化火,灼伤肝阴,症见胁肋隐痛、头晕眼花、口干舌红、脉弦细,可加枸杞子90 g、何首乌90 g、墨旱莲120 g、杭白菊60 g以滋阴清肝。

制备方法:将以上药物用清水浸泡一昼夜,除白人参、西洋参外,将药物放入同煎,以快火连煎三汁后,过滤,去渣取汁,再在文火上慢慢熬煎浓缩,白人参、西洋参另煎冲入,另用龟板胶90 g、鹿角胶90 g浸于500 mL黄酒中烊化以备用,用白文冰400 g,趁热一同冲入药汁之中收膏,待其冷却后便可服用。

服用方法:上述膏方于冬至前后开始服用,每次约25 g,开水冲服,每日早晚各1次,共计服用50～60日。服食期间忌饮酒、吸烟,饮浓茶、咖啡,食刺激性食品、生萝卜。

3) 肝肾阴虚

主症特点:腰膝酸软,口燥咽干,头晕耳鸣,右胁隐痛,手足心热,舌质红,少苔,脉弦细。

治法:滋补肝肾,养阴降脂。

常用膏方:养阴降脂膏。

药物组成:白人参100 g,西洋参60 g,潞党参150 g,生黄芪150 g,炙黄芪150 g,全当归150 g,生地黄100 g,枸杞子90 g,淮山药150 g,白茯苓150 g,山茱萸90 g,建泽泻90 g,牡丹皮90 g,杭白菊90 g,北沙参90 g,麦门冬90 g,女贞子90 g,墨旱莲120 g,炒白芍150 g,炒黄精90 g,生山楂90 g,决明子90 g,菟丝子90 g,广陈皮90 g,制半夏90 g,紫丹参100 g,炒川芎90 g,炒白术150 g,黑芝麻150 g,莲子肉150 g,胡桃肉200 g。

临症加减:口渴多饮、舌光红无苔者,加天花粉120 g、肥玉竹90 g、川石斛90 g,养阴生津;神疲乏力者,加太子参100 g益气养阴;心烦失眠者,加五味子90 g、酸枣仁90 g,养血安神。

制备方法:将以上药物用清水浸泡一昼夜,除白人参、西洋参外,将其他药物放入同煎,以快火连煎三汁后,过滤,去渣取汁,再在文火上慢慢熬煎浓缩,白人参、西洋参另煎冲入,另用龟板胶90 g、鳖甲胶90 g、清阿胶60 g浸于500 mL黄酒中烊化以备用,用白文冰400 g,趁热一同冲入药汁之中收膏,待其冷却后便可服用。

服用方法:上述膏方于冬至前后开始服用,每次约25 g,开水冲服,每日早晚各1次,共计服用50～60日。服食期间忌饮酒、吸烟,饮浓茶、咖啡,食刺激性食品、生萝卜。

4) 痰瘀互结

主症特点:眼睑处或有黄色瘤,头晕身重,胸胁胀闷,肢体麻木,口干纳呆,大便不爽,舌质暗红或紫暗,有瘀斑,苔白腻或浊腻,脉弦滑或细涩。

治法:活血祛瘀,化痰降脂。

常用膏方:活血降脂膏。

药物组成:白人参100 g,潞党参150 g,生黄芪150 g,炙黄芪150 g,广陈皮90 g,制半夏90 g,白茯苓150 g,醋柴胡90 g,炒枳壳90 g,炒白芍150 g,炒赤芍150 g,生地黄100 g,全当归150 g,炒川芎90 g,桃仁泥90 g,草红花60 g,生蒲黄90 g,景天三七150 g,丝瓜络60 g,路路通120 g,建泽泻90 g,淡海藻150 g,淡昆布150 g,生山楂90 g,淮山药150 g,川牛膝90 g,怀牛膝90 g,焦栀子90 g,淡黄芩90 g。

临症加减:头晕胀痛,血压偏高者,加全天麻60 g、嫩钩藤90 g、石决明60 g,平肝息风;脂肪肝者,加片姜黄60 g、茵陈蒿90 g、虎杖根90 g,清肝活血理气。

制备方法:将以上药物用清水浸泡一昼夜,除白人参外,将其他药物放入同煎,以快火连煎三汁后,过滤,去渣取汁,再在文火上慢慢熬煎浓缩,白人参另煎冲入,另用龟板胶90 g、鳖甲胶90 g、鹿角胶50 g浸于500 mL黄酒中烊化以备用,用白文冰400 g,趁热一同冲入药汁之中收膏,待其冷却后便可服用。

服用方法:上述膏方于冬至前后开始服用,每次约25 g,开水冲服,每日早晚各1次,共计服用50～60日。服食期间忌饮酒、吸烟,饮浓茶、咖啡,食刺激性食品、生萝卜。

(五)慢性胃炎

1. 概述　慢性胃炎是指由于各种不同原因造成慢性胃黏膜病变。根据胃镜下黏膜变化和病理组织受到损害的程度,分为浅表性、萎缩性、肥厚性和糜烂性等,有的还伴有不同程度的肠化生病理变化。本病属中医学的"胃痛""呃逆""嘈杂""泛酸""胃痞"等范畴。

2. 病因病机　本病的发生主要是由于外感六淫、饮食不节、七情失和、久病体虚诸劳等因素,其病机主要以虚实夹杂、脾胃虚弱为本,邪气干胃为标。

3. 膏方用药原则　脾胃为气血生化之源,可见脾胃多气多血,因此治疗脾胃病根本在于调和气血,气血并调;由于脾气宜升,胃气宜降,故升提药常与益气药同用,升降结合;治脾之法,益气为先,健脾以胜湿,温肾可助脾胃之运化温煦,故治脾结合治肾。注意温阳不可过燥,以防伤阴助热。附子、干姜大辛大热之品慎用,滋阴不可过腻,以防碍脾恋湿,熟地黄、阿胶滋腻之品用量宜小。

4. 膏方常用中药　调气以和血,选用香附、苏梗、陈皮、佛手、枳壳、香橼之品;调血以和气,血瘀轻者选用金铃子、延胡索、大腹皮之类,血瘀重者选用刺猬皮、九香虫、五灵脂、乳香、没药、香附、延胡索等药;补气温中,先用制黄芪、桂枝、白芍、高良姜、陈皮等品;和血以养阴,选用北沙参、麦冬、生地、丹参、石斛、香附、金铃子之类;调节气机用升麻、柴胡、葛根、枳实、青皮、川楝子、厚朴等;柔肝选白芍、木瓜、五味子等;益气常用党参、黄芪、黄精、白术之类;渗湿之品有苍术、茯苓、薏苡仁、猪苓、陈皮、白豆蔻、砂仁等;温肾阳选用仙灵脾、巴戟天、肉苁蓉、紫河车、补骨脂、益智仁等;滋肾阴选用山茱萸、玉竹、石斛、龟板胶、鳖甲胶之类。

5. 膏方基质的选择和加工　传统膏方的收膏多采用阿胶、鹿角胶、鱼鳔胶等胶类作为基质,但这类性质滋腻之品往往碍胃,应当减少或杜绝上述物品来做基质,应该用适量龟甲胶、鳖甲胶等作为基质;同时,脾胃虚弱者膏方的矫味剂可选择饴糖,因为饴糖具有补益中脏的功效。

6. 膏方的服用　一般而言,对于体虚或体有实邪的患者,一年四季都可选择膏方内服调理,并非只限于冬季。对于慢性胃炎以虚弱为表现的,选择冬令时节进补,更适合于人体的生长规律。一般情况下,每日服用2～3次,既可直接使用,也可用温水冲化饮服。如要使食欲下降或控制体重,可采取空腹服。如遇其他疾病或需合并使用其他药物时,应辨证施用。

7. 辨证论治

(1)膏方调治原则:补益与消导相结合,素有脾运不健者,忌厚味滋腻之品,还当应用温中运脾,消食导滞之辈;主证与次证相兼顾,随脾胃虚弱,切不可一味投以补药,应使用健脾养胃药物以护胃气,使脾胃功能恢复后,方可用补。

(2)基本辨证分型及常用膏方

1)脾胃虚弱

主症特点:可见脘痛绵绵,胀满不舒,喜热,喜按,泛吐清水,神倦乏力,手足不温,大便多溏,舌质淡,苔薄白,脉沉细或弱。

治法:温中健脾,益气和胃。

常用膏方:益脾膏。

药物组成:白人参100 g,广木香90 g,西砂仁30 g,潞党参150 g,生黄芪150 g,炙黄芪150 g,炒白术150 g,白茯苓150 g,淮山药150 g,生薏苡仁200 g,熟薏苡仁200 g,炒芡实150 g,制香附90 g,干姜片60 g,生甘草60 g,广陈皮90 g,制半夏90 g,川桂枝30 g,炒白芍150 g,生姜片60 g,大红枣100 g,黑芝麻150 g,莲子肉150 g,胡桃肉200 g。

临证加减:胃寒甚者,加公丁香30 g、吴茱萸30 g、高良姜30 g等;便血者,加炒蒲黄60 g、海螵蛸60 g;泛酸者,可加吴茱萸30 g暖肝温胃,另可再加瓦楞子90 g以制酸。

制备方法:将以上药物用清水浸泡一昼夜,除白人参外,将其他药物放入同煎,以快火连煎三汁后,过滤,去渣取汁,再在文火上慢慢熬煎浓缩,白人参另煎冲入,另用鳖甲胶90 g、龟板胶90 g,浸于500 mL黄酒中烊化以备用,用饴糖400 g,趁热一同冲入药汁之中收膏,待其冷却后便可服用。

服用方法:上述膏方于冬至前后开始服用,每次约25 g,开水冲服,每日早晚各1次,共计服用50~60日。服食期间忌饮酒、吸烟,饮浓茶、咖啡,食刺激性食品、生萝卜。

2)脾胃湿热

主症特点:可见胃脘疼痛有灼热感,嘈杂吐酸,纳呆,心烦,口苦或口臭或口黏,渴不欲饮,身体困顿,舌质红,苔黄腻,脉滑数。

治法:清热化湿,和中醒脾。

常用膏方:清胃膏。

药物组成:白人参100 g、潞党参150 g,生黄芪150 g,炙黄芪150 g,川黄连60 g,生山栀90 g,广陈皮90 g,制半夏90 g,白茯苓150 g,生甘草60 g,白豆蔻90 g,广藿香90 g,佩兰叶90 g,生薏苡仁200 g,熟薏苡仁200 g,炒苍术150 g,川厚朴

90 g,淡黄芩90 g,蒲公英120 g,淮山药120 g,炒白术150 g,香橼片90 g,佛手片60 g,莲子肉200 g。

临证加减:如湿浊较甚者,加石菖蒲90 g、西砂仁30 g等辛温燥湿之品;若为痰湿阻胃,症见脘腹胀痛、痞闷不舒、泛泛欲呕、苔白腻或滑者,可用二陈汤合平胃散,燥湿健脾,和胃降逆。

制备方法:将以上药物用清水浸泡一昼夜,除白人参外,将其他药物放入同煎,以快火连煎三汁后,过滤,去渣取汁,再在文火上慢慢熬煎浓缩,白人参另煎冲入,另用鳖甲胶90 g、龟板胶90 g,浸于500 mL黄酒中烊化以备用,用白文冰400 g,趁热一同冲入药汁之中收膏,待其冷却后便可服用。

服用方法:上述膏方于冬至前后开始服用,每次约25 g,开水冲服,每日早晚各1次,共计服用50~60日。服食期间忌饮酒、吸烟,饮浓茶、咖啡,食刺激性食品、生萝卜。

3)肝胃不和

主症特点:可见胃脘胀闷,攻撑作痛,脘痛连胁,嗳气频作,口苦,恶心,泛酸,大便不畅,每因情绪波动而痛作,苔薄白,脉弦。

治法:疏肝理气,和胃解郁。

常用膏方:疏和膏。

药物组成:白人参100 g,潞党参150 g,生黄芪150 g,炙黄芪150 g,醋柴胡90 g,炒赤芍150 g,炒川芎90 g,制香附90 g,炒枳壳90 g,吴茱萸30 g,川黄连60 g,炒青皮90 g,炒白术150 g,蒲公英120 g,炒白芍150 g,广陈皮90 g,生甘草60 g,广郁金90 g,广木香90 g,旋覆花90 g,海螵蛸90 g,全当归150 g,白茯苓150 g,生薏苡仁200 g,熟薏苡仁200 g,黑芝麻100 g,莲子肉200 g。

临证加减:若疼痛较甚者,可加川楝子90 g、延胡索90 g以加强理气止痛;嗳气较频者,可加沉水香30 g、代赭石100 g以顺气降逆,也可用沉香降气散。

制备方法:将以上药物用清水浸泡一昼夜,除白人参外,将其他药物放入同煎,以快火连煎三汁后,过滤,去渣取汁,再在文火上慢慢熬煎浓缩,白人参另煎冲入,另用鳖甲胶90 g、龟板胶90 g,浸于500 mL黄酒中烊化以备用,用饴糖400 g,趁热一同冲入药汁之中收膏,待其冷却后便可服用。

服用方法:上述膏方于冬至前后开始服用,每次约25 g,开水冲服,每日早晚各1次,共计服用50~60日。服食期间忌饮酒、吸烟,饮浓茶、咖啡,食刺激性食品、生萝卜。

4)胃阴不足

主症特点:胃痛隐隐,口干咽燥,大便干结,舌红少津,脉细数。

治法:滋养胃阴,凉润和中。

常用膏方:益胃膏。

药物组成:白人参100 g,西洋参60 g,潞党参150 g,生黄芪150 g,炙黄芪

150 g,全当归150 g,炒白芍150 g,北沙参100 g,麦门冬100 g,生地黄100 g,枸杞子90 g,生甘草60 g,川楝子90 g,香橼片90 g,佛手片70 g,川石斛120 g,肥玉竹90 g,太子参100 g,淮山药150 g,生薏苡仁200 g,熟薏苡仁200 g,白茯苓150 g,川黄连60 g,炒白术150 g,黑芝麻150 g,莲子肉150 g,胡桃肉200 g。

临证加减:若见胃脘灼痛,嘈杂泛酸者,仍可酌情配用左金丸;若阴虚胃热偏甚者,可加生石膏150 g、大知母90 g、干芦根150 g以清泄胃热。

制备方法:将以上药物用清水浸泡一昼夜,除白人参、西洋参外,将其他药物放入同煎,以快火连煎三汁后,过滤,去渣取汁,再在文火上慢慢熬煎浓缩,白人参、西洋参另煎冲入,另用鳖甲胶90 g、龟板胶90 g,浸于500 mL黄酒中烊化以备用,用饴糖400 g,趁热一同冲入药汁之中收膏,待其冷却后便可服用。

服用方法:上述膏方于冬至前后开始服用,每次约25 g,开水冲服,每日早晚各1次,共计服用50～60日。服食期间忌饮酒、吸烟,饮浓茶、咖啡,食刺激性食品、生萝卜。

5) 胃络瘀阻

主症特点:病有时日,胃脘疼痛,犹如针刺,痛有定处,按之痛甚,食后加剧,或见吐血便黑,舌质紫暗或有瘀斑,脉涩。

治法:活血化瘀,行气止痛。

常用膏方:通胃止痛膏。

药物组成:白人参100 g,潞党参150 g,生黄芪150 g,炙黄芪150 g,紫丹参120 g,白檀香90 g,西砂仁60 g,延胡索90 g,路路通120 g,丝瓜络60 g,景天三七150 g,醋乳香60 g,醋没药60 g,三七片60 g,香橼片90 g,炒川芎90 g,全当归150 g,淮山药150 g,炒白术150 g,生薏苡仁200 g,熟薏苡仁200 g,白茯苓150 g,广郁金90 g,广陈皮90 g,炒青皮90 g,黑芝麻150 g,莲子肉150 g,胡桃肉200 g。

临证加减:如瘀滞较甚,疼痛明显者,可加刺猬皮30 g、九香虫30 g以祛瘀血、通滞气以止痛;如瘀血阻络,血不循经,而见呕血、黑便者,可加白及片60 g、花蕊石60 g、血余炭60 g、藕节炭60 g以祛瘀止血。

制备方法:将以上药物用清水浸泡一昼夜,除白人参外,将其他药物放入同煎,以快火连煎三汁后,过滤,去渣取汁,再在文火上慢慢熬煎浓缩,白人参另煎冲入,另用鳖甲胶90 g、龟板胶90 g,浸于500 mL黄酒中烊化以备用,用饴糖400 g,趁热一同冲入药汁之中收膏,待其冷却后便可服用。

服用方法:上述膏方于冬至前后开始服用,每次约25 g,开水冲服,每日早晚各1次,共计服用50～60日。服食期间忌饮酒、吸烟,饮浓茶、咖啡,食刺激性食品、生萝卜。

（六）失眠

1. 概述　失眠是指无法入睡或无法保持睡眠状态,导致睡眠不足。又称入睡和维持睡眠障碍,为各种原因引起入睡困难、睡眠深度过浅或频度过短、早醒及睡眠时间不足或质量差等,是一种常见病。属中医学"不寐""不得眠""不得卧""目不瞑"等范畴。

2. 病因病机　人的睡眠依靠人体"阴平阳秘"保持正常,阴阳之气自然而有规律的转化是睡眠的重要保障。生理条件下,脏腑调和,气血充足,心有所养,心血得静,卫阳入于阴而寐。不寐的病因多由饮食不节,情志不遂,劳逸失调,体弱病后导致阳盛阴衰产生本病。其中本病的病因病机以七情内伤为主要病因。

3. 膏方用药原则　失眠的临床主要症状为睡眠障碍,其重要原因为心失所养,心神不安,故无论是何证型的失眠均应佐以安神定志之品;失眠的病机为脏腑阴阳失调,气血不和,用药上注重调整阴阳,补虚泻实,使阴阳达到平衡,阴平阳秘,气血调和,脏腑功能恢复正常,阴交于阳,则睡眠改善。

4. 膏方常用中药　重镇安神选择朱砂、磁石、龙骨、龙齿、琥珀、珍珠等;养心安神则用酸枣仁、柏子仁、远志、合欢皮、合欢花、首乌藤、灵芝等;泻火通便用大黄、芒硝、芦荟等;滋阴养血用生地黄、当归等;疏肝解郁用香附、郁金、佛手、香橼、柴胡、木香、枳壳等;泻肝火用龙胆草、黄芪、栀子等;泻心火用淡竹叶、黄连等;淡渗利湿用茯苓、薏苡仁等;滋补肾精选择枸杞、石斛、山茱萸等。

5. 膏方基质的选择和加工　单纯失眠膏方的基质选择可按照传统膏方,采用阿胶、鹿角胶、鱼鳔胶等;但如果合并有高血压病、高脂血症、糖尿病、肥胖症、高尿酸症等慢性病,这类性质滋腻之品已经不再适合,当减少或杜绝上述物品来做基质,应该用木糖醇、元贞糖、适量龟甲胶、鳖甲胶等作为基质。

6. 膏方的服用　失眠患者应当有规律地服用膏方。一般来说,从冬至日起,大约50日时间为膏方的最佳服用时间。初服每天早晨空腹服一匙,约25 g,1周后可增至早晚各一匙。病重、体弱的人或有滋补作用、药性平和的药可多服些;病轻者、老人、妇女、儿童可少服些;药性毒、烈的药应从小剂量开始,逐步增加。由于膏方多为滋腻补益药,因此通常宜空腹服用,以利于药物吸收。若是用于胃肠道疾病或空腹服用易引起腹部不适或食欲下降者,则应把服药时间放在饭后1小时左右;而养心安神的药则宜睡前服用。

7. 辨证论治

(1) 膏方调治原则:调治以补虚泻实、调整阴阳为原则,安神定志是本证的基本治法。实证宜清心泻火,清火化痰,清肝泄热;虚证宜补益心脾,滋阴降火,益气镇惊。

(2) 基本辨证分型及常用膏方

1) 心火亢盛

主症特点:不寐,心烦,口干,舌燥,口舌生疮,小便短赤,舌尖红,苔薄黄,脉数有力或细数。

治法：清心泻火，宁心安神。

常用膏方：清心安神膏。

药物组成：白人参100 g，西洋参60 g，潞党参150 g，川黄连60 g，生地黄100 g，全当归150 g，炙甘草90 g，首乌藤300 g，白茯苓150 g，朱茯神150 g，生龙骨150 g，生牡蛎150 g，淡竹叶90 g，生栀子90 g，麦门冬100 g，五味子90 g，酸枣仁90 g，紫丹参120 g，炒枳壳90 g，广木香90 g，合欢花90 g，合欢皮90 g，黑芝麻150 g，莲子肉150 g，胡桃肉200 g。

临证加减：若便秘溲赤者，加生大黄60 g、川芒硝60 g泻火清热以安心神；若胸中懊憹，胸闷泛恶者，加豆豉60 g、竹茹60 g宣通胸中郁火。

制备方法：将以上药物用清水浸泡一昼夜，除白人参、西洋参外，将其他药物放入同煎，以快火连煎三汁后，过滤，去渣取汁，再在文火上慢慢熬煎浓缩，白人参、西洋参另煎冲入，另用鳖甲胶90 g、龟板胶90 g、阿胶60 g浸于500 mL黄酒中烊化以备用，用白文冰400 g，趁热一同冲入药汁之中收膏，待其冷却后便可服用。

服用方法：上述膏方于冬至前后开始服用，每次约25 g，开水冲服，每日早晚各1次，共计服用50～60日。服食期间忌饮酒、吸烟，饮浓茶、咖啡，食刺激性食品、生萝卜。

2）肝郁化火

主症特点：不寐，平素急躁易怒，多梦易惊醒，伴头晕、头胀、目赤口苦、便秘、溲赤，舌红，苔黄，脉弦数。

治法：清肝泻火，镇静安神。

常用膏方：清肝宁神膏。

药物组成：龙胆草40 g，淡黄芩90 g，生栀子90 g，建泽泻90 g，车前子150 g，全当归150 g，生地黄100 g，醋柴胡90 g，生甘草60 g，制香附90 g，广郁金90 g，生龙骨150 g，生牡蛎150 g，白茯苓150 g，朱茯神150 g，合欢皮150 g，合欢花150 g，紫丹参120 g，炒枳壳90 g，酸枣仁90 g，首乌藤150 g，广木香90 g，黑芝麻150 g，莲子肉150 g，胡桃肉200 g。

临证加减：若胸闷胁涨、善太息者，加佛手片60 g、香橼片90 g，疏肝解郁；若肝胆实火、肝火上炎之重症，出现头痛欲裂、大便秘结者，可加芦荟草60 g、生大黄60 g，清肝胆实火。

制备方法：将以上药物用清水浸泡一昼夜，然后将药物放入同煎，以快火连煎三汁后，过滤，去渣取汁，再在文火上慢慢熬煎浓缩，另用鳖甲胶90 g、龟板胶90 g，浸于500 mL黄酒中烊化以备用，用白文冰400 g，趁热一同冲入药汁之中收膏，待其冷却后便可服用。

服用方法：上述膏方于冬至前后开始服用，每次约25 g，开水冲服，每日早晚各1次,共计服用50～60日。服食期间忌饮酒、吸烟,饮浓茶、咖啡,食刺激性食品、生萝卜。

3）痰热内扰

主症特点:不寐,头重如裹,痰多,脘闷,吞酸恶心,心烦口苦,目眩,舌质红,苔黄腻,脉滑数。

治法:清热涤痰,养心安神。

常用膏方:涤痰养心膏。

药物组成:川黄连60 g,淡竹茹90 g,白茯苓150 g,广陈皮90 g,制半夏90 g,生甘草60 g,炒枳实90 g,生薏苡仁200 g,熟薏苡仁200 g,茯神150 g,首乌藤150 g,紫丹参120 g,白人参100 g,潞党参150 g,炒白术150 g,炒苍术150 g,淮山药150 g,生栀子90 g,淡竹叶90 g,生龙骨150 g,生牡蛎150 g,广木香90 g,西砂仁30 g,合欢皮120 g,合欢花120 g,黑芝麻150 g,莲子肉150 g。

临证加减:若心悸动,惊惕不安者,加珍珠母300 g镇惊安神定志;若痰热盛,痰火上炎扰心神,彻夜不眠,大便秘结不通者,加生大黄60 g。

制备方法:将以上药物用清水浸泡一昼夜,除白人参外,将其他药物放入同煎,以快火连煎三汁后,过滤,去渣取汁,再在文火上慢慢熬煎浓缩,白人参另煎冲入,另用鳖甲胶90 g、龟板胶90 g,浸于500 mL黄酒中烊化以备用,用白文冰400 g,趁热一同冲入药汁之中收膏,待其冷却后便可服用。

服用方法:上述膏方于冬至前后开始服用,每次约25 g,开水冲服,每日早晚各1次,共计服用50～60日。服食期间忌饮酒、吸烟,饮浓茶、咖啡,食刺激性食品、生萝卜。

4）阴虚火旺

主症特点:心烦不寐,多梦易惊兼心悸,健忘,头晕耳鸣,腰膝酸软,梦遗,五心烦热,舌红,脉细数。

治法:滋阴降火,交通心肾。

常用膏方:滋肾宁心膏。

药物组成:白人参100 g,潞党参150 g,西洋参60 g,生黄芪150 g,炙黄芪150 g,川黄连60 g,淡黄芩90 g,炒白芍150 g,柏子仁100 g,酸枣仁100 g,大玄参100 g,紫丹参120 g,白茯苓150 g,朱茯神150 g,五味子90 g,炙远志90 g,全当归150 g,天门冬90 g,麦门冬90 g,生地黄100 g,首乌藤150 g,淮山药150 g,牡丹皮90 g,建泽泻90 g,山茱萸90 g,厚杜仲90 g,枸杞子90 g,川牛膝90 g,淮牛膝90 g,生甘草60 g,广木香90 g,黑芝麻150 g,莲子肉150 g。

临证加减:若阳升面热微红,眩晕耳鸣者,可加生牡蛎150 g、灵磁石150 g等重镇潜阳,阳入于阴,既可入寐;若心烦心悸较甚,男子遗精者,可加广肉桂30 g引火归元;若盗汗者,加麻黄根60 g、浮小麦300 g、生龙骨150 g、生牡蛎150 g。

制备方法：将以上药物用清水浸泡一昼夜，除白人参、西洋参外，将其他药物放入同煎，以快火连煎三汁后，过滤，去渣取汁，再在文火上慢慢熬煎浓缩，白人参、西洋参另煎冲入，另用鳖甲胶90 g、龟板胶90 g、清阿胶60 g浸于500 mL黄酒中烊化以备用，用白文冰400 g，趁热一同冲入药汁之中收膏，待其冷却后便可服用。

服用方法：上述膏方于冬至前后开始服用，每次约25 g，开水冲服，每日早晚各1次，共计服用50～60日。服食期间忌饮酒、吸烟、饮浓茶、咖啡，食刺激性食品、生萝卜。

5）心脾两虚

主症特点：难以入寐，寐则多梦易醒，心悸健忘，肢倦神疲，头晕，腹胀，便溏，面色少华，舌淡苔白，脉细弱。

治法：补益心脾，养血安神。

常用膏方：养血安神膏。

药物组成：白人参100 g，西洋参60 g，潞党参150 g，生黄芪150 g，炙黄芪150 g，炒白术150 g，炙甘草60 g，全当归150 g，炙远志90 g，酸枣仁90 g，柏子仁100 g，五味子90 g，紫丹参120 g，白茯苓150 g，朱茯神150 g，龙眼肉100 g，大红枣100 g，广木香90 g，首乌藤150 g，炒白芍150 g，熟地黄100 g，淮山药150 g，枸杞子90 g，炒黄精90 g，广木香90 g，炒枳壳90 g，莲子肉150 g，黑芝麻150 g，胡桃肉200 g。

临证加减：若夜梦繁多，时醒时寐者，加广肉桂30 g、川黄连60 g；如兼脘闷纳差，苔滑腻者，加二陈汤助脾理气化痰；兼腹泻者，减当归加炒苍术150 g、白扁豆90 g之类。

制备方法：将以上药物用清水浸泡一昼夜，除白人参、西洋参外，将其他药物放入同煎，以快火连煎三汁后，过滤，去渣取汁，再在文火上慢慢熬煎浓缩，白人参、西洋参另煎冲入，另用鳖甲胶90 g、龟板胶90 g、清阿胶90 g浸于500 mL黄酒中烊化以备用，用白文冰400 g，趁热一同冲入药汁之中收膏，待其冷却后便可服用。

服用方法：上述膏方于冬至前后开始服用，每次约25 g，开水冲服，每日早晚各1次，共计服用50～60日。服食期间忌饮酒、吸烟、饮浓茶、咖啡，食刺激性食品、生萝卜。

6）心胆气虚

主症特点：不美多梦，善恐易惊，胆怯心悸，气短倦怠，自汗，舌质淡，脉弦细。

治法：益气镇惊，安神定志。

常用膏方：安神定志膏。

药物组成：白人参100 g，西洋参60 g，潞党参150 g，生黄芪150 g，炙黄芪150 g，白茯苓150 g，朱茯神150 g，炙远志90 g，石菖蒲90 g，生龙齿150 g，生牡蛎

150 g, 石决明 60 g, 炒白术 150 g, 淮山药 150 g, 太子参 100 g, 浮小麦 150 g, 枸杞子 90 g, 熟地黄 100 g, 山茱萸 90 g, 酸枣仁 90 g, 五味子 90 g, 大红枣 100 g, 广郁金 90 g, 合欢皮 120 g, 合欢花 120 g, 广木香 90 g, 黑芝麻 150 g, 莲子肉 150 g, 桂圆肉 100 g, 胡桃肉 200 g。

临证加减:心气虚自汗者,加麻黄根 60 g;心肝血虚,惊悸汗出者,去潞党参,加白芍 150 g、全当归 150 g 补养肝血;胸闷善太息,腹胀者,加醋柴胡 90 g、广陈皮 90 g、吴茱萸 30 g。

制备方法:将以上药物用清水浸泡一昼夜,除白人参、西洋参外,将其他药物放入同煎,以快火连煎三汁后,过滤,去渣取汁,再在文火上慢慢熬煎浓缩,白人参、西洋参另煎冲入,另用鳖甲胶 90 g、龟板胶 90 g、清阿胶 90 g 浸于 500 mL 黄酒中烊化以备用,用白文冰 400 g,趁热一同冲入药汁之中收膏,待其冷却后便可服用。

服用方法:上述膏方于冬至前后开始服用,每次约 25 g,开水冲服,每日早晚各 1 次,共计服用 50~60 日。服食期间忌饮酒、吸烟,饮浓茶、咖啡,食刺激性食品、生萝卜。

(七) 慢性支气管炎

1. 概述　慢性支气管炎是由感染及物理、化学等因素,引起气管、支气管黏膜及其周围组织的慢性炎症。临床以长期咳嗽、咳痰,或伴有喘息(哮喘),常在寒冷季节反复急性发作为其主要表现。临床上,根据患者的具体病情可将慢性支气管炎分为三期。① 急性发作期:处于这一期的患者可表现为原有的咳嗽或气喘症状明显加重,痰量增加,且伴有发热、恶风寒、咽部不适等症状;② 慢性迁延期:处于这一期的患者其咳嗽、咳痰、气喘等急性期的症状得到了缓解,但这些症状仍会持续 1 个月以上的时间;③ 缓解期:处于这一期的患者经过治疗或自然好转后,可在 3 个月的时间内无症状或仅有较轻的症状。本病属中医学"咳嗽""痰饮"范畴。膏方仅对本病慢性迁延期和缓解期的患者进行调理。

2. 病因病机　本病(慢性迁延期和缓解期)的发生与发展,与肺、脾、肾三脏功能密切相关。脾失健运,湿聚为痰,痰浊壅肺;肾阳亏虚,气化失司,水气不得蒸腾,痰饮阻塞气道;肾阴亏损,虚火灼伤肺叶,皆可使肺失清肃,气壅不宣,上逆而为咳喘。

3. 膏方用药原则　① 用药不宜滋腻:本病患者多有咯痰症状,滋腻之品易使脾虚、生痰湿,加重症状;② 宜温补不宜温燥:大多选用山茱萸、巴戟天、仙灵脾、桑寄生、补骨脂等温润不燥之品;③ 强调补肾:肾为气之根,肾虚失纳,则气逆而为喘,肾阳衰微,不能化气行水,则凌心射肺,形成喘咳、心悸、不能平卧之症。当处以补肾为要。

4. 膏方常用中药　温化寒痰用法半夏、天南星、白芥子、旋覆花、白前等;清化热痰用前胡、桔梗、川贝母、浙贝母、瓜蒌、竹茹等；止咳平喘用苦杏仁、紫苏子、百部、紫菀、款冬、枇杷叶、桑白皮、葶苈子、白果等；清肺阴虚热用青蒿、地骨皮、银柴胡、胡黄连等；清肺实热用石膏、知母、芦根、天花粉等；温肺化饮用细辛、白芥子；养肺阴用北沙参、南沙参、麦冬、天冬、百合、玉竹、黄精、枸杞等。

5. 膏方基质的选择和加工　慢性支气管炎膏方中的矫味剂应当选择白文冰、白蜜,因为白文冰和白蜜具有滋阴润肺止咳的作用。

6. 慢性支气管炎膏方的服用　老慢支患者易在冬季发作或加重,故一般在冬至前一周至立春前服用膏方,可减少或减轻发作。用少量开水冲调溶化后,每日早晨与晚上睡前空腹服用最佳,此时胃肠空虚,吸收力强,且不受食物干扰,药物易发挥作用。消化功能不佳者也可在饭后服用。成人每次服1～2汤匙,约30 g;每日1～2次。如遇其他疾病或需合并使用其他药物时,应辨证施用。

7. 辨证论治

（1）膏方调治原则:注意外感咳嗽和内伤咳嗽常常互相影响,外感咳嗽久延不愈,伤及肺气,可致内伤;脏腑亏虚,卫外不固,又易引动外感。所以应分清外感内伤、邪正虚实,在上述治疗方法的基础上,补肺、健脾、治痰、顺气、温阳为重要环节,久咳久喘还须考虑益肾的问题。

（2）基本辨证分型及常用膏方

1）外寒内饮

主症特点:恶风寒,发热或不发热,无汗,咳嗽,气喘,喉中痰鸣,痰多而清稀,形寒肢冷,常随气候寒冷而病情加重,舌质淡,苔薄白或滑润,脉弦滑。

治法:温肺化饮,宣肺化痰。

常用膏方:温肺化饮膏。

药物组成:白人参100 g,潞党参150 g,生黄芪150 g,炙黄芪150 g,炙麻黄100 g,苦杏仁90 g,川桂枝90 g,北细辛30 g,干姜片60 g,制半夏90 g,五味子90 g,炒白芍150 g,紫苏子150 g,莱菔子150 g,白芥子100 g,千日红150 g,天浆壳150 g,苦桔梗90 g,紫苏叶100 g,北防风90 g,荆芥穗90 g,广陈皮90 g,生甘草90 g,莲子肉150 g。

临证加减:如怕冷明显者,加熟附块30 g;内有郁热而烦躁面赤者,加生石膏150 g、淡黄芩90 g、鱼腥草150 g;咳喘重者,加嫩前胡90 g、炙紫菀90 g。

制备方法:将以上药物用清水浸泡一昼夜,除白人参外,将其他药物放入同煎,以快火连煎三汁后,过滤,去渣取汁,再在文火上慢慢熬煎浓缩,白人参另煎冲入,另用白蜜250 g、白文冰250 g收膏即成,待其冷却后便可服用。

服用方法:上述膏方于冬至前后开始服用,每次约25 g,开水冲服,每日早晚各1次,共计服用50～60日。服食期间忌饮酒、吸烟,饮浓茶、咖啡,食刺激性食品、生萝卜。

2）痰热壅肺

主症特点：咳嗽喘急，胸满气粗，痰黄黏稠，烦躁口渴，溲黄便干，舌红苔黄，脉滑数。

治法：清热化痰，宣肺止喘。

常用膏方：清热止喘膏。

药物组成：白人参100 g，西洋参60 g，淡黄芩90 g，生山栀90 g，炙麻黄100 g，苦杏仁90 g，紫苏子150 g，生石膏300 g，大知母100 g，桑白皮150 g，葶苈子150 g，生地黄100 g，鱼腥草150 g，蒲公英150 g，苦桔梗90 g，白茯苓150 g，广陈皮90 g，浙贝母90 g，生甘草60 g，莲子肉150 g，黑芝麻150 g。

临证加减：如痰稠略出不易者，加全瓜蒌90 g、南沙参100 g；痰热郁蒸，痰黄如脓或有热腥味者，加金荞麦根90 g、冬瓜子150 g、薏苡仁200 g等加强清化痰热之力；痰热伤津，口干，舌红少津者，加南沙参100 g、天门冬100 g、天花粉150 g养阴生津；咳嗽剧烈者，加枇杷叶100 g宣疏肺气；大便干结者，加生大黄60 g通腑泄热。

制备方法：将以上药物用清水浸泡一昼夜，除白人参外，将其他药物放入同煎，以快火连煎三汁后，过滤，去渣取汁，再在文火上慢慢熬煎浓缩，白人参另煎冲入，另用白蜜250 g、白文冰250 g收膏即成，待其冷却后便可服用。

服用方法：上述膏方于冬至前后开始服用，每次约25 g，开水冲服，每日早晚各1次，共计服用50～60日。服食期间忌饮酒、吸烟，饮浓茶、咖啡，食刺激性食品、生萝卜。

3）痰湿蕴肺

主症特点：咳嗽反复发作，咳声重浊，痰多，痰粘腻或稠厚成块，色白或带灰色，因痰而咳，痰出咳平。每于早晨或食后痰多咳甚，进甘甜油腻食物加重，胸闷，脘痞，呕恶，食少，体倦，大便时溏，舌苔白腻，脉象濡滑。

治法：燥湿化痰，理气止咳。

常用膏方：化痰清肺膏。

药物组成：白人参100 g，西洋参60 g，潞党参150 g，生黄芪150 g，炙黄芪150 g，白茯苓150 g，炒白术150 g，北防风90 g，淮山药150 g，炒黄精100 g，制半夏90 g，广陈皮90 g，炒苍术150 g，川厚朴90 g，旋覆花90 g，炒枳实90 g，化橘红90 g，枇杷叶100 g，紫苏子150 g，莱菔子150 g，白芥子150 g，焦六神曲50 g，生甘草60 g，莲子肉150 g。

临证加减：痰多者，加生牡蛎150 g、蛤壳粉90 g；咳剧者，加苦杏仁90 g、炙紫菀90 g、炙百部90 g；胸闷者，加炒枳壳90 g、苦桔梗90 g；如喘咳气短，动则甚者，加沉水香30 g；如痰色转黄者，加鱼腥草150 g、淡黄芩90 g；寒痰较重，痰黏白如沫，怯寒背冷者，加干姜片60 g、北细辛30 g温肺化痰。

制备方法:将以上药物用清水浸泡一昼夜,除白人参、西洋参外,将其他药物放入同煎,以快火连煎三汁后,过滤,去渣取汁,再在文火上慢慢熬煎浓缩,白人参、西洋参另煎冲入,另用阿胶250 g浸于500 mL黄酒中烊化以备用,用白蜜250 g、白文冰250 g,趁热一同冲入药汁之中收膏,待其冷却后便可服用。

服用方法:上述膏方于冬至前后开始服用,每次约25 g,开水冲服,每日早晚各1次,共计服用50～60日。服食期间忌饮酒、吸烟,饮浓茶、咖啡,食刺激性食品、生萝卜。

4)肺肾阴虚

主症特点:干咳,咳声短促,动则更甚,或痰中带血丝,或声音逐渐嘶哑,口干咽燥,或午后潮热,颧红,盗汗,腰膝酸软,夜尿频数,咳甚遗尿,舌红少苔,脉沉细。

治法:润肺滋肾,养阴止咳。

常用膏方:润肺滋肾膏。

药物组成:白人参100 g,西洋参60 g,潞党参150 g,生黄芪150 g,炙黄芪150 g,生地黄100 g,熟地黄100 g,山茱萸900 g,淮山药150 g,炒黄精100 g,天门冬100 g,麦门冬100 g,枸杞子90 g,牡丹皮90 g,建泽泻90 g,白茯苓150 g,炙紫菀90 g,炙款冬90 g,炙百部90 g,川贝母100 g,炙白前90 g,苦前胡90 g,白果仁100 g,五味子90 g,生甘草60 g,黑芝麻150 g,莲子肉150 g,核桃肉200 g。

临证加减:如气喘明显者,加旋覆花90 g、代赭石90 g;肺气不敛,咳而气促,加诃子肉60 g以敛肺气;阴虚潮热者,酌加功劳叶90 g、银柴胡90 g、香青蒿90 g、炙鳖甲90 g、胡黄连90 g以清虚热;阴虚盗汗者,加乌梅肉90 g、瘪桃干90 g、浮小麦150 g收敛止涩;肺热灼津,咯吐黄痰者,加海蛤粉90 g、大知母90 g、淡黄芩90 g清热化痰;热伤血络,痰中带血者,加焦山栀90 g、藕节炭90 g清热止血。

制备方法:将以上药物用清水浸泡一昼夜,除白人参、西洋参外,将其他药物放入同煎,以快火连煎三汁后,过滤,去渣取汁,再在文火上慢慢熬煎浓缩,白人参、西洋参另煎冲入,另用阿胶250 g浸于500 mL黄酒中烊化以备用,用白蜜250 g、白文冰250 g收膏,待其冷却后便可服用。

服用方法:上述膏方于冬至前后开始服用,每次约25 g,开水冲服,每日早晚各1次,共计服用50～60日。服食期间忌饮酒、吸烟,饮浓茶、咖啡,食刺激性食品、生萝卜。

5)肺肾虚寒

主症特点:咳声低微无力,气短不足以息,咯痰清晰,色白量多,神疲懒言,食少,面色㿠白,畏风,自汗,乏力,腰膝酸软,夜尿清频,形寒肢冷,苔薄,舌淡,脉沉细。

治法:补肺温肾,止咳平喘。

常用膏方:暖肺温肾膏。

药物组成：白人参100 g，冬虫夏草30 g，西洋参60 g，潞党参150 g，生黄芪150 g，炙黄芪150 g，淮山药150 g，白茯苓150 g，枸杞子90 g，女贞子90 g，仙灵脾120 g，山茱萸90 g，补骨脂90 g，桑寄生90 g，厚杜仲90 g，全当归150 g，钟乳石100 g，沉水香30 g，广肉桂30 g，五味子90 g，刺五加150 g，红景天90 g，生甘草60 g，黑芝麻150 g，莲子肉150 g，桂圆肉100 g，核桃肉200 g。

临证加减：如面色暗，唇舌紫者，加桃仁泥90 g、草红花60 g；痰多清稀者，加白芥子100 g、北细辛30 g温肺散寒化饮；畏寒、肢冷甚者，加熟附块30 g补肾阳；咳逆气短，动则更甚，加诃子肉60 g补肾纳气。

制备方法：上药除白人参、冬虫夏草、西洋参外，其余药物用清水浸泡一昼夜，放入同煎，以快火连煎三汁后，过滤，去渣取汁，再在文火上慢慢熬煎浓缩，将冬虫夏草研粉调入，白人参、西洋参另煎兑入，另用清阿胶200 g、鹿角胶150 g浸于500 mL黄酒中烊化以备用，用白蜜250 g、白文冰250 g收膏，待其冷却后便可服用。

服用方法：上述膏方于冬至前后开始服用，每次约25 g，开水冲服，每日早晚各1次，共计服用50～60日。服食期间忌饮酒、吸烟，饮浓茶、咖啡，食刺激性食品、生萝卜。

第七章 张晓天教授针对亚健康人群的中医体质养生指导

一、气虚质人群亚健康状态的中医养生方法

（一）气虚质人群亚健康状态的一般调摄

气虚质者卫阳不足,易于感受外邪,应注意保暖,防止劳汗当风、外邪侵袭。脾主四肢,故可微动四肢,以流通气血,促进脾胃运化。劳则气耗,气虚质者尤当注意不可过于劳作,以免更伤正气。春夏主生长,秋冬主收藏,春夏季宜早起,秋冬季宜晚起。热则耗气,夏当避暑;冬当避寒,以防感冒。

气虚之人劳累或思虑后易神疲乏力、四肢酸懒,故应清净养藏,祛除杂念,不躁动,少思虑。应多参加有益的社会活动,多与别人交谈沟通,培养豁达乐观的生活态度。不可过度劳神,避免过度紧张,保持稳定平和的心态。

（二）气虚质人群亚健康状态的膳食调养

1. 调养原则

（1）补气养气:气虚体质者的养生关键在于补气。凡气虚之人吃具有补气作用的食物,要选性平味甘或甘温之物,忌吃破气耗气之物。

（2）兼顾五脏之虚:因肺主一身之气,肾藏元气,脾胃为"气生化之源"。故脾、胃、肺、肾与气虚质关系最为密切。所以,饮食调养应当重点兼顾到这几个脏腑。例如,常用补脾胃虚证为主有糯米、粳米、荞麦、栗子、白扁豆、山药、南瓜、猴头菇、大枣、野猪肉、乳鸽、鹌鹑、饴糖等。其中野猪肉、鹌鹑(有动物黄芪之称)可补五脏之虚。

（3）注重气血双补:中医认为,"气为血之帅,血为气之母"。所以在补气的同时加入补血的食材,往往会收到更好的效果。常见气血双补的食物有榛子仁、牛肉、驴肉、黄鳝、章鱼、黄豆、花生、鲇鱼、鳜鱼等。

（4）适当加入补气中药材:常与补气类药物配成药膳以增强膳食的补气功能。这部分中药常用的有人参、太子参、西洋参、党参、黄芪、白术、黄精、紫河车等。

（5）少食破气耗气之品:凡气虚之人,忌吃破气耗气、生冷寒凉的食物,以及油腻厚味、辛辣刺激之品。例如,山楂、槟榔、大蒜、萝卜缨、香菜、大头菜、胡椒、紫苏叶、薄荷、荷叶等。

2. 药茶

（1）玉屏风茶

【组成】党参6 g,黄芪15 g,白术8 g,防风6 g。

【用法】将所有材料放入锅中,加1 000 mL水以大火加热滚沸后,续煮10分钟即可关火趁热饮用。

【功效】针对盗汗症状,以白术、黄芪来改善,白术另有强健脾胃功用,能提振食欲、增强体力。而黄芪则能强心护肝,改善体虚症状,提升免疫力。

（2）薄荷灵芝茶

【组成】薄荷5 g,灵芝3 g,炒麦芽5 g。

【用法】先将灵芝、炒麦芽放入锅中,加600 mL水以大火加热滚沸后,再放入薄荷续煮5分钟即可关火,趁热饮用。

【功效】对于常熬夜火气过大者,能透过灵芝清热解毒,而炒麦芽则有健胃整肠的功效,并缓解便秘现象。另外,能解郁醒脑的薄荷,更可提振精神。

（3）参麦茶

【组成】太子参9 g,浮小麦15 g。

【用法】将太子参、浮小麦加水煎煮30分钟,代茶饮用。

【功效】益气敛汗。

（4）党参大枣茶

【组成】党参20 g,红茶3 g,大枣10～20枚。

【用法】将党参、红茶、大枣加水煎煮30分钟,饮用。

【功效】补脾益气,生津和胃。

（5）黄芪茶

【组成】生黄芪15～30 g,大枣30 g。

【用法】将生黄芪、大枣加水煎煮30分钟,代茶饮用。

【功效】补气升阳,固表止汗,健脾养血。

3. 药膳

（1）黄芪山药粥

【材料】黄芪、山药、麦冬、白术各20 g,糖适量,粳米50 g。

【做法】先将山药切成小片,与黄芪、麦冬、白术一起泡透后,再将所有材料放入砂锅内,加水煮沸后,再用小火熬成粥。

【功效】益气养阴、健脾养胃、清心安神。

（2）参芪老鸭汤

【材料】老鸭1只,黄芪30 g,沙参50 g。

【做法】老鸭剁块,飞水。油锅爆炒后倒入料酒,炒出香味,将浸泡好的沙参、黄芪用净布包起,同老鸭一同放入砂锅,以小火微煲,直至酥软,加入调料上桌即可食用。

【功效】益气养阴,补中安脏,清火解热。

（3）黄芪薏米粥

【材料】黄芪30 g,薏米60 g,白茅根60 g,粳米100 g,冰糖适量。

【做法】把薏米、粳米洗净。将浸泡好的白茅根、黄芪用净布包起,放入砂锅内,与薏米、粳米煮粥,待熟后再加入冰糖,拌匀即可食用。这也是一道平日可吃的健康粥。

【功效】益气清热、祛湿解暑。

（4）党参黄芪乳鸽汤

【材料】党参60 g,黄芪30 g,大枣5个,乳鸽2只,猪瘦肉150 g,生姜2～3片。

【做法】党参、黄芪、大枣（去核）洗净,稍浸泡;猪瘦肉洗净,整块不用刀切;乳鸽宰后洗净,除去内脏,抹干水,斩为块状。将所有材料放进瓦煲内,加入清水3 000 mL,先用武火煲沸后,改为文火煲约15小时,调入适量食盐和少许生油便可。

【功效】补中益气,调和脾胃。

（5）黄芪童子鸡

【材料】童子鸡1只,黄芪9 g,葱、姜、盐、黄酒少许。

【做法】童子鸡洗净;黄芪用纱布袋包好,取一根细线扎紧袋口。将所有材料置于锅内,加适量水煮汤。待童子鸡煮熟后,拿出黄芪包,加入盐、黄酒调味,即可食用。

【功效】益气补虚。

（6）西洋参芡实排骨汤

【材料】西洋参25 g,怀山药、芡实各50 g,陈皮10 g,猪排骨500 g,生姜2～3片。

【做法】西洋参、怀山药、芡实、陈皮洗净,稍浸泡;猪排骨洗净,斩为大块状,并用刀背敲裂排骨。将所有材料放进瓦煲内,加入清水3 000 mL,武火煲沸后改为文火煲约3小时,调入适量盐和油便可。

【功效】益气养阴,消除疲劳。

（7）人参鸡汤

【材料】散养鸡1只（约1 000 g）,糯米50 g,白人参3 g,黄芪10 g,甘草6 g,枸杞10 g,大枣3枚,鲜栗子15 g,白果10 g,红皮洋葱25 g,大蒜8 g,细葱、生姜、盐、胡椒粉各适量。

【做法】先将糯米提前一夜浸泡。然后把大枣去核、栗子剖半、生姜切片。鸡洗净后,把糯米和栗子仁、大枣放入鸡肚内,用细葱捆好。然后将鸡放入砂锅内,加适量清水用中火煮开后,放入人参、黄芪、甘草、枸杞、生姜、洋葱,继续用中火炖1小时。最后放入盐、胡椒粉调味即可食用。需特别注意的是,在煮之前一定要一次加够足量的水,最忌中途加冷水。一般将8碗水煮至3碗左右。

【功效】补气补虚。

(8)怀山云苓瘦肉汤

【材料】怀山药20 g,云苓25 g,蜜枣4个,猪瘦肉500 g,猪碎骨500 g,生姜3片。

【做法】怀山药、云苓、蜜枣洗净,浸泡;猪瘦肉、猪碎骨洗净,猪瘦肉整块不切。将所有材料放进瓦煲内,加入清水3 000 mL,武火煲沸后改文火煲3小时,调入适量盐、油便可。

【功效】补气健脾,祛湿利水。

(9)红景天芪枣炖瘦肉

【材料】红景天9 g,黄芪15 g,莲子肉10 g,大枣5枚,猪瘦肉300 g。

【做法】猪瘦肉洗净、切块,与洗净的红景天、黄芪、莲子肉、大枣一同放入砂锅,加适量清水,大火煮沸后改小火熬煮1小时。

【功效】补气养心,益气养血。

(10)淮山北芪玉米汤

【材料】甜玉米2根,猪展肉400 g,干淮山20 g,北芪15 g。

【做法】北芪和淮山洗净;玉米去衣、洗净、切段;猪展肉洗净、切块,氽水捞起。在瓦煲中倒入8碗水,烧开,放入所有材料,武火煮沸后改中小火煲1.5小时,最后加许盐调味饮用。

【功效】补脾健胃,补肺益气,生津利水。

(11)党参猪蹄汤

【材料】猪蹄1只,党参25 g,黄酒适量。

【做法】猪蹄洗净、劈开,入热油锅内煸炒,烹上黄酒,加水后撒上党参,以文火煨至肉熟汤浓。分次吃猪蹄喝汤。

【功效】补肺胃,益气血,强筋骨。猪蹄性平、味甘咸,能填肾精,健腰膝,滋胃液。党参为甘平之品,补气作用似人参,但药力较人参弱,属平补之品。

(12)山药鲫鱼汤

【材料】鲫鱼500 g,山药50 g,糯米10 g,花生油35 g,料酒5 g,大葱10 g,盐8 g,葱花、麻油适量。

【做法】鲫鱼洗净,加少许精盐稍腌一会儿。山药去皮、洗净、切成片。锅内倒入花生油烧热,放入鲫鱼两面煎一下,烹入料酒,加鲜汤、山药煮熟,撒上盐、葱花,淋上香油即可。

【功效】益气健脾,消润胃阴,利尿消肿,清热解毒。

（三）气虚质人群亚健康状态的功法锻炼

气虚质人群往往喜静恶动,不利于气血的运行,运动有助于气血通达周身,使身体各部分滋养充分,能力充足,从而有利于气的生成。但由于该体质人群自身体能偏低,过度运动会导致疲劳、咳喘、眩晕等不良反应。因此,气虚质者不宜进行大运动量的体育锻炼,根据"量力而行、适可而止、循序渐进、贵在坚持"的基本原则,可选择一些比较柔缓的体育运动,如散步、慢跑、保健操及舞蹈等,尤其适宜练太极拳、太极剑、八段锦及坐式练功法。通过这些运动强身健体,可益脾肺,固肾气,壮筋骨,逐渐改善体质状态,增强机体的免疫功能,改善亚健康状态。

运动时应采取低强度、多次数的运动方式,每次运动的时间不宜过长,强度不宜过强,做到"形劳而不倦",多进行四肢柔韧性的训练,如伸腰、压腿等,注意呼吸深度和呼吸的均匀平稳,避免猛力和长久憋气。

晨起或晚间锻炼,要避免大运动量的活动,以免汗出过度,气随汗而耗散;可在空气清新的地方进行深呼吸锻炼,以增加肺活量;饭后或睡前摩腹,有利于脾气运化功能的正常发挥;摩擦腰部,以强壮肾气。这些都可以起到补气的作用。

坐式练功法　本功法可以活动腰、膝,具有益肾强腰的功效。

（1）屈肘上举:端坐,两腿自然分开,双手屈肘侧举,手指伸直向上,与两耳平,然后双手上举,以两胁部感觉有所牵动为度,随即复原。可连续做10次。

（2）抛空:端坐,左臂自然屈肘,置于腿上,右臂屈肘,手掌向上,做抛物动作 3～5 次;然后右臂放于腿上,左手做抛空动作,与右手动作相同。每日可做5遍。

（3）摩腰:端坐,宽衣,将腰带松开,双手相搓,以略觉发热为度。将双手置于腰间,上下搓摩腰部,直至感觉发热为止。

（4）"吹"字功:直立,双脚并拢,双手交叉上举过头,然后弯腰,双手触地,继而下蹲,双手抱膝,心中默念"吹"字。连续做10余次。

（5）荡腿:端坐,两脚自然下垂。先慢慢左右转动身体3次,然后两脚悬空前后摆动10余次。

（四）气虚质人群亚健康状态的中药调理

药物调理方面可选用含有人参、黄芪、当归的益气健脾类药材,冬季食红参佳,夏季食西洋参(花旗参)佳。气虚质易感疲乏、气短或易患胃、肾、子宫等脏器下垂者,方选补中益气汤加减;易自汗、易于感冒者,可选用玉屏风散加味;易于腹泻而形体瘦弱者,选用参苓白术散加减。调体时需把握剂量,不可峻补;补气佐以理气;补气顾及虚实夹杂。

中药足浴可选用以下方药:

1. 益气健脾方

【组成】党参30 g,白术30 g,茯苓20 g。

【用法】将以上药物一同放入锅中,加水适量,煎煮2次,每次30分钟,合并滤液,倒入足浴器中,先熏蒸再足浴,每晚1次。15日为1个疗程。

【功效】补脾肺气。增强抵抗力。

2. 益气活血方

【组成】黄芪30 g,贯众30 g,当归20 g,川芎20 g。

【用法】将以上药物一同放入锅中,加水适量,煎煮2次,每次30分钟,合并滤液,倒入足浴器中,先熏蒸再足浴,每晚1次。15日为1个疗程。

【功效】补气活血。增强抵抗力。

3. 益气安眠方

【组成】黄芪30 g,生地黄20 g,夜交藤20 g。

【用法】将以上药物一同放入锅中,加水适量,煎煮2次,每次30分钟,合并滤液,倒入足浴器中,先熏蒸再足浴,每晚1次。15日为1个疗程。

【功效】补气养阴,安神助眠。

(五)气虚质人群亚健康状态的腧穴保健

人体之气的生成与肺、脾、肾三脏有着密切的关系。肺主气司呼吸,主宣发肃降;脾为气血生化之源,后天之本;肾为先天之本,气虚体质者往往正气不足,尤其是脾、肺、肾功能较低者,所以经络保健应以补益气血为原则,经常做头部、面部、脚部保健按摩,并坚持按摩和艾灸关元、气海、足三里、肺俞、脾俞等穴位。

气虚质者可每次选择下面补气特效穴位中的2～4个穴位进行点按、艾灸、拔罐,长期坚持就能明显改善亚健康状态。

1. 气海

【位置】在前正中线,脐下1.5寸。

【作用】补气要穴。具有温阳益气、化湿理气的作用。

【按揉方法】以右掌心紧贴气海,顺时针方向,按摩100～200次;再以左掌心,逆时针按摩100～200次,按摩至有热感为度。

2. 关元

【位置】位于前正中线上,脐中下方3寸。

【作用】补肾固元穴。气海、关元是元气的发源地,是强壮保健的要穴。

【按揉方法】双手交叉重叠置于关元上,稍用力,快速、小幅度的上下推动,至局部有酸胀感为度。

3. 足三里

【位置】在小腿外侧,外膝眼下3寸,胫骨前嵴1横指处,左右各一穴。简便取穴:把手掌按在同侧膝盖上,手心正对膝盖骨,四肢略分开,无名指指尖下便是足三里穴。

【作用】调理脾胃,活血通络。善治疲劳诸症。

【按揉方法】食指尖点压按摩,或大拇指或中指按压轻揉,至局部酸胀感为度。

4. 肺俞

【位置】位于背部,第3胸椎棘突下,旁开1.5寸,对称于脊柱,左右各一穴。

【作用】具有调补肺气、补虚清热的功效。对于与呼吸系统疾病有关的症状,可以起到宽胸理气、降逆止咳的功效。

【按揉方法】用手掌根部按揉肺俞,至局部酸胀感为度。对于连续性咳嗽,同时按摩天突(胸骨上窝凹陷处),用手掌根按揉左右肺俞各36次,此为1遍,再用拇指肚向后按压天突36次,为1遍,按揉至局部酸胀感为度。

5. 脾腧

【位置】在背部,第11胸椎棘突下,旁开1.5寸,对称于脊柱,左右各一穴。

【作用】重要的补气穴位之一。对于腹胀、腹泻、呕吐、便血等胃肠腑不适和背痛有良好的疗效。

【按揉方法】用手掌根部按揉肺俞,至局部酸胀感为度。一般采用艾灸或者拔罐。

6. 百会

【位置】位于头顶,两耳尖连线与正中线交点处。

【作用】百会时各经脉气聚之处,起着调节机体阴阳平衡的重要作用。对于眩晕、头痛、健忘、不寐、中气下陷诸证有明显的作用效果。

【按揉方法】以食指指腹轻轻按压百会,同时呼气、沉肩,将力度作用于手指,按顺时针和逆时针方向各按摩50圈,每日2～3次。常按百会穴可以清神醒脑,增强记忆力。

7. 膻中

【位置】位于前正中线,两乳头连线的中点。

【作用】具有宽胸理气、活血通络、清肺止咳、舒畅心肺的功能。对于胸闷、咳喘、吐逆、心悸等症状有良好的效果。

【按揉方法】拇指或中指的指腹,力度稍以疼痛感为宜。每次按摩10秒,6次为1遍,每日3～5遍。老年人按摩动作要轻揉,至穴位有酸胀感为度。

8. 太渊

【位置】位于在腕掌侧横纹桡侧,桡动脉搏动处,左右各一穴。

【作用】脉之所会,补益肺气,通调血脉。

【按揉方法】用大拇指指腹按揉,力度稍以疼痛感为宜。老年人按摩动作要轻揉,至穴位有酸胀感为度。

9. 太白

【位置】在足内侧缘,当足大趾本节(第1跖趾关节)后下方赤白肉际凹陷处,左右各一穴。

【作用】健脾益气,升发肺气。适于肠鸣、腹胀、腹泻、胃痛、便秘等脾胃症状。

【按揉方法】用大拇指指腹按揉,力度稍以疼痛感为宜。老年人按摩动作要轻揉,至穴位有酸胀感为度。

10. 气穴

【位置】位于腹部,脐中下3寸,前正中线旁开0.5寸,左右各一穴。

【作用】补益肾气、调理下焦。可以应用于小便不利、腹泻等症状。配合天枢(位于腹部,横平脐中,前正中线旁开2寸)、上巨虚(在小腿前外侧,外膝眼下6寸,距胫骨前缘一横指)可改善泄泻。

【按揉方法】用大拇指指腹按揉,力度稍以疼痛感为宜。老年人按摩动作要轻揉,至穴位有酸胀感为度。

二、阳虚体质人群亚健康状态的中医养生方法

(一)阳虚质人群亚健康状态的一般调摄

中医认为,阳虚是气虚的进一步发展,故而阳气不足者常表现出情绪不佳,易悲哀,故必须加强精神调养,应多与别人交谈沟通,主动调整自己的情绪;要善于自我排遣或向人倾诉,消除不良情绪。平时可多听一些激扬、高亢、豪迈的音乐,以调动情绪。

平时多进行户外活动,以舒展阳气,天气湿冷时尽量减少户外活动。注意足下、背部及下腹部的防寒保暖。春夏培补阳气,夏季要避免长时间待在空调房间,不露宿室外,睡觉时不直吹电扇,开空调室内外温差不要过大,避免在树荫、水亭及过堂风大的过道久停,注重足下、背部及下腹部位的保暖。秋冬避寒就温,多日光浴。

(二)阳虚质人群亚健康状态的膳食调养

1. 调养原则

(1)饮食宜忌:阳虚质者应多食用一些具有甘辛温热补益之品,以温补脾肾阳气为主,可配合辛温发散的食品,以补充身体的热量与阳气。适宜的食品有韭菜、辣椒、葱、生姜、蒜、茴香、胡椒、薤白、海参、虾、草鱼、黄鳝、鳗鱼、羊肉、鹿肉、麻雀肉、羊乳、狗肉、桂圆肉、胡桃仁、荔枝、冬虫夏草等。

阳虚质者应少食苦寒之品,忌食生冷、冰冻之品,即使在盛夏也不要多食寒凉之品。寒属阴,寒阻阳气,尤易损耗脾胃阳气,从而导致阳不制阴,阴寒内盛,而阳气渐衰;苦味有清泄、燥湿作用,一般清热、泻火、通便、燥湿之物多具苦味,阳虚质者如再食用清热泻火之物,会加重阳气损耗。不宜食品有苦瓜、秋葵、鱼腥草、荸荠、绿豆、绿豆芽、豆腐、芹菜、苋菜、茼蒿、茭白、芦笋、藕、冬瓜、丝瓜、黄瓜、番茄、茄子、鸭肉、兔肉、海蜇、螺丝、蟹、甲鱼、黑鱼、海带、西瓜、梨、香蕉、草莓、柿子、甘蔗、桑葚、猕猴桃、椰子等,忌所有冰镇饮料、冰镇果汁、冰激凌。

（2）减少食盐的摄入：水液正常代谢，依赖阳气温运气化，如脾阳不足，则运化水湿功能失职；如肾阳不足，则蒸腾汽化功能减退，导致水液运行障碍，蓄积体内，泛滥于脏腑与躯体之间成为水肿、痰饮等证。因此，阳虚质者再过多摄入食盐易水钠潴留，使组织水肿、体重增加、血压增高，从而导致肥胖、肿胀、高血压、小便不利等。

（3）选择适当的烹调方式：阳虚质者吃寒性食物时，应选择焖、蒸、煮、炖的方法，可减少寒凉之性。

2. 药茶

（1）龙眼姜枣茶

【组成】龙眼肉10 g，生姜5 g，大枣10粒。

【用法】生姜洗净、切片，加水煮沸后改用小火煮10分钟。大枣洗净后撕成小块，与切碎的龙眼肉一起，再冲入煮好的生姜水，加盖闷置10分钟左右，即可代茶饮。喝不惯生姜水辛辣之味者，可少放些生姜，再加入红糖或蜂蜜适量调味即可。

【功效】温经通络，驱寒回阳，补气血，强体质。

（2）陈皮大枣茶

【组成】陈皮10 g，大枣10 g，红茶3 g。

【用法】陈皮切丝，大枣去核、撕成小块，与红茶一起用开水冲泡后饮用。

【功效】益气健脾，暖胃和中。

（3）干姜茶

【组成】干姜10 g，红茶3 g。

【用法】用干姜的煎煮液泡茶饮用，冲饮至味淡。喝不惯姜茶辛辣之味者，可再加入红糖或蜂蜜适量调味。

【功效】温中散寒，回阳通脉。

（4）肉桂茶

【组成】肉桂2 g，红茶3 g。

【用法】开水泡饮，冲饮至味淡。

【功效】补元阳，暖脾胃，除冷积，通血脉。

（5）寄生艾茶

【组成】桑寄生5 g，艾叶3 g，阿胶3 g，红茶3 g，红糖10 g。

【用法】用前三味药的煎煮液泡茶，加入红糖即可饮用。

【功效】补肾，温经，和血。

3. 药膳

（1）当归生姜羊肉汤

【材料】当归20 g，生姜30 g，羊肉500 g，黄酒、盐等调味品各适量。

【做法】当归洗净，用清水浸软，切片，生姜洗净，切片；羊肉剔去筋膜，放入开水锅中略烫,除去血水后捞出,切片。当归、生姜、羊肉放入砂锅中,加入清水、黄酒,旺火烧沸后撇去浮沫,再改用小火炖至羊肉熟烂,加入盐等调味品食用。

【功效】温中养血,散寒暖肾。

（2）枸杞杜仲鹿肉汤

【材料】枸杞5 g,杜仲25 g,鹿肉400 g,大枣3个,生姜5片。

【做法】枸杞、杜仲稍浸泡,洗净;大枣去核;杜仲置锅中微火慢炒,洒入少许淡盐水,炒至干;鹿肉洗净、切块,置沸水中加生姜稍滚片刻,再洗净。所有材料一起放进瓦煲内,加入清水2 500 mL,武火煲沸后改为文火煲约2小时,调入适量食盐、油便可。

【功效】补肾助阳,益精壮腰。

（3）肉桂鸡肝

【材料】肉桂5 g,雄鸡肝1具,生姜、葱、料酒、味精各适量。

【做法】肉桂洗净,切成长2 cm、宽1 cm的块;雄鸡肝洗净,切成4片,放人瓦锅内,加入葱、生姜、食盐、料酒、清水各适量。瓦锅置盛有水的锅中,隔水炖至鸡肝熟即成,食用时加味精少许。

【功效】温补肾阳。

（4）黄芪羊肚汤

【材料】羊肚1个,黄芪25 g,黑豆50 g,羊肉汤、胡椒粉、盐适量。

【做法】将羊肚内的黑皮洗去,切丝;黄芪切片。将羊肚、黄芪、黑豆放入锅内,加羊肉汤适量,煮至羊肚熟烂,加盐、胡椒粉调味即可。

【功效】补气升阳,补虚健胃。

（5）附子粥

【材料】制附子5 g,粳米100 g,葱白2根,红糖适量。

【做法】将附子择净,水煎取汁,加粳米煮粥,待熟时调入红糖、葱白末,再煮沸即成。

【功效】温中散寒止痛。

（6）虾马童子鸡

【材料】净仔公鸡1只(约1 000 g),海马10 g,虾仁20 g,盐、料酒、葱、姜、味精适量。

【做法】鸡在开水中约煮5分钟,取出后剔除鸡骨、取肉,将虾仁、海马温水洗净,泡10分钟后放在鸡肉上,加葱姜少许,蒸熟至烂,加入少许味精,调好味即成。

【功效】温肾壮阳,益气补精,活血。

（7）核桃羊肉粥

【材料】核桃仁10 g,羊肉100 g,羊肾1对,粳米100 g,葱、姜、盐等调味品适量。

【做法】先将羊肉洗净、切细；羊肾剖开,去筋膜,切细。用粳米煮粥,待沸时放入羊肉、羊肾,煮至粥熟后,加入适量葱、姜、盐等调味品后即可食用。

【功效】温补肾阳,健胃补脑。

（8）韭菜炒胡桃仁

【材料】韭菜200 g,胡桃仁50 g,盐适量。

【做法】胡桃仁开水浸泡去皮,沥干备用。韭菜择洗干净,切成寸段备用。麻油倒入炒锅,烧至七成热时,加入胡桃仁,炸至焦黄,再加入韭菜、食盐,翻炒至熟。

【功效】补肾助阳,温暖腰膝。

（9）仙灵脾茯苓炖乳鸽

【材料】仙灵脾30 g,茯苓30 g,乳鸽1只。

【做法】乳鸽去毛,除去内脏,洗净后切块,与仙灵脾、茯苓共同放入炖盅内,隔水炖3小时,调味,吃肉饮汤。

【功效】温补肾阳,补中益气。

（10）益智虫草炖鹅肉

【材料】益智仁10 g,冬虫草5 g,鹅肉250 g。

【做法】将鹅肉洗净、切块,与益智仁、冬虫草共入炖盅内,加适量水,隔水炖3小时,调味后吃肉饮汤。

【功效】补肾助阳,温脾暖胃,补肺化痰。

（11）鹿茸炖鸡

【材料】鹿茸25 g,母鸡1只(约1 000 g),黄酒、盐适量。

【做法】将母鸡宰杀,去毛及内脏,切块,和鹿茸、黄酒一同放入炖盅内,先武火煮沸,然后文火炖煮3小时至鸡肉烂熟,加盐调味后即可食用。

【功效】补肾壮阳,补中益气,温通血脉。

（12）米酒蒸鸡

【材料】嫩鸡1只,香菇50 g,糯米酒100 g,笋片、葱段、姜块、盐各适量。

【做法】香菇洗净,切片；鸡去毛,去内脏,洗净,切成小块。香菇、鸡块加入葱段、姜块、盐、香菇片、笋片,倒入糯米酒,放入蒸笼内蒸熟即可。每次取少量食用。

【注意】酒精过敏者禁用,孕妇禁用。

【功效】健脾益肾,开胃提神,益气养血。

（三）阳虚质人群亚健康状态的功法锻炼

"动则生阳",根据中医理论"春夏养阳,秋冬养阴"的观点,阳虚质者的锻炼时间最好选择春夏天,一天中又以阳光充足的上午为最好的时机,其他时间锻炼则应当在室内进行。适当进行户外有氧运动,如慢跑、散步、骑自行车、做广播操、舞蹈等舒缓柔和的运动,也可采用传统的太极拳、八段锦、五禽戏等功法都会让全身各个部位活动起来,促进血液循环改善体质;适当的短距离跑和跳跃运动,如跳绳等可以振奋阳气,促进阳气的生发和流通,同时可适当做空气浴和日光浴。

运动强度不能过大,尤其注意不可大量出汗,以防汗出伤阳;宜控制在手脚温热、面色红润、微微出汗为度。每日锻炼30～60分钟,持之以恒。在夏季不宜做过于剧烈的运动。

(四)阳虚质人群亚健康状态的中药调理

药物调理方面可选用补阳祛寒、温养肝肾之品,如鹿茸、海狗肾、蛤蚧、冬虫夏草、巴戟天、仙茅、肉苁蓉、补骨脂、杜仲等。阳虚质畏寒怕冷、手足不温或伴尿频或夜尿频多者,选用桂附地黄丸;易向汗怕冷者,选用桂枝加附子汤合玉屏风散;易患腹痛腹泻者,选用附子理中丸;易患肿胀者,选用实脾散加减。调体时注意温阳佐以养阴;温阳兼顾脾胃;慎用辛热有毒之品。

中药足浴可选用以下方药:

1. 回阳方

【组成】附子30 g,干姜30 g。

【用法】将以上药物一同放入锅中,加水适量,煎煮30分钟,去渣取汁,倒入足浴器中,先熏蒸再足浴,每晚1次。15日为1个疗程。

【功效】温补脾肾,御寒回阳。主治畏寒怕冷,手脚发凉。

2. 助阳方

【组成】桂枝30 g,细辛10 g。

【用法】将以上药物一同放入锅中,加水适量,煎煮30分钟,去渣取汁,倒入足浴器中,先熏蒸再足浴,每晚1次。15日为一疗程。

【功效】温补脾肾,御寒回阳。主治畏寒怕冷,手脚发凉。

3. 温补方

【组成】淫羊藿30 g,生姜30 g。

【用法】将以上药物同入锅中,加水适量,煎煮30分钟,去渣取汁,倒入足浴器中,先熏蒸再足浴,每晚1次。15日为1个疗程。

【功效】温补脾肾,御寒回阳。主治畏寒怕冷,手脚发凉。

(五)阳虚质人群亚健康状态的腧穴保健

阳虚质人群的腧穴保健以温化水湿,畅通气血,温补阳气为主。可以在三伏天或者三九天,尤其在阴历月末的晦日(晦日是指阴历每月的最后一日,即大月三十日、小月二十九日),也就是最热或最冷的时候,选择1～2个温阳穴位用艾条温和灸。

1. 神阙

【位置】在腹部,肚脐中央。

【作用】温补元阳,健运脾胃,复苏固脱。

【按揉方法】双手交叉重叠置于肚脐上,稍用力,快速、小幅度的上下推动,至局部有酸胀感为度。

2. 气海

【位置】在前正中线,脐下1.5寸。

【作用】培补元气,补益阳气,延年益寿,化湿理气。对于湿邪引起的气机不畅而导致的腹痛、泄泻、便秘等肠腑症状有良好的疗效。

【按揉方法】以右掌心紧贴气海,顺时针方向,按摩100～200次;再以左掌心,逆时针按摩100～200次,按摩至有热感为度。

3. 关元

【位置】位于前正中线上,脐中下方3寸。

【作用】培元固本、补益下焦。气海、关元是元气的发源地,是强壮保健的要穴。对于虚劳冷惫、羸瘦无力等元气虚损症状,泄泻、腹痛、脱肛等肠腑症状有不错的效果。

【按揉方法】双手交叉重叠置于关元上,稍用力,快速、小幅度的上下推动,至局部有酸胀感为度。

4. 中极穴

【位置】位于腹部,前正中线,脐下4寸。

【作用】温阳利湿,补益肾气。

【按揉方法】双手交叉重叠置于关元上,稍用力,快速、小幅度的上下推动,至局部有酸胀感为度。

5. 涌泉

【位置】在足底,足掌的前1/3,弯屈脚趾时的凹陷处,左右各一穴。

【作用】补益肾气、滋养五脏六腑。对于头痛、头晕、咽喉肿痛、小便不利、便秘等不适有较好的疗效。

【按揉方法】晚上洗脚后,双手搓热,以手心的劳宫(在手掌心,握拳屈指时中指尖处)对准涌泉,右手搓左脚,左手搓右脚,反复揉搓,至局部有热感为度,可以起到交通心肾、引火归源的作用。

6. 大椎

【位置】位于后颈部,第7颈椎棘突下凹陷中。简便取穴:低头的时候我们用手顺着脖子向下摸,在脖子和背部交接的地方,有一个非常明显的骨性突起,那就是第7颈椎的棘突,在它下面的凹陷处就是大椎穴。

【作用】益气壮阳。配合足三里、命门可提高机体免疫力。

【按揉方法】先将双手掌心搓热约1分钟,然后迅速按到大椎上,接着沿背部正中线以大椎为中心上下搓动,使热力向下渗透,使大椎穴局部发热发烫,并向四周放散。

7. 申脉

【位置】位于足外侧部,外踝直下方凹陷中。左右各一穴。

【作用】舒筋活络,滋阴清热,利腰膝。适于头痛、失眠等症状。

【按揉方法】大拇指或中指按压,每次按压5分钟,左右交替按揉,按压时中府穴应有酸胀、发热的感觉。

8. 命门

【位置】位于腰部,后正中线上,第2腰椎棘突下凹陷中。

【作用】行气血,调阴阳。

【按揉方法】两腿分开,与肩同宽,左右手空半握拳,放于腰际,然后一拳击打神阙(即肚脐处),同时一拳击打命门,交替进行,共打36下,早、晚各1次,力度以自己适宜为主。

9. 中脘

【位置】位于前正中线上,脐中上4寸。

【作用】健脾益胃,培补后天。对于胃痛、腹胀、呃逆、吞酸、泄泻等脾胃不适以及失眠等均有疗效。

【按揉方法】双手交叉重叠置于关元上,稍用力,快速、小幅度的上下推动,至局部有酸胀感为度。

10. 中府

【位置】位于胸壁外上方,前正中线庞开6寸,平第1肋间隙处。简便取穴:双手叉腰站立,锁骨外侧下缘的三角窝处是云门穴,云门穴直下约1寸,平第一肋间隙处便是。左右各一穴。

【作用】通肺经,治腹胀。

【按揉方法】大拇指或中指按压,每次按压5分钟,左右交替按揉,按压时中府应有酸胀、发热的感觉。

11. 太溪

【位置】位于足内侧,内踝与跟腱之间的凹陷处,左右各一穴。

【作用】补肾穴。有补肾气、滋肾阴、壮肾阳、理胞宫的作用。对于由肾气不足引起的腰酸腰疼、头晕耳鸣、脱发、牙齿松动等有良好的效果。容易手脚冰凉的亚健康人群,睡前刺激太溪穴,坚持一周便可改善冰凉的症状。

【按揉方法】食指尖点压按摩,或大拇指或中指按压轻揉,至局部酸胀感为度,按揉的同事做吞咽动作,可起到补护肾气的作用。

12. 百会

【位置】位于头顶,两耳尖连线与正中线交点处。

【作用】百会是各经脉气聚之处,起着调节机体阴阳平衡的重要作用。对于眩晕、头痛健忘、不寐等头部不适,泄泻等中气下陷诸证有明显的作用效果。

【按揉方法】以食指指腹轻轻按压百会,同时呼气、沉肩,将力度作用于手指,按顺时针和逆时针方向各按摩50圈,每日2～3次。常按百会可以清神醒脑,增强记忆力。

(六)温阳穴位按摩操

(1)每晚临睡前,将右腿盘在左腿上,用拇指点压右腿的涌泉穴,直至有酸胀感,每天50～100下。

(2)按摩者将右手拇指指腹放在患者头顶百会穴上,适当用力按揉1～2分钟,每天1次。

(3)用穴位按压工具或拇指按压于足外侧申脉穴处,一松一放反复数次,直至足部有明显酸胀感。

三、阴虚质人群亚健康状态的中医养生方法

(一)阴虚质人群亚健康状态的一般调摄

阴虚质者由于阴不制阳而阳气易亢,应保证充足的睡眠时间,以藏养阴气;工作紧张、熬夜、剧烈运动、高温酷暑的工作生活环境等均应尽量避免;特别是冬季,更要注意保护阴精。肾阴是一身阴气之本,阴虚体质者要节制房事,惜阴保精。

阴虚质者由于身体内阴液缺乏而容易虚火上扰,精神特点常常表现为性情急躁、外向好动、过于活泼、时常心烦易怒。而这种情绪上的亢奋反而更加加重虚火的外跃,加速消耗阴血,助生燥热,加重阴虚体质的偏颇,成为恶性循环。因此,平时宜克制情绪,遇事冷静,安神定志,舒缓情志,学会正确对待喜与忧、苦与乐、顺与逆,保持稳定的心态。可以用练书法、下棋来怡情悦性,用旅游来寄情山水、陶冶情操。平时多听一些曲调舒缓、轻柔、抒情的音乐。

(二)阴虚质人群亚健康状态的膳食调养

1. 调养原则

(1)食宜滋阴:阴虚体质关键在于补阴。阴液充足,可以抑制机能亢奋和"虚热"。用滋补肾阴食物,以滋阴潜阳为法,宜清淡,远肥腻厚味、燥烈之品,可多吃些芝麻、糯米、绿豆、乌贼、龟、鳖、海参、鲍鱼、螃蟹、牛奶、牡蛎、蛤蜊、海蜇、鸭肉、猪皮、豆腐、甘蔗、桃子、银耳、蔬菜、水果等。这些食品多味甘性寒凉,皆有滋补机体阴气的功效。

(2)少食辛辣、温热食物:阴虚体质不宜多吃温热性食物如羊肉、狗肉等,还要注意少吃葱、姜、蒜、韭、薤、椒等辛辣之品,以免伤阴助热。除此之外还应忌吃或少吃炒花生、炒黄豆、炒瓜子、锅巴、爆米花、荔枝、龙眼肉、佛手柑、杨梅、芥菜、砂仁、荜拨、草豆蔻、肉桂、白豆蔻、大茴香、小茴香、丁香、薄荷、红参、肉苁蓉、锁阳等。同时还应戒酒,因为饮酒伤阴,可使内热加重。

(3)适当清热:阴虚质者也要注重清热,可常食如芹菜、香蕉、西瓜、冬瓜、菊

花、板蓝根、苋菜、绿豆芽、黄豆、小米、荞麦等具有清热作用的食物。

（4）注重夏秋时节食养：由于夏热秋燥，而阴虚质者有着耐寒不耐热燥的特点，因此要注重夏秋季节的饮食选择。夏季气温较高，人体水分流失得多，阴虚质者更缺水，因此夏季饮食宜以清淡、滋补、去热为主。夏季新鲜蔬果较多，因此阴虚质的人要多吃蔬菜瓜果，同时饮食应以汤、羹、汁、粥等汤水较多的膳食为主，少吃辣椒、肥肉等食物。

（5）兼顾脏腑：阴虚质者相应脏腑也出现阴虚表现，所以需采取相应的滋补脏腑方式。肾阴不足的阴虚质者可采用补肾滋阴法，即选食补肾滋阴的食物或中药，如可用芝麻、黑豆、枸杞、桑葚、牛乳、猪肾等制成枸杞炒腰花、双耳羹、黑豆汤等。胃阴虚的阴虚质者可采用益胃生津法，选食养胃阴、润肠燥、生津液的食物或中药，如可用梨、甘蔗、荸荠、藕、牛乳、芝麻、蜂蜜、麦冬、石斛等制成汤、羹食用。肺燥热的阴虚质者可采用润燥生津法，选食润燥生津、滋养肺阴或清燥润肺的食物或中药，如可用梨、甘蔗、柿子、枇杷、蜂蜜、冰糖、猪肺、牛乳、麦冬制成蜜饯雪梨、银耳百合羹等。肝阴虚的阴虚质者可采用滋阴息火法，选食滋养肝阴、平肝息风或滋阴息风的食物或中药，如可用桑葚、黑豆、牡蛎肉、白芍等制成白芍粥、阿胶鸡汤、牡蛎煲等。

（6）以养胃阴为进补：阴虚人群的进补原则以养胃阴为主。可多吃补气的食物，如菱角、荔枝、葡萄、土豆、山药、鲢鱼、鳝鱼等。特别推荐补虚证很好的山药，同时，平和的它也是很好的养生食物。山药、扁豆、大枣都是补气的好食材，用来熬粥最适合冬天食用。此外还可以用党参、黄芪、枸杞混在一起泡茶喝，如果喝不惯药茶，可以将上述药材辅以乌鸡或乳鸽炖汤喝。

2. 药茶

（1）冰糖银耳茶

【组成】银耳20 g、茶叶5 g、冰糖20 g。

【用法】先将银耳洗净，加水与冰糖（勿用绵白糖）炖熟。另将茶叶泡5分钟，取汁和入银耳汤，搅拌均匀服用。

【功效】银耳配冰糖可助滋养润肺、止咳化痰之力，配茶叶取其消痰火于利湿之中，兼有消炎的功效。有滋阴降火、润肺止咳之功。

（2）莲心茶

【组成】麦冬12 g，莲心3 g，绿茶3 g。

【制法】将所有材料以沸水冲泡饮用。每日1剂，不拘时频饮。

【功效】养阴清火。

（3）玉竹茶

【组成】玉竹10 g，绿茶3 g。

【用法】玉竹、绿茶用300 mL开水冲泡后饮用。可酌量加冰糖。

【功效】养阴润燥,除烦止渴。

（4）甘草菊花桑叶茶

【组成】生甘草6 g,菊花3 g,桑叶3 g。

【用法】开水泡10分钟即可。

【功效】养阴利咽,清肝明目。

（5）决明菊花山楂茶

【组成】决明子(略捣碎)10 g,菊花5 g,山楂15 g。

【用法】将所有材料以沸水冲泡,加盖焖约30分钟即可。

【功效】清肝明目,滋养胃阴。

3. 药膳

（1）莲子百合煲瘦肉

【材料】莲子20 g,百合20 g,猪瘦肉100 g,盐适量。

【做法】将莲子、百合、猪瘦肉加水适量同煲,待肉熟烂后用盐调味食用,每日1次。适用于阴虚质见干咳、失眠、心烦、心悸等症者。

【功效】清心润肺,益气安神。

（2）蜂蜜蒸百合

【材料】百合120 g,蜂蜜30 g。

【做法】将百合,蜂蜜拌匀,蒸至其熟软。时含数片,咽津,嚼食。适用于肺热烦闷或燥热咳嗽、咽喉干痛等症者。

【功效】补肺,润燥,清热。

（3）荷叶杞子蒸水鱼

【材料】鲜荷叶1大张(足以覆盖整个碟或蒸笼),枸杞30 g,水鱼1条(约500 g),油、盐适量。

【做法】将水鱼宰杀、清洗,切件后放在覆盖碟子或蒸笼的鲜荷叶面上,清洗后的枸杞子散放在切件的水鱼上,蒸45～60分钟至熟透。

【功效】滋阴清热,平肝明目。

（4）芡实老鸭

【材料】芡实300 g、老鸭1只洗净切块,葱、姜、盐等各适量。

【做法】老鸭洗净、切块,与其余材料一同入锅,加适量水,大火烧开后换文火煮至鸭肉酥烂即可食用。

【功效】益肾固精,补脾止泻,祛湿止带。

（5）甲鱼二子汤

【材料】甲鱼1只,女贞子、枸杞各20 g。

【做法】甲鱼与女贞子、枸杞同煮汤,调味后食甲鱼饮汤,连食数剂。

【功效】可补阴虚和治肝肾阴虚所致的腰痛、遗精、头晕、目花等症。

（6）秋梨燕窝

【材料】秋白梨2个,燕窝5 g,冰糖10 g。

【做法】秋白梨切掉柄端,挖出核心,将燕窝、冰糖同放于梨中,用切下的柄端盖好,以竹签插定,略加水蒸熟,每日早晨食用。

【功效】燕窝滋阴润肺;白梨、冰糖润燥化痰。

（7）石斛花生米

【材料】鲜石斛50 g,花生米500 g,盐6 g,大茴香、山奈各3 g。

【做法】鲜石斛用水洗净,淘去泥沙,切成长1 cm的节;花生米择去霉烂颗粒,用水洗净,沥去水气。锅内加入清水适量,放入盐、大茴香、山奈,待食盐溶化后把花生米倒入锅中,旺火烧沸后改文火煮约1.5小时,待花生米入口成粉质时即成。

【功效】滋阴养肺,清热生津。适合阴虚体质亚健康常感咽干口燥、双目干涩者。

（8）百合生梨饮

【材料】百合30 g,生梨1只,冰糖30 g。

【制法】生梨切成片,与百合加水共煎,放入冰糖至溶化,即可食用。每日1剂,不拘时随时饮之。

【功效】滋阴润燥,养心安神。

（9）沙参山药粥

【材料】沙参、山药、莲子、葡萄干各20 g,糖适量,粳米50 g。

【做法】先将山药切成小片,与莲子、沙参一起泡透后,再加入其他材料,放入砂锅内加水用火煮沸后,再用小火熬成粥。

【功效】益气养阴,健脾养胃,清心安神。

（10）沙参老鸭汤

【材料】老鸭1只,沙参50 g。

【做法】老鸭剁块,飞水,油锅爆炒入料酒,炒出香味,将浸泡好的沙参用净布包起,放入砂锅内同老鸭一同小火微煲,直至酥软,加入调料上桌即可食之。

【功效】益气养阴,补中安脏,清火解热。

（11）沙参薏米粥

【材料】沙参30 g,绿豆50 g,薏米30 g,粳米100 g,冰糖适量。

【做法】把绿豆、薏米、粳米洗净,用砂锅煮粥,熟后再加入冰糖,拌匀即可食用。

【功效】养阴清热,祛湿解暑。

（12）黑豆枸杞粥

【材料】黑豆100 g,枸杞5 g,大枣10枚。

【做法】黑豆、枸杞、大枣一起放入锅内,加水适量,用武火煮沸后,改用文火熬至黑豆烂熟即可。

【功效】滋补阴精。

（三）阴虚质人群亚健康状态的功法锻炼

阴虚质是由于体内津液精血等阴液亏少,所以该体质人群只适合做中小强度、间断性的运动锻炼,应重点调养肝肾之功,如打太极拳、太极剑、八段锦、内养操、长寿功、固精功、保健功、内练生津咽津的功法等动静结合的传统健身项目。

阴虚质者由于阳气偏亢,不宜进行剧烈运动,避免大强度、大运动量的锻炼形式,避免在炎热的夏天,或闷热的环境中运动,以免出汗过多,损伤阴液。锻炼时要控制出汗量,以微微汗出为妙,及时补充水分。皮肤干燥甚者可多游泳,不宜洗桑拿。

咽津功　中国古代,有许多医学著作中,都记载了咽津功的方法和其作用,道家把它称为玉液炼丹。常年坚持锻炼,可以祛病、保健、防癌、延年。一般可于每日晨起及晚间睡前练习,也可以在午间休息、上班休息时间择时而习,或于在上班乘车途中、排队办事之时偷闲而习。这一健身方法简便易行,不占用专门的时间,也不用任何器械。每天坚持下来,便能达到"白玉齿边有玉泉,涓涓育我度长年"的效果。

（1）预备式:姿势采用静坐、静卧、静站均可。宁心静气,调匀呼吸,鼻息口呼,轻吐三口气。

（2）叩齿:口唇轻闭,首先,上下门牙齿叩击9次,然后左侧上下牙齿叩击9次,右侧上下齿叩击9次,最后上下门齿在叩击9次。

（3）搅舌:即用舌头贴着上下牙床、牙龈、牙面来回搅动,顺时针9次,逆时针9次,左右各18次,古代养生家称之为"赤龙搅海"。

（4）漱津:搅舌后口中津液渐多,口含唾液用两腮作漱口动作36次。

（5）咽津:漱津后,将津液分三次缓缓咽下,注意在吞咽时,要注意守丹田,好像把唾液送到丹田一样。

（四）阴虚质人群亚健康状态的中药调理

药物调理宜选主含熟地黄、鳖甲、龟板、枸杞等滋补肝肾之品;易盗汗者,选用当归六黄汤;易患失眠者,选用天王补心丹;易便秘者,选用增液汤合润肠丸加减;易咽干鼻燥、干咳气喘者,选用百合固金汤加减。"春夏养阳,秋冬养阴",也可选择冬令膏方调理,选用滋阴清热、滋养肝肾之品。调体注意滋阴与清热并用;保血、养血即可生津;养阴兼顾理气健脾。

中药足浴可选用以下方药:

1. 养阴聪耳方

【组成】熟地黄30 g,桑葚30 g,石菖蒲15 g。

【用法】将所有材料一同放入锅中,加水适量,煎煮30分钟,去渣取汁,倒入足浴器中,先熏蒸再足浴,每晚1次。15日为1个疗程。

【功效】滋补肝肾,养阴聪耳。主治耳鸣听力减退。

　2. 聪耳明目方

【组成】制首乌60 g,枸杞叶30 g,石菖蒲15 g。

【用法】将所有材料一同放入锅中,加水适量,煎煮30分钟,去渣取汁,倒入足浴器中,先熏蒸再足浴,每晚1次。15日为1个疗程。

【功效】滋补肝肾,聪耳明目。主治耳鸣听力减退,视力下降,眼睛疲劳干涩。

　3. 养阴明目方

【组成】石斛30 g,枸杞叶30 g,谷精草30 g。

【用法】将所有材料一同放入锅中,加水适量,煎煮30分钟,去渣取汁,倒入足浴器中,先熏蒸再足浴,每晚1次。15日为1个疗程。

【功效】滋阴平肝,泻火明目。主治视力下降,眼睛疲劳干涩。

　4. 泻火明目方

【组成】枸杞叶60 g,白菊花30 g,决明子30 g。

【用法】将所有材料一同放入锅中,加水适量,煎煮30分钟,去渣取汁,倒入足浴器中,先熏蒸再足浴,每晚1次。15日为1个疗程。

【功效】滋阴平肝,泻火明目。主治视力下降,眼睛疲劳干涩。

（五）阴虚质人群亚健康状态的腧穴保健

对于阴虚体质者来说,如果身体有什么不适,针灸并不是首选的治疗手段,这是因为阴虚质者一般在针灸的时候疼痛感会比较明显。如果能通过刺激一些具有养阴生津作用的穴位,或对特定经络进行刮伤、刮痧,使阴虚体质者达到滋补阴气,改善阴虚体质的目的,此为不错的选择。

阴虚质者经络保健以滋补肝肾,养阴降火为主。常用的补阴穴位有三阴交、太溪、照海、太冲、太渊、肺俞、肾俞、涌泉等。

　1. 三阴交

【位置】位于小腿内侧,内踝尖上3寸,胫骨内侧缘后方。左右各一穴。

【作用】滋补肝肺脾阴,降火。适用于小便不利、腹胀、肌肉疼痛、失眠、头痛头晕等不适症状。

【按揉方法】大拇指或中指按压,每次按压5分钟,每天2次,左右交替按揉,按压时应有酸胀、发热的感觉。因有催产作用,孕妇忌揉。

　2. 太溪

【位置】在足内侧,内踝后方,内踝尖与跟腱之间的中点凹陷处。左右各一穴。

【作用】滋补肾阴,降火生津。适于头痛、咽喉肿痛、齿痛、耳聋等肾虚性五官不适以及失眠、健忘等肾精不足证。

【按揉方法】大拇指或中指按压,每次按压5分钟,左右交替按揉,按压时应有酸胀、发热的感觉。

3. 照海

【位置】位于足内侧,内踝尖下方凹陷处。左右各一穴。

【作用】滋补肾阴,降火生津。对于咽干痛、目赤肿痛、小便不利等有良好的缓解作用。

【按揉方法】大拇指或中指按压,每次按压10分钟,每日2次,左右交替按揉,按压时应有酸胀、发热的感觉。

【注意】在按摩时,要闭口不能说话,感到嘴里有津液出现,一定要咽到肚子里去,这是古人说的吞津法。

4. 天突

【位置】位于锁骨下,胸骨上窝中央,左右锁骨正中间的凹陷处。

【作用】宣肺化痰,利咽开音。适于咳嗽、咽喉肿痛等不适。

【按揉方法】大拇指或中指按压,每次按压2～3分钟,按压时应有酸胀、发热的感觉。

5. 承浆

【位置】位于面部,嘴唇下凹处。

【作用】疏通大肠,排出水分。

【按揉方法】大拇指或中指用力按压,可感觉口腔内会涌出分泌液,每次按压5分钟。

6. 鱼际

【位置】位于手掌与手背交际处,第一掌骨中点桡侧,赤白交际处。左右各一穴。

【作用】清热降火。

【按揉方法】大拇指或中指按压,每次按压2～3分钟,按压时应有酸胀、发热的感觉。

7. 迎香

【位置】位于面部,在鼻翼外缘中点旁开0.5寸,鼻唇沟中。左右各一穴。

【作用】宣通鼻窍,理气止痛。

【按揉方法】用食指指尖点压按摩,以左右方向刺激,每次1分钟。

8. 合谷

【位置】在手背,第1、2掌骨间,第2掌骨桡侧中点处,即通常说的虎口处。简便取穴:以一手的拇指指骨关节横纹,放在另一手拇、食指之间的指蹼缘上,拇指尖下就是合谷穴。

【作用】清热解表,镇静止痛。

【按揉方法】大拇指按压,每次按压2～3分钟,按压时以酸、麻、胀的感觉为宜。

9. 肾俞

【位置】位于背部,在腰部第2腰椎棘突下,旁开1.5寸。左右各一穴。

【作用】强壮肾气,滋阴降火。

【按揉方法】双手握拳,拳心虚空,拳背轻贴肾俞穴,轻轻敲打。每次5分钟即可。

10. 命门

【位置】位于腰部,在后正中线上,第2腰椎棘突下凹陷中,约与肚脐在同一水平位置。

【作用】滋阴降火,强壮腰肾。适于尿频、泄泻、小腹冷痛等不适。

【按揉方法】两腿分开与肩同宽,左右手空握半拳,放于腰际,一拳击打神阙(即肚脐),同时一拳击打命门,交替进行,共打36下,早、晚各一次,力度以自己适宜为度。

11. 商阳

【位置】位于食指末节,靠近拇指那一侧的指甲角旁0.1寸,左右各一个。

【作用】调节消化,强壮身体。对于便秘的患者,按揉商阳有明显的缓解作用。

【按揉方法】大拇指或中指按压,两侧同时操作,每次按压5分钟,按压时应有酸胀、发热的感觉。

四、痰湿质人群亚健康状态的中医养生方法指导

(一)痰湿质人群亚健康状态的一般调摄

痰湿体质之人以湿浊偏盛为特征。湿性重浊,易阻滞气机,遏伤阳气。平时应多进行户外活动,经常晒太阳或进行日光浴,以舒展阳气,通达气机。保持居室干燥。衣着应透湿散气。在湿冷的气候条件下要减少户外活动,避免受寒雨淋。

痰湿质者性格温和,处事稳重,为人恭谦,多善于忍耐。遇事当保持心境平和,及时消除不良情绪,节制大喜大悲。平时多培养业余爱好,多参加各种活动,多听轻松音乐,以动养神。

(二)痰湿质人群亚健康状态的膳食调养

1. 调养原则

(1)口味清淡,健脾祛湿:痰湿体质者应常吃味淡性温平的食品,多吃些蔬菜、水果,尤其是一些具有健脾利湿、化瘀祛痰的食物,如山药、芡实、海蜇、洋葱、红小豆、蚕豆、冬瓜、芥菜、香椿、薏米、玉米。

(2)少吃寒凉、肥甘厚味:痰湿体质者体形大多肥胖,身重容易疲倦,喜食肥甘厚味的食物,并且食量大。食疗上首重戒除肥甘厚味、戒酒,且最忌暴饮暴食和进食速度过快。

夏天不能贪凉饮冷,不能吃冰饮料、冰激凌和冰箱里拿出来的冷菜。胖的人大

多脾胃有问题,若再吃寒凉的食物,把脾胃进一步吃伤了,当然就更胖了。中医认为"酸甘化阴",阴就是津液,痰湿质本来就是津液多,再吃一些酸性和甜的东西,痰湿会更加严重,因此也因少食,如李子、石榴、桃子、橘子、甘蔗、板栗、芝麻等。

（3）饭吃八分饱:痰湿质的人,脾胃运化能力弱,胃口好,但是消化不了。所以,一定要少吃,不要吃撑,吃进去消化不了,都在体内形成了垃圾。

（4）吃早餐,禁夜宵:早餐是改善痰湿体质、减肥的第一步。阳气在夜晚来消化食物。如果常吃夜宵,会伤阳气,并促生痰湿体质。

2. 药茶

（1）陈皮荷叶茶

【组成】荷叶 12 g,陈皮 3 g。

【用法】荷叶、陈皮水煎取汁。

【功效】理气健脾,祛湿化痰。

（2）扁豆山药茶

【组成】白扁豆、山药各 20 g。

【用法】将白扁豆炒黄、捣碎,山药切片,二者水煎取汁。

【功效】健脾益气。特别适合痰湿质有倦怠乏力、腿脚浮肿等症状者。

（3）白术陈皮茶

【组成】白术 30 g,陈皮 15 g。

【用法】将白术、陈皮放入 1 000 mL 水中,用中火煎煮半小时,过滤之后当茶饮。

【功效】健脾燥湿,养胃消痰。

（4）茯苓薏米茶

【组成】茯苓 15 g,薏米 15 g。

【用法】茯苓、薏米水煎取汁。

【功效】利水渗湿,健脾和胃。

（5）三宝茶

【组成】菊花 5 g,陈皮 5 g,普洱茶 5 g。

【用法】菊花、陈皮、普洱茶共同研成粗末,再用纱布袋包好放入杯中,用沸水冲泡饮用即可。

【功效】平肝解毒,消暑清热,消脂降压,理气健脾,化痰祛湿,消食养胃,化痰降浊,润肠通便。

3. 药膳

（1）黄芪山药薏米粥

【材料】黄芪、山药、麦冬、薏米、竹茹各 20 g,糖适量,粳米 50 g。

【做法】先将山药切成小片,与黄芪、麦冬、白术一起泡透后,再加入其他材料,加水用火煮沸后,再用小火熬成粥。

【功效】益气养阴,健脾化痰,清心安神。

（2）山药冬瓜汤

【材料】山药50 g,冬瓜150 g。

【做法】山药、冬瓜置锅中慢火煲30分钟,调味后即可饮用。

【功效】健脾,益气,利湿。

（3）赤豆鲤鱼汤

【材料】活鲤鱼1尾(约800 g),赤小豆50 g、陈皮10 g、辣椒6 g、草果6 g。

【做法】活鲤鱼去鳞、鳃、内脏,将其他材料填入鱼腹,放入盆内,加适量料酒、生姜、葱段、胡椒及少许食盐,上笼蒸熟即成。

【功效】健脾除湿化痰。

（4）昆布海藻排骨汤

【材料】昆布、海藻各40 g,猪排骨500 g,生姜2～3片。

【做法】昆布、海藻洗净,浸泡30分钟。猪排骨洗净,斩为小块,然后与生姜一起放进瓦煲内,加入清水3 000 mL,先用武火煲沸,再改为文火煲3.5小时,调入适量食盐和少许生油便可。

【功效】软坚消痰,兼能降压。

（5）冬菇丝冬瓜肉粒汤

【材料】冬菇100 g,冬瓜1 000 g,猪瘦肉500 g,薏米30 g,生姜2～3片。

【做法】冬菇洗净,浸泡至软,切成丝状;薏米洗净;冬瓜洗净,切为小块状。猪瘦肉洗净,切成粒状,然后与生姜一起放进瓦煲内,加入清水3 000 mL;先用武火煲沸,后改为文火煲3小时,调入适量食盐和生油便可。

【功效】健脾养胃。

（6）化痰祛湿消暑汤

【材料】白扁豆、赤小豆、生薏米、熟薏米、佛手、石菖蒲、莲子各等分适量。

【做法】将所有材料放入锅内,加开水10碗用慢火煲约2小时,用盐调味食用。

【功效】清热化痰,祛暑利湿。

（7）鲜荷双菇汤

【材料】干冬菇100 g,鲜草菇250 g,鲜荷叶1块,莲子100 g,猪瘦肉400 g,生姜3片。

【做法】干冬菇用清水浸软,去蒂,洗净;鲜草菇洗净,用刀在底部切"十"字,放在沸水巾稍滚后取出;莲子洗净,浸泡;猪瘦肉洗净,不用刀切。以上原料与生姜一起放进瓦煲内,加入清水2 500 mL碗水量、先武火煲沸,再改文火煲2.5小时,放入适量食盐和生油便可。

【功效】健脾益气,降压祛脂。

（8）豆腐雪菜荷叶滚肉片汤

【材料】豆腐2块,鲜荷叶半块,雪菜20 g,猪瘦肉250 g,生姜3片。

【做法】豆腐洗净,切成粒状;鲜荷叶洗净,切片;雪菜洗净,晾干水分;猪瘦肉洗净,切成薄片,用生抽、生粉、生油各1汤匙拌匀腌制。锅中加清水1 500 mL,武火烧开后下豆腐、雪菜,再下荷叶、生姜和肉片滚至熟,调入适量食盐便可。

【功效】开胃生津,减肥降脂。

（9）果仁排骨

【材料】草果仁10 g,薏米50 g,猪排骨2 500 g,生姜50 g,葱50 g,花椒5 g,料酒50 g,冰糖屑50 g,芝麻油5 g,味精3 g,食盐3 g,卤汁适量。

【做法】草果仁、薏米分别放在锅内炒黄,略加捣碎,加清水煎熬2次,收集过滤药液5 000 mL;将猪排骨洗净,边角修砍整齐,放入盛药汁的锅中,再把姜、葱洗净,拍松下入锅中,同时下花椒,置火上烧沸,撇去浮沫,煮至排骨六七成熟时捞出稍晾。卤汁倒入锅内,置文火上烧沸,再将排骨放入锅中,烧至熟透,即刻起锅。注意不要卤的时间过长,以免骨肉分离。锅中加适量卤汁,加冰糖、味精、食盐,在文火上收成浓汁,烹入料酒后均匀涂在排骨表面,再抹上芝麻油即成。

【功效】健脾燥湿,行气止痛。

（10）茯苓香菇玉笋

【材料】玉笋250 g,香菇100 g,茯苓粉10 g,盐、味精、高汤、水淀粉、香油适量。

【做法】将香菇、玉笋切成丝,茯苓粉与水淀粉调和,当油锅约六七成熟时,放入玉笋、香菇、高汤、味精、水淀粉,翻炒、撒盐出锅。

【功效】补中健脾,除湿利尿。适用于脾虚湿盛、小便不利、嗜睡易困、眼泡浮肿、关节不利等症者。

（11）冬瓜炖排骨

【材料】排骨500 g,冬瓜500 g,姜1块,大料1个,盐、胡椒粉、味精各适量。

【做法】把排骨斩成小块,洗净,沥干水分;冬瓜去皮,适当切块。将排骨放在开水锅中烫5分钟,捞出后用清水洗净。再将排骨、姜、大料和适量清水用旺火烧沸,再改用小火炖约60分钟,放入冬瓜再炖约20分钟,捞出姜块、大料,加盐、胡椒粉、味精后起锅即可。

【功效】益气补血,利水渗湿。

（12）山药炒豌豆

【材料】山药50 g,胡萝卜20 g,豌豆30 g。

【做法】将山药、胡萝卜分别洗净、切片。炒锅热油,一次放入所有材料,用大火翻炒5分钟,调味即可出锅。

【功效】补脾养胃,生津益肺,利水消痰。

（三）痰湿质人群亚健康状态的功法锻炼

痰湿质人群体内痰湿郁久，则阴气鼎盛，阳气不举，阴盛阳衰，而常运动，微出汗，就能提升阳气，排逐湿邪，以强身健体，改善免疫功能，长久坚持就能起到改善痰湿体质的效用。运动锻炼以有氧运动为主，不宜操之过急，老年人应选择一些缓和、容易坚持的运动项目，根据身体素质适当选择，如慢跑、游泳、武术、八段锦、五禽戏、太极拳、太极剑等，以及适合自己的各种舞蹈及球类运动；也可选择举重、平衡球等力量耐力锻炼以增加身体肌肉含量；也可选择站桩功、保健功、长寿功等养生功法。

进行有氧运动宜选择环境优美、空气新鲜的地方，循序渐进，持之以恒，每次运动应坚持40分钟以上。活动量由小到大逐渐增强，以使脏腑功能得到锻炼，让疏松的皮肉逐渐转变成结实、致密的肌肉。适当出汗，使湿邪排出，运动时间可选择14：00～16：00阳气极盛之时，但运动时不宜汗出过多、过急，尤其是秋冬季节见汗即可，循循排出避伤阳气；同时运动过程中应保持水的充足，防止出现脱水。运动出汗时，不要马上吹空调、风扇，不要马上冲凉，运动后不宜急速大量饮水。

（四）痰湿质人群亚健康状态的中药调理

药物调理可用温燥化湿之品，如半夏、茯苓、泽泻、瓜蒌、白术、车前子等。兼气虚质者，重用生黄芪，加炒白术；腹胀者，加炒莱菔子、鸡内金、砂仁；便秘者，酌加大黄、炒莱菔子、炒白芥子、苏子。调体需配用温化通阳；细察痰瘀互挟；少用甘润之品。

热水泡脚是痰湿肥胖最佳减肥法，中药足浴可选用以下方药。

1.和胃消脂方

【组成】橘皮30 g，鲜荷叶1张，炒麦芽30 g，炒谷芽30 g。

【用法】将所有材料一同放入锅中，加水适量，煎煮30分钟，去渣取汁，倒入足浴器中，先熏蒸再足浴，每晚1次。7日为1个疗程。

【功效】消食和胃，促进食欲。

2.消食和胃方

【组成】青皮30 g，陈皮30 g，焦山楂30 g。

【用法】将所有材料一同放入锅中，加水适量，煎煮30分钟，去渣取汁，倒入足浴器中，先熏蒸再足浴，每晚1次。7日为1个疗程。

【功效】消食和胃，促进食欲。

3.消食通便方

【组成】槟榔30 g，生山楂10 g。

【功效】消导化湿、通便降脂。

【用法】将所有材料一同放入锅中，加水适量，煎煮30分钟，去渣取汁，倒入足浴器中，先熏蒸再足浴，每晚1次。7日为1个疗程。

（五）痰湿质人群亚健康状态的腧穴保健

痰湿质往往是由于脾的失调引起的，因为"痰"的产生主要就是由于各种原因导致脾的运化功能失调，营养不能被人体充分利用而转化成了半成品——痰湿，所以有"脾为生痰之源"的说法。而经络调养主要是通过推拿按摩人的脾胃经或点按这些经络上的穴位，来达到健脾利湿、祛痰的功效。因此痰湿质亚健康状态的腧穴保健以健脾益气、利湿化痰为主。

1. 承山

【位置】位于小腿后面，当伸直小腿或足跟上提时，腓肠肌肌腹下出现的尖角凹陷处即是，左右各一穴。

【作用】运化水湿，固化脾土。双侧承山配合肩井（位于肩上，前直乳中，当大椎与肩峰端连线的中点，即乳头正上方与肩线交接处）可缓解颈腰背酸痛。

【按揉方法】揉按承山时，开始只能轻轻地按、轻轻地揉，以感觉到酸胀微痛为宜，慢慢地可以加重手法，在能保障效果的情况下，应该尽量把疼痛减到最小。也可以在每天早上起床时，将两腿伸到床外，让承山穴正好搁在床沿上，两腿左右摆动，以按摩承山穴。

2. 太冲

【位置】位于足背侧，当第1跖骨间隙的后方凹陷处，左右各一穴。简便取穴：用手指沿着足部母趾、次趾之间的夹缝向上移压，能感觉到动脉应手的位置即是太冲穴。

【作用】燥湿生风。配合谷称为四关，主治头痛、眩晕等不适。

【按揉方法】先用温水泡脚10～15分钟，用双手拇指由涌泉穴向脚后跟内踝下方推按5分钟后，再由下向上至太冲推按5分钟。

3. 列缺

【位置】在前臂桡侧缘，桡骨茎突上方，腕横纹上1.5寸，当肱桡肌与拇长展肌腱之间，左右各一穴。简便取穴：以左右两手虎口交叉，一手食指押在另一手的桡骨茎突上，当食指尖到达之凹陷处取穴。

【作用】清热利湿、调理膀胱。对于三叉神经痛、健忘、惊悸等不适可以起到显著的保健调理效果。

【按揉方法】用食指指腹揉按列缺，每次1～3分钟，以局部感到酸、麻、胀为度。

4. 丰隆

【位置】位于小腿前外侧，外踝尖上8寸，距胫骨前缘两横指。左右各一个。

【作用】化痰湿，清神志。适于痰湿诱发的呕吐、便秘、眩晕、烦心、面浮肿、四肢肿等症状。

【按揉方法】大拇指或中指按压，每次按压5分钟，每天2次，左右交替按揉，按压时以酸、麻、胀的感觉为度。

5. 阴陵泉

【位置】位于小腿内侧,在胫骨内侧踝下方凹陷处。左右各一穴。

【作用】健脾利水,通利三焦。

【按揉方法】大拇指或中指按压,每次按压5分钟,每天2次,左右交替按揉,按压时以酸、麻、胀的感觉为度。

6. 地机

【位置】位于小腿内侧,在胫骨内侧踝后下方,下3寸处。左右各一穴。

【作用】健脾渗湿,调经止带。适于腹痛、腹泻、小便不利、水肿等症状。

【按揉方法】大拇指或中指按压,每次按压5分钟,每日2次,左右交替按揉,按压时以酸、麻、胀的感觉为度。

7. 天枢

【位置】位于腹部,在肚脐两侧2寸处。左右各一穴。

【作用】疏调肠腑,理气行滞。适于腹痛、腹胀、便秘、腹泻等胃肠不适。

【按揉方法】双手交叉重叠置于天枢上,稍用力,快速、小幅度的上下推动,至局部有酸胀感为度。

8. 承浆

【位置】位于面部,嘴唇下凹处。

【作用】疏通大肠,排出水分。

【按揉方法】大拇指或中指用力按压,可感觉口腔内会涌出分泌液,每次按压5分钟。

9. 蠡沟

【位置】位于小腿内侧,内踝尖上5寸。左右各一穴。

【作用】疏肝理气,调经止带。

【按揉方法】大拇指或中指用力按压,可感觉口腔内会涌出分泌液,每次按压5分钟。

10. 胃俞穴

【位置】位于背部,第12胸椎棘突下,旁开1.5寸。左右各一穴。

【作用】宽胸理气,健脾和胃。适于胃脘痛、呕吐、腹胀、肠鸣等脾胃症状。

【按揉方法】拇指按压,每次按压5分钟,每日2次,左右交替按揉,按压时以酸、麻、胀的感觉为宜。

(六)健脾化湿经络按摩操

手按合谷压承山,阴陵泉有丰隆配。

双手摩腹通三焦,益气健脾利水湿。

（1）用拇指指腹用力按揉合谷2～5分钟，以局部有酸胀感并放射至手臂为度。

（2）用拇指按压小腿部承山2～5分钟，也可同时做顺时针、逆时针的揉法。

（3）用大拇指按揉阴陵泉、丰隆，可同时做顺时针、逆时针的揉法，双腿都按摩，每次按摩5分钟。

（4）用手掌摩腹，每日睡前用手掌在脐下丹田，伴随均匀有深度的呼吸频率，反复摩擦，直到小腹微热。

五、湿热体质人群亚健康状态的中医养生方法指导

（一）湿热体质人群亚健康状态的一般调摄

湿热质以湿热内蕴为主要特征，应避免长期熬夜或过度疲劳，保持二便通畅，注意个人卫生，预防皮肤病变，并力戒烟酒以防湿浊内生。环境宜干燥通风，长夏应避湿热侵袭。居室常开窗通风，宜尽量保持干燥、空气清新，空调房待的时间不宜过久。平时多进行户外活动，以舒展阳气，调达气机，湿热交蒸气候时尽量减少户外活动，避免受湿热之邪。

湿热质者多急躁易怒。要多参加各种活动，多听轻松音乐，克制过激的情绪。合理安排自己的工作、学习和生活，培养广泛的兴趣爱好。

（二）湿热体质人群亚健康状态的膳食调养

1. 调养原则

（1）多吃新鲜蔬果及甘寒、甘平的食物：如冬瓜、甘蓝、茼蒿、芹菜、番茄、大白菜、生菜、空心菜、苋菜、豆芽菜、苦瓜、黄瓜、油麦菜、西瓜、草莓、甜瓜、柚子、椰子、甘蔗、梨等。

（2）多摄取有助于清热化湿的食物：如薏米、茯苓、玉米、绿豆、红小豆、白扁豆等。

（3）忌食肥甘、厚味、辛辣食物：如狗肉、鹿肉、羊肉、牛肉、鳝鱼、胡椒、辣椒、生姜、花椒等。

（4）忌食大热大补的药物及食物：如银耳、燕窝、雪蛤、阿胶、蜂蜜、麦芽糖、熟地黄、大枣、黄芪、紫河车、黄精等。

（5）少甜少酒，少辣少油：烟、酒及烤、炸、煎等方式要尽量避免。

（6）避免进食酸性食物：大部分肉类及海鲜类属于酸性，蔬果类多属于碱性。

2. 药茶

（1）双花饮

【组成】金银花15 g，菊花15 g，山楂25 g。

【用法】将金银花、菊花、山楂择选洗净，放入洁净的锅内，注入适量清水，用文火烧沸约半小时，去渣取汁，代茶饮。

【功效】金银花、菊花同用能解暑热、清头目,配山楂消饮食,通血脉又增加酸味。适用于伤暑身热、烦渴、眩晕、火毒目赤、咽痛、疮疖等症。

（2）薏米清化茶

【组成】薏米30 g,赤小豆30 g,淡竹叶15 g,马齿苋15 g。

【用法】赤小豆和薏米洗净后,放入锅中用清水浸泡4小时以上。泡好后加入淡竹叶和马齿苋开火煮,先大火煮至水烧开,然后转小火煮。在煮好前20分钟放入少许冰糖,继续熬煮至冰糖融化即可关火。

【功效】清热解毒,祛湿化浊。

（3）香薷茶

【组成】香薷9 g,厚朴6 g,白扁豆20 g。

【用法】将所有材料研为粗末,纳入热水瓶中,冲入沸水大半瓶,盖闷约15分钟。频频饮用,一日内饮尽。

【功效】发汗清暑,化湿和中。

（4）菊花陈皮乌梅茶

【组成】菊花5朵,陈皮一小块,乌梅3颗(比例可根据个人口味调整)。

【用法】将所有材料用热水冲泡10分钟,加冰糖适量即可。

【功效】清肝火,明目,祛湿,开胃。

（5）竹叶芦根茶

【组成】淡竹叶3 g,芦根6 g。

【用法】淡竹叶、芦根加水煎汤,煎液代茶饮。

【功效】清热泻火,利水除烦。适用于口干、口苦、小便黄的人。

3. 药膳

（1）绿豆藕

【材料】莲藕100 g,绿豆50 g。

【做法】莲藕去皮,冲洗干净。绿豆用清水浸泡后取出,填入藕孔中,加清水炖至熟透,加盐调味即可食用。

【功效】清热利湿,明目止渴。

（2）凉拌三皮

【材料】西瓜皮、黄瓜皮、冬瓜皮各200 g,盐适量。

【做法】西瓜皮刮去绿色外皮,冬瓜皮刮去绒毛外皮,均洗净,与黄瓜皮一起,在沸水锅内焯一下,晾凉,切成条状,盛入盘中,加少许盐拌匀即可。

【功效】清热,利湿,减肥。

（3）三豆薏米粥

【材料】绿豆、赤豆、黑大豆、薏米各50 g,粳米少许。

【做法】将所有材料一起煮成粥即可。

【功效】清热祛湿,滋补养人。

（4）竹笋西瓜皮鲤鱼汤

【材料】鲤鱼1条（约750 g），鲜竹笋500 g，西瓜皮500 g，眉豆60 g，生姜、大枣各适量。

【做法】竹笋削去硬壳,再削去老皮,横切片,水浸1日;鲤鱼去鳃、内脏,不去鳞,洗净后略煎黄;眉豆、西瓜皮、生姜、大枣（去核）洗净。把全部材料放入开水锅内,武火煮沸后,文火煲2小时,加盐调味即可食用。

【功效】祛湿降浊,健脾利水。适用于身重困倦、小便短小、高血压。

（5）祛湿消暑汤

【材料】白扁豆、赤小豆、薏米、苏叶、佛手、莲子、白茅根各15 g。

【做法】将所有材料放入锅中,加开水10碗,慢火煲约2小时,加盐调味后即可食用。

【功效】祛暑,清热,利湿。

（6）四豆汤

【材料】绿豆、赤小豆、黑豆、白扁豆各适量,生甘草10 g。

【做法】将所有材料加入锅中,煮沸,加少许冰糖,晾凉后饮用。

【功效】绿豆解毒祛火,赤豆祛湿,黑豆补肾,白扁豆健脾利水。既可补充水分,又能清暑解渴。

（7）泥鳅炖豆腐

【材料】泥鳅500 g,豆腐250 g,盐3 g。

【做法】泥鳅去鳃及内脏,洗净;豆腐切成块状。泥鳅入锅,加盐、清水适量,置武火上,炖至五成熟时,加入豆腐,再炖至泥鳅熟烂即可。

【功效】清热利湿。

（8）清暑鱼圆煲

【材料】藿香15 g,石菖蒲5 g,佩兰10 g,鱼泥200 g,菌菇少许,火腿丝少许,小菜心2棵。

【做法】先将藿香、石菖蒲、佩兰加水,煎煮取汁;鱼泥中加入蛋清、生姜水打上劲,做成直径3 cm的鱼圆。烧锅水,待水开后将鱼圆慢慢放入沸水中,锅中加入清汤、姜片、菌菇、鱼圆、火腿丝、料酒、盐、味精等,烧开后加入药汁、小菜心即可。

【功效】清暑湿。适用于夏季感受暑湿、呕吐泄泻、食欲不振者,属夏季清补良方。

（9）野菊花薏米乌鸡盅

【材料】乌骨鸡1只,野菊花8 g,薏米20 g,淮山药8 g,火腿片少许。

【做法】薏米洗净;野菊花泡水;乌骨鸡切成块,然后过沸水,将焯过水的鸡块加入盐、生姜块、火腿片、料酒、水,炖20分钟左右。野菊花、薏米、淮山药等一同装入炖盅中,加入鸡块及高汤,放进蒸锅内蒸40分钟,调味即可。

【功效】益气养阴,祛湿安神。可用于正常人的滋补保健,适用于脾胃湿热引起的食欲不振、肢体乏力等;如果女性脸上长痘痘,也可试试本方。

（10）双花丝瓜

【材料】白菊花3 g,金银花3 g,丝瓜400 g。

【做法】丝瓜去皮、切段;白菊花、金银花用开水泡开,取汁备用;油锅烧至六成热,下入丝瓜,过油后起锅备用。锅里下入金银花、白菊花的药汁,调味后下入丝瓜勾芡即成。

【功效】清热解毒,疏散风热。适用于大便燥结、小便不利者。

（11）茯苓鱼卷

【材料】银鳕鱼250 g,茯苓粉25 g,马齿苋25 g,面包渣250 g,番茄酱少许。

【做法】马齿苋切末,加香油、茯苓粉、盐、味精搅匀制馅。银鳕鱼切片,在鱼片内侧均匀地抹上一层馅,并卷成卷;把卷好的鱼卷,逐个挂上茯苓粉,拖蛋液,挂面包渣,备用。油烧热至七成热时下鱼卷,炸至金黄色捞出;放少许花生油,用葱、姜、蒜末炝锅,放入番茄酱炒熟,倒入高汤,加白糖、白醋、精盐少许,水淀粉勾芡,淋在鱼卷上。

【功效】清热健脾,利水化湿。适用于食欲不振、痰多口黏、胸脘痞闷、身重乏力之人。

（12）凉拌马齿苋

【材料】新鲜马齿苋100 g。

【做法】马齿苋洗净、切断,用少许酱油、麻油拌匀食用。

【功效】清热解毒,凉血止血。

（三）湿热质人群亚健康状态的功法锻炼

湿热质人群体内阳气充足,内有蕴热,适合做大强度、大运动量,有益于心脏血脉的活动,如中长跑、游泳、爬山、球类、武术、瑜伽、太极拳、广播操等,其中游泳是最佳选择;气功方面,以动桩功、保健功、长寿功为宜。使全身各部位都能活动,以助气血运行为原则。

在盛夏暑湿较重的季节,由于气温高、湿度大,应减少户外活动。可选择清晨或晚间相对凉爽时进行适量运动,有利于排湿毒。特别在春季要多做筋骨肌肉关节的舒展运动,以利肝胆功能的发挥。

（四）湿热质人群亚健康状态的中药调理

药物调理可用甘淡苦寒清热利湿之品,如黄芩、黄连、龙胆草、虎杖、栀子等。方药可选龙胆泻肝汤、茵陈蒿汤等。暂不宜用人参、黄芪、紫河车（人胎盘）等温补类保健品,也不宜服食膏方。易生痤疮者,可选用苇茎汤合枇杷清肺饮加减;易有口臭者,可选用泻黄散加减;男性易见阴囊潮湿或出汗较多者,女性易见黄带较多或阴部瘙痒者,可选用二妙散合龙胆泻肝汤加减;若夏日感受暑热者,可选用六一散加西瓜翠衣,解暑化湿以调体;若夏日不能耐受闷热或潮热气候者,可选用三仁汤。调体宜宣透化湿以散热;通利化湿以泄热;慎用辛温助火之品。

中药足浴可选用以下方药:

1. 清热利湿方

【组成】蒲公英30 g,生大黄20 g,茵陈20 g。

【用法】将所有材料一同放入锅中,加水适量,煎煮30分钟,去渣取汁,倒入足浴器中,先熏蒸再足浴,每晚1次。7日为1个疗程。

【功效】清热利湿。

2. 清利聪耳方

【组成】茵陈20 g,黄连20 g,连翘10 g,石菖蒲10 g。

【用法】将所有材料一同放入锅中,加水适量,煎煮30分钟,去渣取汁,倒入足浴器中,先熏蒸再足浴,每晚1次。7日为1个疗程。

【功效】清热利湿,聪耳。

3. 止痒方

【组成】白鲜皮30 g,黄芩20 g,黄柏10 g,蛇床子10 g。

【用法】将所有材料一同放入锅中,加水适量,煎煮30分钟,去渣取汁,倒入足浴器中,先熏蒸再足浴,每晚1次。7日为1个疗程。

【功效】清热解毒,消炎退热,止痒消肿。

(五)湿热质人群亚健康状态的腧穴保健

体内湿热明显者首选足太阳膀胱经的穴位进行治疗。足太阳膀胱经是人体循行部位最广的一条经络,也是穴位分布最多的经络,是全身气血运行的大枢纽。所以,刺激膀胱经可以疏通全身气血,将湿热瘀滞在体内的邪气排出体外。因此湿热质亚健康状态者的腧穴保健以疏利肝胆,清热利湿为主。

1. 合谷

【位置】在手背,第1、2掌骨间,第2掌骨桡侧中点处,即通常说的虎口处。简便取穴:以一手的拇指指骨关节横纹,放在另一手拇、食指之间的指蹼缘上,拇指尖下就是合谷穴。

【作用】清热解表,镇静止痛。

【按揉方法】大拇指按压,每次按压2～3分钟,按压时以有酸、麻、胀的感觉为宜。

2. 肺俞

【位置】位于背部,在第3胸椎棘突下,旁开2寸。左右各一穴。

【作用】清利肺热,宣肺理气。

【按揉方法】用食指、中指在穴位上按揉,揉15～30次,用两手大拇指指腹自肺俞穴沿肩胛骨后缘向下分推,分推约30次。

3. 阴陵泉

【位置】位于小腿内侧,在胫骨内侧踝下方凹陷处。左右各一穴。

【作用】健脾理气,通经活络。

【按揉方法】大拇指或中指按压,每次按压5分钟,每天2次,左右交替按揉,按压时以有酸、麻、胀的感觉为度。

4. 八髎穴

【位置】位于骶椎,分上髎、次髎、中髎和下髎,左右共八个穴位,分别在第1、2、3、4骶后孔中,合成"八穴"。

【作用】清热利湿。

【按揉方法】用拇指一次从上髎穴开始往下按压,每次约15分钟,以酸、麻、胀感为度。

5. 阳陵泉

【位置】位于小腿外侧,腓骨小头前下方凹陷处。左右各一穴。

【作用】清利肝胆,清热止痛。

【按揉方法】大拇指或中指按压,两侧同时操作,每次按压5分钟,按压以有酸、麻、胀感为度。

6. 支沟

【位置】位于前臂背侧,腕背横纹上3寸,尺骨与桡骨之间。左右各一穴。

【作用】清热理气,降逆通便。

【按揉方法】大拇指按压,每次按压5分钟,每天2次,左右交替按揉,按压时以有酸、麻、胀感为度。

7. 支正

【位置】位于前臂背面尺侧,腕背横纹上5寸。左右各一穴。

【作用】清热通络,安神定志。

【按揉方法】大拇指或中指按压,每次按压5分钟,每天2次,左右交替按揉,按压时以酸、麻、胀的感觉为度。

8. 曲泉

【位置】屈膝,位于膝内侧横纹上方凹陷中。左右各一穴。

【作用】调经止带,清利湿热,通调下焦。

【按揉方法】大拇指或中指用力按压,可感觉口腔内会涌出分泌液,每次按压5分钟。

(六) 祛湿清热穴位按摩操

(1) 每日按揉丰隆穴1次,每次1～3分钟。

(2) 取仰卧位,用双手拇指按揉天枢穴,每日按揉1次,每次按揉30～50下。

（3）揉搓脾胃经，从上到下反复揉搓从膝盖到脚踝的脾胃经，每天3～5次，至有温热感为止。

（4）敲打足少阳胆经，大腿外侧中线位置，自上而下循足少阳胆经敲打到外踝前脚背处，每次敲打200下。

（5）按摩腹部，按摩着掌心对准患者腹部，嘱患者稍稍吸气后收小腹，然后双手顺时针按揉脐腹部36圈，摩擦时以感觉到手掌和腹部微热为度。

合谷穴配太冲穴，既能清大肠之热，又能泻肝火，祛湿除热的效果非常迅速。

六、血瘀质人群亚健康状态的中医养生方法指导

（一）血瘀质人群亚健康状态的一般调摄

血瘀质者具有血行不畅的倾向，血得温则行，得寒则凝，因此，血瘀质者要避免寒冷刺激。天气寒凉时注意保暖，居室也尽量保持温暖，外出活动锻炼以早晨9点后或下午为宜。日常生活中应注意动静结合，不可贪图安逸而加重气血瘀滞。

血瘀体质者在精神调养上，要注意培养乐观的情绪。精神愉快则气血和畅，血液流通，有利于血瘀体质的改善。反之，此种体质者若陷入苦闷、忧郁情绪中会加重血瘀倾向。保持心情的舒适顺畅对血瘀体质者的身体益处十分重要，可多听一些行情柔缓的音乐来调节情绪。

（二）血瘀质人群亚健康状态的膳食调养

1. 调养原则

（1）宜吃活血化瘀类食物：血瘀体质的形成，在于气血瘀滞。而调理该体质的根本，就在于活血化瘀，可吃些有活血作用的食物，如山楂、桃子、莲藕等。

（2）宜吃具有行气作用的食物：气的推动相对较弱，就会导致血液流通减缓，因而造成气滞血瘀。所以调理血瘀体质，即从调理"气"开始，多吃些具有行气功能的食物，有些还具有疏肝解郁之功效，入黑豆、海带、橙子、柚子等。

（3）宜吃具有生血作用的食物：瘀血还会阻碍经络，影响气血的正常流通，使得新鲜的血液无法及时滋养身体，长久之后，人就会出现气色差等血不养体的现象。所以，血瘀质平常除了要多吃具有活血化瘀作用的食物，还要吃一些有养血、生血、止血作用的食物，如大枣、木耳、丝瓜等。

（4）忌吃胀气、肥腻之品及甜食：与行气作用相反的就是胀气食物，如甘薯、芋头、蚕豆等，血瘀质者食用后会加剧血瘀症状。肥腻食物，如肥肉、奶油及甜食，较难消化，多食会影响脾胃的运化功能，所以血瘀质者最好少食。

2. 药茶

（1）丹参麦芽茶

【组成】丹参20 g，橘皮9 g，麦芽糖30 g。

【用法】将丹参、橘皮加水煎煮，煮沸后调入麦芽糖，代茶饮用。

【功效】活血行气,止痛。适用于胃脘胀闷疼痛或胸胁刺痛。

(2)桂花玫瑰茶

【组成】桂花3g,玫瑰花3g。

【用法】将桂花、玫瑰花放入杯中,用沸水冲泡,每日2～3次,代茶饮用。

【功效】和胃理气,温胃散寒。适用于胃寒疼痛、胸闷嗳气、消化不良者。

(3)当归白芍茶

【组成】当归10g,白芍15g,红茶2g。

【用法】将所有材料放入杯中,用沸水冲泡(或煎煮),代茶饮用。

【功效】活血养血。适用于虚劳伴心腹绞痛。

(4)薏米丹参茶

【组成】薏米、白术各15g,益母草、丹参各10g。

【用法】将所有材料水煎成茶,代茶饮用。

【功效】薏米美白、消水肿,白术健脾胃,益母草疏肝理气、丹参活血化瘀。适合代谢不佳、脸色黯沉者。

(5)当归川芎茶

【组成】当归6g,川芎2g。

【用法】将当归、川芎放入杯中,用沸水冲泡(或水煎)成茶,代茶饮用。

【功效】补血活血。适用于疼痛绵绵、体质虚弱者。

3. 药膳

(1)黑豆川芎粥

【材料】川芎10g,黑豆25g,粳米50g,红糖适量。

【做法】将川芎用纱布包裹,和黑豆、粳米一起煮粥,待熟后加入红糖,分次温服。

【功效】活血祛瘀,行气止痛。

(2)丹参木耳香菇汤

【材料】丹参10g,木耳30g,香菇50g,猪瘦肉100g,盐适量。

【做法】香菇、木耳放入清水中泡发,去蒂、洗净;猪瘦肉洗净,切成小块。将所有材料放入炖盅里,加适量开水,隔水炖2个小时,最后加盐调味即可。

【功效】散瘀活血,养血补血,益气充饥,止血止痛。

(3)红酒炖鸡腿

【材料】鸡腿500g,洋葱100g,胡萝卜100g,蘑菇30g,番茄酱25g,红葡萄酒20mL,蒜5g,植物油、胡椒粉、盐各适量。

【做法】鸡腿洗净,抹上胡椒粉和盐,腌制10分钟;洋葱剥皮、洗净,切成片;蘑菇洗净,切片;胡萝卜洗净,切成丁;蒜洗净,切碎。锅中倒入适量植物油,烧热后放入腌好的鸡腿,煎至两面金黄,盛出备用;锅中剩下的油继续烧热,将洋葱片、蘑菇片和胡萝卜丁放入锅中,翻炒至七分熟,再放入鸡腿,淋上红葡萄酒,加入番茄酱和少许清水,翻炒均匀,将锅盖盖上,文火焖炖20分钟即可。

【功效】活血化瘀,健脾和胃,消食理气,补益肝肾。

（4）冬菇油菜

【材料】油菜400 g,冬菇200 g,植物油、盐、味精各适量。

【做法】油菜择洗干净,切成3 cm长的段,梗、叶分开;冬菇用温水泡开,去蒂。热锅倒油烧热,先放油菜梗炒至六成熟,加盐调味,再下油菜叶同炒几下,放入冬菇和浸泡冬菇的汤,烧至菜梗软烂,加入味精炒匀即可。

【功效】活血化瘀。

（5）韭菜鲜藕炒木耳

【材料】韭菜50 g,鲜藕片250 g,净水发黑木耳10 g,植物油、姜末各适量。

【做法】韭菜洗净,切成段;黑木耳用清水泡发。锅内倒植物油烧热,放入所有材料,炒熟即可。

【功效】补脾开胃,散瘀和血。

（6）海蜇二菜

【材料】海蜇200 g,紫菜15 g,芹菜50 g。

【做法】海蜇洗净切丝,紫菜撕碎。芹菜切丝用开水焯过,再以凉开水浸渍,沥去水分,一起拌匀,加调料调味。

【功效】清热凉血,化瘀散结。

（7）西洋参红花煲田鸡

【材料】西洋参15 g,藏红花3 g,天麻9 g,田鸡250 g,干贝3粒,姜3片,米酒、盐少许。

【做法】西洋参、天麻洗净;田鸡洗净后剁块;干贝用水浸泡约2小时。锅内放入藏红花,加入4杯水,再放入西洋参、天麻、干贝、田鸡,大火烧开后,小火炖至田鸡酥烂,加入盐调味后即可食用。

【功效】活血补气,保健肠胃。

（8）首乌丹参大枣猪肉汤

【材料】丹参20 g,何首乌40 g,大枣100 g,猪腿肉250 g,盐适量。

【做法】何首乌、丹参洗净,切片;大枣洗净,去核;猪腿肉洗净,切成片。锅中加适量清水,煮沸后放入所有材料,改文火煲2小时,最后加盐调味即可。

【功效】活血祛瘀,乌须黑发,养心安神。

（9）当归田七乌鸡汤

【材料】乌骨鸡1只,当归15 g,田七5 g,生姜1块。

【做法】当归、田七用清水浸泡,清洗。把乌骨鸡装进一个合适的容器里,再把洗好的当归、田七、生姜一起码放在乌骨鸡上,加适量盐,再倒入一些清水,注意清水一定要没过乌骨鸡,然后盖上盖子,等把锅烧开后,上锅隔水蒸,大火蒸3小时,鸡肉烂熟之后,就可食。

【功效】补血活血,调经止痛,润肠通便。

（10）甘草茄子

【材料】茄子250 g,葱15 g,姜10 g,蒜10 g,甘草6 g,植物油、味精、盐各适量。

【做法】甘草放入清水中浸透,切成片;茄子洗净,切成条状;葱洗净,切成段;姜洗净,切片;蒜洗净,切片。锅中加适量植物油,烧热后下葱段和姜片炝锅,香气四溢后放入茄子条翻炒片刻,再将甘草和蒜放入锅中,倒入适量清水,用文火煮20分钟左右,最后加味精、盐调味即可。

【功效】活血止痛,补脾益气,消肿解毒,清热消暑。

（11）归参烧黄鳝

【材料】当归15 g,党参15 g,黄鳝500 g,植物油、芝麻油、黄酒、白糖、水淀粉、胡椒粉、酱油、味精、盐各适量。

【做法】当归、党参加适量清水,隔水蒸20分钟,备用;葱洗净,切成葱花;姜洗净,切成末;黄鳝处理干净,切成丝。锅中加适量植物油,烧热后下葱花和姜末炝锅,香气四溢后倒入黄鳝丝翻炒片刻,加适量黄酒、酱油和白糖调味;将蒸好的当归和党参倒入锅中,加适量清水,用文火焖煮5分钟,再加适量味精调味,用水淀粉勾芡,淋上芝麻油,装盘后撒上胡椒粉即可。

【功效】活血补气,祛瘀止痛,凉血安神。

（12）川芎白芷炖鱼头

【材料】白芷12 g,川芎12 g,大枣80 g,鲢鱼头250 g,姜3 g,盐适量。

【做法】鲢鱼头、川芎、白芷洗净;大枣洗净,去核;姜洗净,切成片。将所有材料放入炖盅里,加适量清水,隔水炖4个小时即可。

【功效】活血行气,健脾止痛。

（三）血瘀质人群亚健康状态的功法锻炼

现在越来越多的办公室白领成为血瘀质者,多是由于久坐不动、气血不通造成的,合理的运动可促进气血的流通,对于改善这种体质非常重要。血瘀质者平时生活中还要注意保暖,避免生冷,避免长久保持一个姿势。此外,此类人群心血管功能一般较弱,不宜做大强度的体育锻炼。由于"心主血脉",所以应该多做一些有益于心脏、促进气血运行的运动,如中慢速跑步、游泳、太极拳、太极剑、易筋经、五禽戏、徒手健身操、保健按摩术、舞蹈、步行健身等都是适宜的运动项目,可使全身气血畅通。

雷声大法　"雷声"是将人体心、肝、脾、肺、肾五脏五气合一,再自丹田发出的喷发之声。在锻炼中突发"雷声",可使全身气血在体内鼓荡,引起血液畅流,将体内废气通过发声吐出,保持体内常存新鲜之气。

（1）姿势：黎明时选择一空旷处,面对高墙,缩身下蹲,头竖,下颏内收,闭口扣齿,舌顶上腭,微吸气下沉到丹田。

（2）第一声：起身,两肘相向而裹,十指自然分开,指尖向上,一齐向前上方相挫,掌与口平,同时丹田发力,对着墙壁喊"咦",发声最好能刺入耳膜。

（3）第二声：将十指曲成钩状,攥拳往下打坠,往下落时以右脚为支撑点,身子往前,曲左膝成90度,连同整个身子往下,左足落地时,丹田摧力,发一声"噫"。两手落到左膝内侧,左掌掌心向下,五指揸开向前,指尖不到膝前；右掌掌心向下,五指揸开向左前方,按到裆前护裆。头上顶,项竖,下颏内收,闭口扣齿,舌顶上腭,双目前视。

（4）第三声：后退左足,与右足并齐,左手掌从左膝内侧,右手掌从裆前,两手一起随身体向两胯处收去,再顺两胯往上贴两肋,并发一声"喝",声音雄壮震耳。

（四）血瘀人群亚健康状态的中药调理

药物调理可用当归、川芎、怀牛膝、徐长卿、鸡血藤、茺蔚子等活血养血的药物。易患心悸、失眠、健忘、胸痛者,可选用血府逐瘀汤；女性易患痛经者,可选用桃红四物汤合失笑散加减；血瘀质因瘀血内积而见形体消瘦、肌肤甲错、眼眶暗黑等干血成劳表现者,可选用大黄䗪虫丸。调体需养阴以活血,调气以化瘀,女性还要注意防动血。

冬季晚上用热水泡脚,水末至膝下,泡至通红,浑身发热。将小腿、脚掌擦干,用拇指反复点压揉按太冲、三阴交、血海、足三里,以局部感觉酸胀痛为度,然后再用清艾条温灸三阴交、足三里。

中药足浴可选用以下方药：

1. 护心方

【组成】银杏叶50 g,槐花30 g,丹参30 g。

【用法】将所有材料一同放入药罐中,清水浸泡30分钟,加水2 000 mL煎汤,煮沸20分钟后去渣取汁,将药汁倒入足浴器中,先熏蒸再足浴,每晚1次。20日为1个疗程。

【功效】平肝活血,软化血管,降血脂。适用于防治中老年人心脑血管疾病。

2. 护膝方

【组成】当归30 g,牛膝20 g,干姜20 g,桂枝10 g。

【用法】将所有材料一同放入药罐中,清水浸泡30分钟,加水2 000 mL煎汤,煮沸20分钟后去渣取汁,将要汁倒入足浴器中,先熏蒸再足浴,每晚1次。20日为1个疗程。

【功效】活血散瘀,温经通络,补肾壮骨,温中回阳,祛风散寒,消肿止痛。主治颈肩酸软、腰椎间盘突出症、坐骨神经痛、双下肢麻木、膝、足跟骨质增生。

3. 活血温络方

【组成】当归30 g，川芎20 g，红花20 g，山楂10 g。

【用法】将所有材料一同放入药罐中，清水浸泡30分钟，加水2 000 mL煎汤，煮沸20分钟后去渣取汁，将要汁倒入足浴器中，先熏蒸再足浴，每晚1次。20日为1个疗程。

【功效】养血活血，温经通络。适用于防治中老年人心脑血管疾病。

（五）血瘀质人群亚健康状态的腧穴保健

用保健按摩来缓解血瘀，其原理是通过被动的运动来调节肌肉的收缩和舒张，以促进血液循环，使气血通畅、瘀者得疏、滞者得行，从而起到"活血化瘀""祛瘀生新"的作用。因此，血瘀质亚健康状态者的腧穴保健以活血通络为主。

1. 膈俞

【位置】位于背部，第7胸椎棘突下，旁开1.5寸。左右各一穴。简便取穴：背过手，摸到肩胛骨和脊椎骨之间的凹陷，就是膈俞穴。

【作用】补血养血，活血化瘀。

【按揉方法】大拇指或中指按压，每次按压5分钟，每日2次，左右交替按揉，按压时以有酸、麻、胀的感觉为度。

2. 血海

【位置】位于大腿内侧，屈膝，在髌骨底内侧缘上2寸，股四头肌内侧头的隆起处。简便取穴：患者屈膝，另一人以左手掌按于患者右膝髌骨上缘，二至五指自然伸直，拇指约呈45°倾斜，拇指尖下即是血海穴。左右各一穴。

【作用】健脾化湿，调经统血。

【按揉方法】大拇指或中指按压，每次按压5分钟，每天2次，左右交替按揉，按压时以有酸、麻、胀的感觉为度。

3. 印堂

【位置】位于额部，两眉头之间的中点凹陷处。

【作用】清头明目，通鼻开窍。

【按揉方法】大拇指按压，每次10秒，6次为1遍，每日3～5遍。按压时以稍有疼痛感为宜，老年人动作要轻揉。

4. 膻中

【位置】位于前正中线，两乳头连线的中点。

【作用】宽胸理气，活血通络，清肺止咳，舒畅心肺的功能。对于胸闷、咳喘、吐逆、心悸等症状有良好的效果。

【按揉方法】拇指或中指的指腹按压，每次10秒，6次为1遍，每日3～5遍。按压时以稍有疼痛感为宜，老年人动作要轻揉。

5. 头维

【位置】位于头侧部,当额角发际上0.5寸,头正中线旁4.5寸,左右各一穴。

【作用】祛风泻火,止痛明目。配合谷可缓解头痛;配太冲可缓解目眩。

【按揉方法】用双手中部指腹按揉并做环状运动,每次5分钟。

6. 太阳

【位置】在耳郭前面,在颞部(前额两侧),当眉梢和外眼角的中点向后的凹陷处,大约0.5寸。

【作用】活血通络,清神明目。

【按揉方法】将手掌搓热,贴于太阳穴上,稍稍用力,顺时针转揉10～20次,逆时针再转相同的次数。也可以将手掌贴在头上,以拇指指肚分别按在两边的太阳穴上,稍用力使太阳穴微感疼痛,然后,顺逆各转相同的次数。

7. 肝俞

【位置】位于人体的背部脊椎旁,第9胸椎棘突下,左右二指宽处,左右各一穴。

【作用】疏肝理气,降火退热,益肝明目,行气止痛。可缓解治疗肝病、失眠、吐血、目眩等。

【按揉方法】用掌根部按揉肝俞,力度以各人能够承受为度。

8. 委中

【位置】位于膝关节后方,腘横纹中点。左右各一穴。

【作用】活血化瘀,行气止痛。常按揉委中可以通畅腰背气血。

【按揉方法】按揉委中时,力度以稍感酸痛为宜,一压一松为1次,一般连续按压20次左右。

9. 曲池

【位置】位于肘部,在肘横纹外侧端,屈肘,当尺泽与肘横纹外侧端与肱骨外侧髁连线中点。

【作用】凉血祛风,清热解毒。

【按揉方法】食指尖点压按摩,或大拇指或中指按压轻揉,至局部有酸胀感为度。

10. 五枢

【位置】在侧腹部,当髂前上棘的前方,横平脐下3寸处。左右各一穴。

【作用】活血通络,调理下焦。配合膈俞、次髎可缓解瘀血腰痛的症状。

【按揉方法】用拇指按压两侧穴位,先顺时针按揉100下,再逆时针按揉100下,力度以自己能耐受为主。

七、气郁质人群亚健康状态的中医养生指导

(一)气郁体质人群亚健康状态的一般调摄

气郁质者多有气机郁结倾向,要有意识地培养自己开朗、豁达的性格,多参加有益的社会活动,努力培养一些兴趣爱好,进行适当的运动,适当增加户外活动和社会交往,以放松身心,和畅气血,减少忧郁。室内常通风,装修宜明快、亮丽。

（二）气郁质人群亚健康状态的膳食调养

1. 调养原则

（1）疏通气机、调畅情绪:气郁质者以气机不畅为特征,气郁在先、郁滞为本,故疏通气机、调畅情绪为总体调养原则,饮食方面可以多吃些具有理气解郁、调理脾胃功能的食物,如小麦、荞麦、豆豉、刀豆、萝卜、佛手、香橼、茴香、黄花菜、海带、海藻、葱、姜、蒜、九层塔、紫苏、薄荷、橙、柑橘、柚子、金橘、玫瑰花、茉莉花、山楂等。

（2）兼顾健脾养心:气机郁滞,肝郁不舒,影响及脾,脾失健运;气郁日久,可导致气血失调。故气郁兼有心脾两虚者除了疏肝解郁,调畅气机之外,还应加强饮食调补,健脾养心安神,可多吃些小麦、小米、大枣、百合、莲子、牡蛎肉、龙眼肉。

（3）适度清热:气郁化火,耗伤营血,易生内热,故气郁兼有内热者还可选用一些食性凉平和容易消化而富有营养之品,不过注意不能太过寒凉,如麦片、粳米、玉米、白薯、黄豆、冬瓜、丝瓜、芥菜、胡萝卜、莲藕、煮花生、莴苣、生菜、木耳、油菜、大白菜、豆腐、豌豆、柑橙、金针菜、梨、马铃薯、黑芝麻、赤小豆等。

（4）忌辛辣刺激:气郁质者易因情绪波动而引起肝气不舒,此时如食入像韭菜、辣椒、香椿、茴香、葱、姜、蒜等性辛温的食物及羊肉、狗肉、牛肉等甘温助火的食物,则易"火上浇油",从而导致气郁化火,耗伤营血。酸能收、能涩,有收敛固涩作用,可影响气机运动,故气郁质者应少食收敛酸涩之物,如乌梅、石榴、青梅、杨梅、草莓、杨桃、酸枣、李子、柠檬、泡菜等。肥甘厚腻之物易生痰湿,且久食伤脾,导致脾气壅塞结滞,影响运化功能,故气郁质者亦应少食,如油煎油炸食品、肥肉、动物内脏、甜食、海鲜等。寒性凝滞,可使人体气血运行不畅,会加重气郁,故气郁者也应少食冰冻寒凉之物,如雪糕、冰激凌、冰冻饮料等。气郁质者易失眠,因此睡前还应避免喝浓茶、咖啡等刺激性饮料。

2. 药茶

（1）三花茶

【组成】茉莉花3 g,菊花5 g,玫瑰花3 g。

【用法】将所有材料用开水冲泡后饮用。

【功效】行气解郁。

（2）佛手香橼茶

【组成】佛手5 g（鲜品10 g）,香橼5 g（鲜品10 g）,桔梗3 g,甘草3 g。

【用法】将所有材料一同研为粗末（鲜品需捣碎）,置入茶包中,用开水冲泡后饮用,冲饮至味淡。

【功效】疏肝解郁,宽中理气,下气消食,健脾养胃。

（3）金橘茶

【组成】金橘3～5颗,话梅2颗,绿茶3 g。

【用法】金橘洗净,切成薄片。绿茶冲泡好后,加入金橘片和话梅,待3～5分钟后即可饮用。

【功效】理气解郁,生津消食。

（4）柴郁茶

【组成】柴胡5 g,郁金3 g,香附3 g,白芍3 g,橘叶2 g,绿茶5 g。

【用法】用水煎煮柴胡、郁金、香附、白芍、橘叶至水沸后,冲泡绿茶饮用。

【功效】疏肝解郁,养血活血,散结消痈。

（5）洛神花茶

【组成】干燥洛神花10 g,冰糖或蜂蜜适量。

【用法】洛神花置入杯中,用开水冲泡,加盖闷置5分钟后,加入冰糖或蜂蜜调味后即可饮用。

【功效】生津养阴,清心除烦,活血补血,消除疲劳。

3. 药膳

（1）合欢金针解郁汤

【材料】合欢皮（花）15 g,茯苓12 g,郁金10 g,浮小麦30 g,百合15 g,黄花菜30 g,大枣6个,猪瘦肉150 g,生姜2片,盐适量。

【做法】合欢皮（花）、茯苓、郁金、浮小麦、百合洗净,稍浸泡;大枣去核;黄花菜洗净,浸泡后挤干水分;猪瘦肉洗净,不必刀切。将所有材料放进瓦煲内,加入清水2 500 mL,武火煲沸后,改文火煲约2小时,加盐调味即可。

【功效】解郁忘忧,宁心安神。

（2）疏肝粥

【材料】柴胡6 g,白芍、枳壳各2 g,香附、川芎、陈皮、甘草各3 g,粳米50 g,白糖适量。

【做法】将前七味水煎,去渣取汁,加入粳米煮粥,待粥将成时加白糖调味。

【功效】疏肝解郁。适合气郁质亚健康以神情抑郁、胸闷不舒为主要特征者。

（3）萝卜菌菇排骨汤

【材料】肉排500 g,白萝卜200 g,蘑菇50 g,金针菇50 g,盐、味精、料酒、葱、姜适量。

【做法】肉排切块,洗净后入沸水煮去血水;蘑菇、金针菇洗净;萝卜洗净,切块;姜洗净,切片。汤锅另备水,下肉排、料酒、姜片炖煮,约1小时后放入萝卜块,熟后再放入蘑菇、金针菇,加盐和味精调味,小火焖至萝卜熟透,撒上葱花。

【功效】补肾养血,滋阴润燥,下气消食。

（4）香菜萝卜生姜汤

【材料】白萝卜1个，香菜3根，生姜2片，冰糖适量。

【做法】香菜洗净后，摘掉叶子留根茎；白萝卜洗净，切片。将香菜、生姜片、白萝卜片放入锅中，放适量水，加冰糖煮15分钟即可。

【功效】健胃消食，止咳化痰，顺气利尿，清热解毒。

（5）甘麦大枣粥

【材料】大麦、粳米各100 g，大枣20 g，甘草15 g。

【做法】先煎甘草，去渣后加入小麦及大枣，煮为粥。

【功效】益气宁心安神。

（6）橘皮粥

【材料】橘皮30 g，粳米100 g，白糖适量。

【做法】橘皮研为细末。锅中放入冷水、粳米，先用旺火煮沸，然后改用小火熬煮，至粥将成时，加入橘皮末和白糖，再略煮片刻即可。

【功效】理气化痰，健脾除湿。

（7）玫瑰花鸡肝汤

【材料】银耳15 g，玫瑰花10 g，茉莉花24朵，鸡肝100 g，料酒、姜汁、盐各适量。

【做法】银耳洗净，撕成小片，用清水浸泡；玫瑰花、茉莉花用温水洗净；鸡肝洗净，切成薄片。将水烧沸，先入料酒、姜汁、盐，随即下入银耳、鸡肝、烧沸，撇去浮沫，待鸡肝熟后调味，最后入玫瑰花、茉莉花稍沸即可。

【功效】疏肝解郁，健脾宁心。

（8）佛手陈皮蚌肉汤

【材料】佛手、陈皮各6 g，蚌肉250 g，琼脂30 g，蜜枣6个，生姜3片。

【做法】佛手、陈皮、蜜枣洗净，陈皮去瓤，蜜枣去核，稍浸泡；蚌肉、琼脂分别洗净，浸泡。将所有材料放进瓦煲内，加清水2 000 mL，武火煲沸后改为文火煲1.5～2小时，调入适量盐、油即可。

【功效】行气解郁，清热消痰。

（9）佛手肉片

【材料】猪肉100 g，佛手250 g。

【做法】佛手洗净，切成片。在锅内放油烧热，肉片放入锅中翻炒变色后加入佛手片翻炒片刻，放入少许盐、酱油翻炒均匀后出锅食用。

【功效】行气止痛、和胃化痰。

（10）解郁理气鱼

【材料】八月札30 g，砂仁1.5 g，黄花菜30 g，鳊鱼1尾（约500 g），葱、姜、盐等各适量。

【做法】八月札、砂仁煎煮30分钟后去渣取汁;鳊鱼去鳞及内脏。将黄花菜及鱼下锅并倒入药汁,加适量水,与葱、姜、盐等佐料共煮。熟后吃鱼喝汤。

【功效】疏肝理气,健脾和胃,解郁宁神。

（11）芝麻酱拌莴笋叶

【材料】莴笋叶250 g,松子仁30 g,芝麻酱50 g。

【做法】莴笋叶洗净,在沸水中氽一下即捞入盘中;将松子仁捣烂,调入芝麻酱,与莴笋叶拌匀,可以加入少许酱油和味精调味,佐餐食用。

【功效】消积下气,润肠通便。

（12）双花西米露

【材料】玫瑰花20 g,茉莉花20 g,西米100 g,白糖适量。

【做法】玫瑰花、茉莉花置入茶包,加开水冲泡,备用。西米投入沸水中,以中小火煮致半透明即可,滤去煮西米的热水(糊状),将半透明的西米倒入备好的玫瑰花、茉莉花水中,略加烧开,加入白糖调味即可。

【功效】疏肝解郁,暖胃下气。

（三）气郁质人群亚健康状态的功法锻炼

气郁质是由于长期情志不畅、气机郁滞而成,运动的目的是调整气机,舒畅情志。跑步、登山、打球、器械健身、游泳、武术等可鼓动气血,抒发肝气,出汗后有促进食欲、改善情志的作用。也可以进行垂钓、下棋、气功、瑜伽、打坐等。

气郁体质人群宜动不宜静,适合户外活动,如多安排外出旅游,既欣赏了自然美景,又陶冶情操、舒畅了情志。再者应多参加群体性体育运动项目,如登山、观海、游泳、羽毛球、太极拳、气功、瑜伽、跳舞等;强壮功、放松功、"六字诀"中的"嘘"字功等导引功法,也有开郁导滞、调理气机的作用,练习时应着意加强呼吸吐纳的锻炼。

气郁体质着运动项目选择一定要强调与个人爱好和兴趣培养有机结合,但不可做剧烈、超负荷的运动,一定要让肝舒展,多做舒展侧体的动作,如一些伸拉运动。

"嘘"字功　嘘,读(xū)。口型为两唇微合,有横绷之力,舌尖向前并向内微缩,上下齿有微缝。

（1）预备式:两脚平行与肩同宽,头正项直,百会朝天,内视小腹,轻合嘴唇,舌抵上腭,沉肩坠肘,两臂自然下垂,两腋虚空,肘微屈,含胸拔背,松腰塌胯,两膝微屈,全身放松,头脑清空,站立至呼吸自然平稳。

（2）呼气念"嘘"字,足大趾轻轻点地,随即放开。两手由肝经之急脉穴处起,手背相对向上提,经章门、期门上升入肺经之中府、云门,两臂如鸟张翼向上、向左右展开,手心向上;两眼反视内照,随呼气之势尽力瞪圆。

（3）呼气尽,吸气时,屈臂,两手经面前、胸前下转为拇指尖相对,其余四指尖向下顺腹前按摩徐徐而下,垂于体侧。

(4)双手重叠,覆于下丹田,稍事休息,再做第二次吐字。如此动作做六次一遍,然后做一次调息,恢复预备式。

(四)气郁质人群亚健康状态的中药调理

药物调理常以香附、乌药、川楝子、小茴香、青皮、郁金等疏肝理气解郁的药为主。血郁加丹参、桃仁;痰郁加半夏、竹茹;火郁加连翘、栀子;湿郁加苍术、厚朴;食郁加神曲、山楂等。如气郁质易患梅核气者,合用半夏厚朴汤;易患失眠者,选用逍遥散;易患抑郁症者,选用柴胡加龙骨牡蛎汤加减;易患脏躁者,选用甘麦大枣汤加味;易患百合病者,选用百合地黄汤加味。调体应注意理气不宜过燥,养阴不宜过腻用药不宜峻猛;同时提倡情志相胜。

中药足浴可选用以下方药:

1. 解忧方

【组成】金橘叶30 g,郁金30 g,川芎15 g。

【用法】将所有材料一同放入锅中,加水适量,煎煮2次,每次30分钟,合并滤液,倒入足浴器中,先熏蒸再足浴,每晚1次。10日为1个疗程。

【功效】疏肝解郁,理气通络。主治情绪忧郁,胸胁胀痛。

2. 顺气方

【组成】橘皮30 g,橘核15 g,橘络5 g。

【用法】将所有材料一同放入锅中,加水适量,煎煮2次,每次30分钟,合并滤液,倒入足浴器中,先熏蒸再足浴,每晚1次。10日为1个疗程。

【功效】疏肝解郁,理气通络。主治情绪忧郁,胸胁胀痛。

3. 消气方

【组成】柴胡30 g,青皮30 g,薄荷10 g。

【用法】将所有材料一同放入锅中,加水适量,煎煮2次,每次30分钟,合并滤液,倒入足浴器中,先熏蒸再足浴,每晚1次。15日为1个疗程。

【功效】疏肝解郁,理气通络。主治情绪忧郁,胸胁胀痛。

(五)气郁质人群亚健康状态的腧穴保健

气机的舒畅与肝的关系密切,足厥阴肝经的穴位可以调理气机的运行,改善气郁体质。还可选取足厥阴肝经的循行路线,进行经络敲打,每次敲打1个来回,每日2次,10日1疗程。

1. 太冲

【位置】位于足背侧,当第1跖骨间隙的后方凹陷处(第1、2趾跖骨连接部位中)。简便取穴:以手指沿拇趾、次趾夹缝向上移压,压至能感觉到动脉映手,即是太冲穴。

【作用】燥湿生风。适用于头痛、眩晕、胁痛、腹胀、呕逆、咽痛、目赤肿痛等不适。

【按揉方法】用左手拇指指腹揉捻右太冲,有酸胀感为宜,1分钟后再换右手拇指指腹揉捻左太冲穴1分钟。

2. 悬钟

【位置】位于小腿外侧,外踝尖上3寸,腓骨前缘。左右各一穴。

【作用】疏肝解郁,活血通络。经常敲打悬钟有降压的功效。

【按揉方法】食指尖点压按摩,或大拇指或中指按压轻揉,至局部有酸胀感为度。

3. 水沟(人中)

【位置】位于人体鼻唇沟的中点,位于上嘴唇沟的上1/3与下2/3交界处,为急救昏厥要穴。

【作用】醒神开窍,调和阴阳,解痉通脉。

【按揉方法】以食指、中指、无名指(指尖向上)紧贴在鼻子的下方,人中沟上1/3处左右移动来回按揉指掐,每次10分钟,每天早、晚各1次,按揉指掐后会感到腰部轻松,两腿有力。需要注意的是,按揉指掐时节奏要和缓,动作要轻柔,肩臂要放松,指力内收,力贯指端,被掐部位不能产生青紫现象,更不能掐破皮肤。

4. 行间

【位置】在足背侧,当第1、2趾间,趾蹼缘的后方赤白肉际处。左右各一穴。

【作用】生风化火。适用于胸胁满痛、呃逆、咳嗽、头痛、眩晕、目赤痛、失眠、宿醉不适等症状。

【按揉方法】按摩的时候,用大拇指点按在行间的位置,轻轻按揉3分钟左右,稍微用力,以感觉压痛为度。如果是懒得用手按,也可以光脚,用一只脚的拇趾去踩另一只脚的行间位置,这样时不时踩一下,也能够起到疏肝理气的作用。

5. 肝俞

【位置】位于人体的背部脊椎旁,第9胸椎棘突下,二指宽处。左右各一穴。

【作用】疏肝理气,降火退热,益肝明目,行气止痛。

【按揉方法】用掌根部按揉肝俞,力度以老人能承受为主。

6. 膈俞

【位置】位于背部,第7胸椎棘突下,旁开1.5寸。左右各一穴。简便取穴:背过手,摸到肩胛骨和脊椎骨之间的凹陷,就是膈俞穴。

【作用】补血养血,活血化瘀。

【按揉方法】大拇指或中指按压,每次按压5分钟,每日2次,左右交替按揉,按压时以有酸、麻、胀的感觉为度。

7. 后溪

【位置】位于手掌尺侧,第5掌指关节后的远侧掌横纹头赤白肉际处。

【作用】通督脉泻心火,壮阳气调颈椎。

【按揉方法】大拇指或中指按压,每次按压5分钟,按压时以有酸、麻、胀感为度。

8. 合谷

【位置】在手背,第1、2掌骨间,第2掌骨桡侧中点处,即通常说的虎口处。左右各一穴。简便取穴:以一手的拇指指骨关节横纹,放在另一手拇、食指之间的指蹼缘上,拇指尖下就是合谷穴。

【作用】清热解表,镇静止痛。

【按揉方法】大拇指按压,每次按压2～3分钟,按压时以有酸、麻、胀的感觉为宜。

八、特禀质人群亚健康状态的中医养生指导

(一)特禀质人群亚健康状态的一般调摄

特禀质多是由于先天性或遗传因素所形成的一种特殊体质类型,此类亚健康人群应根据个体情况调护起居。过敏季节少户外活动,尽量避免接触冷空气及明确知道的过敏物质;居室常通风,保持空气清新。生活环境中接触的物品如枕头、棉被、床垫、地毯、窗帘、衣橱易附有尘螨,应常清洗、日晒。外出也要避免处在花粉及粉刷油漆的空气中,以免刺激而诱发过敏病症。

特禀质的人经常出现过敏,过敏症是一种慢性疾病,会反反复复地发生,在这个过程中,自我的心态会发生很大的变化,效果调整不好,同样会出现一些情绪或者性格上的变化。所以特禀质的人,在精神方面的养生同样尤为重要。由于身体出现了缺陷,就很容易出现悲观、消极、胆怯的性格,不愿与人交往,甚至有人从此意志消沉,丧失生活信心,在生活上不能自理,在人格上不能独立。在精神调适上,应该培养乐观情绪,做到精神愉悦,不要自己看不起自己,努力培养一个坚强的意志,是自己能够独立自主,自力更生。要常常告诫自己生活中有很多美好的食物,要学会欣赏,与人为善。

(二)特禀质人群亚健康状态的膳食调养

1. 调养原则

(1)宜食性质平和、清淡而偏温的食物:如谷类、绿色及深色蔬菜等。

(2)多吃补养肺气的食品,可降低过敏的发生:如马铃薯、红薯、山药、栗子、大枣、兔肉、鳜鱼、泥鳅、雪梨等。

(3)多食益气固表的食物及药物:食物如鹌鹑、黄鳝、燕窝、木耳、银耳、花生、核桃、百合、松子等;药物如黄芪、当归、乌梅、灵芝、黄精、太子参、百合、杜仲等。

(4)避免吃容易诱发过敏的食物:如海鲜、蛋、奶制品、香菇、竹笋、含酒精或咖啡因的饮料等。

（5）不宜多食生冷苦寒、辛辣燥热等寒热偏性明显的食物：如果偏好高油脂、高热量的饮食,体内的发炎物质会比较高,较容易诱发自身免疫性疾病。

（6）不宜食用光敏性食物：如香菜、芹菜、油菜、芥菜、无花果、柠檬等,以免使本已非常敏感的皮肤再加强对日光刺激的敏感性,而加重病情。

2. 药茶

（1）枣杞黄芪茶

【组成】黄芪3 g,大枣5枚,枸杞10粒。

【用法】将大枣捏开,与黄芪、枸杞一同用开水泡约10分钟即可。

【功效】益气固表。在大风还寒的立春常喝可预防感冒,但发热时不宜饮用。

（2）补气生脉茶

【组成】黄芪3 g,五味子3 g,麦冬3 g,党参3 g。

【用法】将所有材料放入杯中,用沸水冲泡后即可饮用。

【功效】益气养阴,养心补肺,能预防感冒,提高身体免疫力。

（3）玉屏风茶

【组成】黄芪5 g,白术5 g,防风3 g。

【用法】将所有材料加沸水冲泡,代茶饮用。

【功效】益卫固表,健脾补气。适用于过敏体质的人,有预防感冒的效果。

（4）参芪饮

【组成】黄芪10 g,花旗参5 g,橘皮2 g。

【用法】将所有材料放入锅中,加清水500 mL,浸泡30分钟,武火烧开后,改文火煎煮15分钟,置入保温杯中频饮,饮完后再加开水浸泡30分钟后续饮,每天1剂。

【功效】补中益气固表,健脾和胃。

（5）灵芝三七茶

【组成】灵芝孢子粉5 g,三七粉3 g。

【用法】将灵芝孢子粉、三七粉放入杯中,加沸水冲泡,代茶饮用。

【功效】益气血,健脾胃。适用于过敏体质,对先天体弱多病者有良好的补益作用。

3. 药膳

（1）白芷当归四神汤

【材料】白芷3 g,当归15 g,薏米30 g,茯苓15 g,白术6 g,莲子9 g,芡实15 g,山药30 g,大枣5粒,鸡翅膀6只,姜片适量,酒半杯,盐少许。

【做法】薏米用水浸泡2小时,备用;鸡翅洗净。除当归、白芷外,其余材料一同放入锅中,加水5碗,煮15分钟,再放入鸡翅,加姜片、酒一起煮15分钟,最后放入当归、白芷、盐即可。

【功效】健脾,养血,悦容。

（2）固表粥

【材料】当归12 g,乌梅15 g,黄芪20 g,粳米100 g,冰糖适量。

【做法】当归、乌梅、黄芪放入砂锅中,加适量清水,浸泡30分钟,开文火煎煮成汁,倒出药汁备用。粳米洗净,和药汁一起倒入锅中,武火煮沸后改文火熬煮成粥,最后加适量冰糖调味即可。

【功效】固表,养血,扶正,消风。

（3）灵芝茯苓紫苏粥

【材料】厚朴3 g,半夏3 g,紫苏叶6 g,茯苓9 g,灵芝20 g,粳米100 g,冰糖适量。

【做法】将厚朴、半夏、紫苏叶和灵芝放入砂锅中,加适量清水,武火煮沸后改文火熬煮,倒出药汁备用。粳米洗净,和煎好的药汁一起倒入锅中,武火煮沸后改文火熬煮成粥,加冰糖调味即可。

【功效】补益脏腑,提高肌体免疫力。

（4）大枣山药粥

【材料】大枣30 g,粳米100 g,山药250 g,白糖适量。

【做法】大枣放入温水中泡软,洗净后去核,切成丁备用;山药去皮、洗净后切成丁,和大枣丁、白糖拌匀,腌制30分钟备用。粳米洗净,倒入锅中,加适量清水,武火煮沸后改文火熬煮成粥,将腌好的大枣丁和山药丁倒入锅中,继续煮10分钟即可。

【功效】补血益气,提高免疫力,有效预防感冒。

（5）泥鳅粥

【材料】泥鳅150 g,粳米100 g,火腿15 g,葱3 g,姜3 g,料酒、胡椒粉、味精、盐各适量。

【做法】粳米洗净,清水浸泡30分钟;葱、姜、火腿洗净,切末;泥鳅洗净,去内脏,放入火腿末、葱末和姜末,加适量料酒和盐调味,放入蒸锅中蒸熟,除去泥鳅的头和刺,备用。锅中加适量清水,倒入泡好的粳米,武火煮沸后改文火熬煮成粥;将蒸好的泥鳅倒入锅中,加入适量胡椒粉和味精调味,继续煮沸即可。

【功效】利水解毒,补益脾肾,改善体质。

（6）菟丝细辛粥

【材料】细辛5 g,菟丝子15 g,粳米100 g。

【做法】菟丝子洗净,捣碎;锅中加适量清水,放入菟丝子和细辛,武火煮沸后改文火煎煮成药汁,去渣留汁备用。粳米洗净,倒入煎好的药汁,熬煮成粥即可。

【功效】温肺化饮,祛风通窍,滋补肝肾。

（7）葱白大枣鸡肉粥

【材料】粳米100 g,大枣10枚,连骨鸡肉100 g,姜、香菜、葱少许。

【做法】粳米、鸡肉洗净；大枣洗净，去核；姜切片，香菜、葱切末。锅内加水适量，放入鸡肉、姜片大火煮开，然后放入粳米、大枣熬煮45分钟左右，最后加入葱末、香菜末调味。

【功效】可用于过敏引起的鼻塞、喷嚏、流清涕等症状。

（8）山药小麦汤

【材料】浮小麦30 g，山药50 g，白糖适量。

【做法】山药去皮、洗净，切成片；浮小麦洗净。锅中加入适量清水，放入浮小麦和山药片，武火煮沸后改文火熬煮成汁，去渣留汁，加适量白糖调味即可。

【功效】健脾益气，补肾固精，养阴补肺，补气，敛汗。

（9）杜仲黄芪瘦肉汤

【材料】杜仲9 g，黄芪9 g，猪瘦肉100 g，盐少许。

【做法】杜仲、黄芪洗净。猪瘦肉洗净、切块，用沸水焯去血水后至炖盅内，加入黄芪和杜仲，加适量清水、料酒，武火煮沸后改文火炖2小时成汤，加少许盐调味即可。

【功效】养肝补肾，强筋壮骨，补中益气，固表止汗。有益于过敏体质者改善体质，并对过敏体质引起的关节痛有效。

（10）灵芝黄芪炖肉

【材料】灵芝30 g，黄芪60 g，猪瘦肉100 g，姜5 g，盐适量。

【做法】灵芝、黄芪放入清水中浸泡30分钟；猪瘦肉洗净，切成块；姜洗净。将所有材料一起放入砂锅，加适量清水和盐，盖上盖子，放入蒸锅中蒸3个小时即可。

【功效】益气补血，健脾安神。

（11）黄鳝煲猪肾

【材料】黄鳝250 g，猪肾100 g，姜5 g，盐适量。

【做法】黄鳝用适量盐洗净，切成段；猪肾加适量盐洗净；姜洗净，切片。将所有材料放入瓦煲中，加适量清水，武火煮沸后改文火继续煲2个小时，最后加适量盐调味即可。

【功效】益气固表，温阳健脾，滋补肝肾。

（12）黄精乌冬面

【材料】黄精末10 g，猪肉末50 g，笋末30 g，青红椒末20 g，乌冬面500 g。

【做法】热锅下油，将猪肉末、黄精末、笋末、青红椒末下锅煸炒，加入调味料拌成酱料；乌冬面焯水，浇上酱料即可食用。

【功效】补气养阴，健脾润肺。

（三）特禀质人群亚健康状态的功法锻炼

过敏体质的人群应避免在公园等运动场所长时间逗留，有过敏性鼻炎的人，不宜在冬季进行户外锻炼,锻炼时应注意自身的反应,一旦有憋气、咳喘等不良反应及及时停止运动。

过敏体质多由禀赋不足、后天损伤失养所致,所以通过运动的方式加强气血的循环,对增进免疫力,改善过敏体质有不错的效果。过敏体质人群应以室内运动为主,如瑜伽、气功、健身器械、健身操等,"六字诀"中的"吹"字功,可养护先天,培补肾精肾气。

以室内运动为主,如瑜伽、气功、健身器材、健身操等。如过敏源明确,在不接触过敏源的前提下也可做户外锻炼。运动时应避免汗出当风,以不出汗或微微汗出为好;注意呼吸的均匀,担保腹式呼吸。

"吹"字功 吹,读(chuī)。口型为撮口,唇出音。"吹"字口型呼气的时候,不能让耳朵听到呼吸的声音,只是想象自己发"吹"字音;在17:00~19:00,肾脏功能最强的时候练习效果更佳。

(1)预备式:两脚平行与肩同宽,头正项直,百会朝天,内视小腹,轻合嘴唇,舌抵上腭,沉肩坠肘,两臂自然下垂,两腋虚空,肘微屈,含胸拔背,松腰塌胯,两膝微屈,全身放松,头脑清空,站立至呼吸自然平稳。

(2)呼气读吹气,两臂从体侧提起,两臂向后,两手外劳宫穴在腰部擦搓3次,两手经长强、肾俞向前划弧,至肾经之俞府穴处,如抱球两臂撑圆,两手指尖相对,身体下蹲,两臂随之下落,呼气尽时两手落于膝盖上部。

(3)在呼气念字的同时,足五趾抓地,足心空如行泥地,引肾经之气从足心上升。

(4)下蹲时身体要保持正直,膝盖不过足尖,下蹲高度直至不能提肛为止。

(5)呼气尽。

(6)随吸气之势慢慢站起,两臂自然下落于身体两侧。

(7)两手重叠,覆于下丹田,稍事休息,再重复做,共做六次,调息,恢复预备式。

(四)特禀质人群亚健康状态的中药调理

药物调理可常泡服黄芪、防风、乌梅、五味子等。若鼻流清涕、目痒鼻塞者,以清肺消风为主,可酌加辛夷、苍耳子、细辛、鹅不食草等;若皮肤风疹或湿疹者,可酌加茜草、紫草、生甘草、地骨皮、冬瓜皮、白鲜皮。必要时可中药调理或冬令膏方调理。调体应注重养生,顺应四时变化;加强调护,尽量避免接触致敏物质。

中药足浴可选用以下方药:

1. 御外方

【组成】黄精30 g,党参30 g,山药20 g。

【用法】将所有材料一同放入锅中,加水适量,煎煮2次,每次30分钟,合并滤液,倒入足浴器中,先熏蒸再足浴,每晚1次。15日为1个疗程。

【功效】健脾补肾,增强抵抗力,防治抵抗力下降。

2. 扶正方

【组成】黄芪30 g,女贞子30 g,枸杞子30 g。

【用法】将所有材料一同放入锅中,加水适量,煎煮2次,每次30分钟,合并滤液,倒入足浴器中,先熏蒸再足浴,每晚1次。15日为1个疗程。

【功效】健脾补肾,增强抵抗力。

3. 孩儿方

【组成】太子参30 g,麦冬30 g,门冬20 g,生地黄20 g。

【用法】将所有材料一同放入锅中,加水适量,煎煮2次,每次30分钟,合并滤液,倒入足浴器中,先熏蒸再足浴,每晚1次。15日为1个疗程。

【功效】益气养阴,增强抵抗力。

(五)特禀质人群亚健康状态的腧穴保健

特禀质者易过敏,表现在胃肠道和皮肤上,故在腧穴养生过程中要体现遵循益气固表,养血消风的原则,在经络选择上以手阳明大肠经和手太阴肺经为主,除了穴位按摩及艾灸疗法,还可根据手太阴肺经循序进行经络拍打。

1. 尺泽

【位置】位于手臂肘部,肘横纹中,肱二头肌腱桡侧处。左右各一穴。

【作用】清宣肺气,泻火降逆。

【按揉方法】用拇指或者食指揉按穴位,或者点压穴位10～15分钟。

2. 章门

【位置】位于侧腹部,第11肋游离端的下方。左右各一穴。

【作用】疏肝解郁,息风止痉。

【按揉方法】用大拇指、食指直下掌根处像鱼一样的肉厚处部位,即鱼际,揉按穴位,并有胀痛的感觉;左右两侧穴位,每次大约揉按1～3分钟,也可以两侧穴位同时按揉。

3. 血海

【位置】位于大腿内侧,屈膝,在髌骨底内侧缘上2寸,股四头肌内侧头的隆起处。简便取穴:患者屈膝,另一人以左手掌按于患者右膝髌骨上缘,二至五指自然伸直,拇指约呈45°倾斜,拇指尖下即是血海穴。左右各一穴。

【作用】健脾化湿,调经统血。

【按揉方法】大拇指或中指按压,每次按压5分钟,每日2次,左右交替按揉,按压时以有酸、麻、胀的感觉为度。

4. 迎香

【位置】位于面部,在鼻翼外缘中点旁开0.5寸,鼻唇沟中。左右各一穴。

【作用】宣通鼻窍,理气止痛。

【按揉方法】用食指指尖点压按摩,以左右方向刺激,每次1分钟。

5. 神阙

【位置】在腹部,肚脐中央。

【作用】息风开窍,宁心安神。

【按揉方法】双手交叉重叠置于神阙上,稍用力,快速、小幅度的上下推动,至局部有酸胀感为度。

6. 肾俞

【位置】位于背部,在腰部第2腰椎棘突下,旁开1.5寸。左右各一穴。

【作用】强壮肾气,滋阴降火。

【按揉方法】双手握拳,拳心虚空,拳背轻贴肾俞穴,轻轻敲打,每次5分钟即可。

7. 曲池

【位置】位于肘部,在肘横纹外侧端,屈肘,当尺泽与肘横纹外侧端与肱骨外侧髁连线中点。

【作用】凉血祛风,清热解毒。

【按揉方法】食指尖点压按摩,或大拇指或中指按压轻揉,至局部有酸胀感为度。

8. 风门

【位置】位于背部,在第2胸椎棘突下,旁开1.5寸。左右各一穴。

【作用】运化膀胱经气血上达头部。

【按揉方法】食指尖点压按摩,或大拇指或中指按压轻揉,至局部有酸胀感为度。

9. 鱼际

【位置】位于手掌,第1掌骨中点桡侧,赤白肉际处,左右各一穴。

【作用】泻热开窍,回阳救逆,利咽镇痉。

【按揉方法】用一只手的拇指用力来回搓另一只手的大鱼际,感觉发热为宜,每次搓5分钟,然后换手搓另一只手的大鱼际5分钟。

10. 郄门

【位置】位于人体的前臂掌侧,在曲泽与大陵的连线上,腕横纹上5寸。

【作用】祛风活血,宁心止痛。

【按揉方法】右手拇食指齐用力,一捏压按揉一松1～2分钟,再换左手捏压按揉右手郄门1～2分钟。

11. 大陵

【位置】位于手腕上,在腕掌横纹的中点处,当掌长肌腱与桡侧腕屈肌腱之间。左右各一穴。

【作用】舒筋活络,祛风止痹。

【按揉方法】右手拇食指齐用力,一捏压按揉一松1~2分钟,再换左手捏压按揉1~2分钟。

12. 曲泽穴

【位置】位于前臂,在肘横纹中,当肱二头肌腱的尺侧缘。左右各一穴。

【作用】宁心,泄热,降逆,镇惊。

【按揉方法】用拇指或食指点按曲泽,直至局部有酸胀感为度。

第八章　张晓天教授医案撷菁

案例1

许某,女,60岁。初诊时间:2016年8月11日。

主诉: 反复乏力3个月余。

病史摘要: 患者既往白细胞降低史,平素乏力易感冒,疲劳时有,腰酸畏寒。刻下精神欠佳,面色,胃纳一般,便可,夜寐安。舌质淡,苔白腻,脉沉细。有白细胞减少史,服用利血生治疗。有甲状腺功能减退史,服用优甲乐治疗。

中医诊断: 虚劳,气血亏虚证;**西医诊断:** 白细胞减少症。

辨证: 患者气虚不能滋养肝肾故神疲乏力,腰酸畏寒,脾虚不能运化则水湿内生,可见苔腻,肌肤腠理不密不能抵御外邪故平素易感,四诊合参,辨证属中医"虚劳",证属"气血亏虚证",舌脉俱为佐证。

治法: 益气养血,补气补血。

处方: 自拟方加减。

生黄芪9 g	炙黄芪9 g	党参12 g	丹参12 g
山药15 g	厚朴9 g	生薏苡仁10 g	炒薏苡仁10 g
白茯苓12 g	生白术12 g	川石斛9 g	葛根9 g
炒麦芽30 g			

×7剂

每日1剂,水煎300 mL,分早晚两次餐后温服。

二诊: 患者一般情况可,纳可,苔腻有减,二便调,治拟同前。予以上方7剂,每日1剂,水煎300 mL,分早晚两次餐后温服。

按语: 患者气虚不能滋养肝肾故身体乏力,腰酸畏寒,脾虚不能运化则水湿内生,可见苔腻,肌肤腠理不密不能抵御外邪故平素易感,舌脉俱为佐证。西医甲状腺功能减退可引起代谢功能低下等一系列身体机能低下的反应,皆为气血虚损,故治疗应益气养血,补气补血。予以生黄芪、炙黄芪、党参益气补血,丹参养血活血,补而不滞,山药补益肾元,厚朴、白术、茯苓、葛根运化脾胃,薏苡仁、炒麦芽健脾化湿,石斛益养阴血,共奏益气补血之功。补虚兼化湿,补而不滞,补中有通,阴中求阳达到较好的效果。

案例2

杨某,女性,65岁。首诊时间:2015年7月23日。

主诉:反复眩晕5年余。

病史摘要:患者眩晕,伴乏力心慌、腰酸,舌燥舌痛,身热,腹胀,大便欠畅,记忆力减退。刻下面赤,性情急躁易怒,乏力,心悸,胃纳一般,便可,夜寐一般。舌质淡,苔薄,脉弦。有高血压史5年,平时每日服用兰迪5 mg控制血压,血压控制一般,维持在140/90 mmHg左右。

中医诊断:眩晕,肝阳上亢;**西医诊断:**高血压病。

辨证分析:患者肝阳上亢故见眩晕、血压偏高,性情急躁,心烦口渴,四诊合参,病属中医"眩晕",证属"肝阳上亢证",舌脉俱为佐证。

治法:平肝潜阳。

处方:自拟方加减。

珍珠母30 g	石决明12 g	决明子9 g	钩藤12 g(后下)
葛根15 g	郁金9 g	地龙9 g	景天三七15 g
五味子9 g	黄芪10 g	龙骨15 g(先煎)	牡蛎15 g(先煎)
知母9 g	黄柏9 g	生栀子9 g	炙甘草9 g

×7剂

每日1剂,水煎300 mL,分早晚两次餐后温服。

二诊:身热减,乏力,心慌如旧,大便可,舌脉同前。上方去生栀子,加防风12 g,炙甘草9 g,降香6 g,檀香6 g,14剂。

按语:患者素体阳盛,肝阳偏亢,又长期性情急躁易怒,肝气郁结,气郁化火,循经上冲,上扰清空,头目清窍不利,发为眩晕。治疗眩晕,首辨脏腑,眩晕与肝、脾、肾三脏关系最为密切;二辨虚实,眩晕以虚证居多,但如挟痰挟火时可见实证;三辨标本,眩晕以肝肾阴虚、气血不足为本,风、火、痰、瘀为标。患者有面赤、易怒等实证,又有乏力、心悸等虚证,治疗时两者兼顾,补虚不可太过,以免助阳化火,泻实易不可太过,以免伤及正气。

案例3

钟某,女,33岁。初诊时间:2016年1月13日。

主诉:反复面疹1年余。

病史摘要:面疹好发于口唇下方,少量发于头面、鼻尖。平素情绪易焦虑,口腻时有,寐一般,纳欠佳,舌胖有齿印,苔薄腻,脉弦细。

中医诊断:湿疮,脾虚痰湿证;**西医诊断:**痤疮。

辨证:患者肝旺抑土,脾胃不健,脾虚不运,痰湿内生,湿邪郁而化热,湿热搏结,浸淫肌肤发为本病。四诊合参,病属中医"湿疮",证属"脾虚痰湿证",舌脉俱为佐证。

治法：健脾化湿。

处方：自拟方加减。

生薏苡仁15 g	炒薏苡仁15 g	白茯苓9 g	生白术9 g
炒苍术9 g	茯苓皮9 g	土茯苓9 g	白鲜皮9 g
苦参9 g	生地黄9 g	白山药9 g	山茱萸9 g
玫瑰花6 g	月季花3 g		

×7剂

每日1剂，水煎300 mL，分早晚两次餐后温服。

二诊：面疹有减，仍有颗粒感，余症平，二便调。上方去炒薏苡仁加金银花9 g，补骨脂9 g，牡丹皮9 g，生山栀9 g，肉苁蓉9 g，7剂，水煎服。

三诊：面疹少量，稍凸于皮肤表面，余症平，舌红，苔薄白小腻，脉弦细，月经将行。上方去玫瑰花、月季花，加决明子9 g，7剂，每日1剂，水煎300 mL，分早晚两次餐后温服。

四诊：面疹基本消退，皮肤较光滑，舌脉同前，巩固治疗。

生薏苡仁15 g	茯苓15 g	生白术15 g	茯苓皮9 g
土茯苓9 g	白鲜皮9 g	生地黄9 g	山茱萸9 g
牡丹皮9 g	生山栀9 g	肉苁蓉9 g	玫瑰花6 g
月季花3 g	炒白芍9 g		

×7剂

每日1剂，水煎300 mL，分早晚两次餐后温服。

按语：脾胃有病可影响其他脏腑，其他脏腑的变化亦可影响脾胃。其中尤与肝肾的关系至为密切。肝随脾升，胆随胃降，肝木疏土，助其运化之功，脾土营木，成其疏泄作用，肝郁气滞，木旺克土，脾胃不建，引起一系列脾虚症状。因脾虚不运，则水湿不化，故脾病多与湿有关，而出现本虚标实的证候。口为脾之窍，唇为脾之华，足少阴脾经环唇，故与脾虚有关的面疹多发余口唇周围，治疗当以健脾化湿为主，辅以疏肝解郁，湿去则脾运自复。

案例4

陈某，女，84岁。初诊时间：2016年2月10日。

主诉：发现肺癌2年余。

病史摘要：患者肺癌2年余，左侧胸腔积液，CT：左肺腺癌，右肺转移，左侧胸腔积液。心房纤颤，糖尿病史，心慌气喘，面色㿠白，纳寐一般，二便调。舌淡，苔薄白，脉滑数。

中医诊断：喘病，心肺气虚证；**西医诊断**：肺癌。

辨证：患者年老体弱，正气渐衰，心气虚见心慌，肺气虚故气喘不宁，肺脾肾阳虚，阳虚水犯，故有胸腔积液。四诊合参，病属中医"喘病"，证属"心肺气虚证"，舌脉俱为佐证。

治法：扶正祛邪，补气温阳。

处方：自拟方加减。

党参30 g	炒苍术12 g	炒白术12 g	厚朴10 g
陈皮10 g	泽泻12 g	茯苓15 g	猪苓15 g
肉桂3 g (后下)	葶苈子10 g (包煎)	槟榔10 g	枳实12 g
大腹皮15 g	广木香10 g	桑白皮30 g	炙甘草10 g
五加皮10 g	车前子30 g (包煎)		

×28剂

每日1剂，水煎300 mL，分早晚两次餐后温服。

二诊：B超显示胸腔积液有减，余症同前。

党参30 g	炒白术15 g	陈皮12 g	枳实12 g
焦山楂15 g	炒麦芽30 g	焦六神曲30 g	泽泻15 g
茯苓15 g	肉桂6 g (后下)	车前子30 g	葶苈子12 g
大腹皮30 g	槟榔10 g		

×28剂

每日1剂，水煎300 mL，分早晚两次餐后温服。

三诊：B超显示左侧胸腔少量积液，余症同前。

党参30 g	生白术15 g	陈皮10 g	枳实15 g
焦山楂15 g	炒麦芽30 g	焦六神曲30 g	荷叶15 g
泽泻15 g	茯苓15 g	肉桂6 g (后下)	车前子30 g (包煎)
大腹皮15 g	桑白皮30 g	五加皮15 g	滑石30 g
葶苈子15 g	红枣30 g		

×14剂

每日1剂，水煎300 mL，分早晚两次餐后温服。

四诊：乏力，纳欠佳。B超显示左侧胸腔少量胸腔积液。舌脉同前。

党参30 g	茯苓15 g	炒白术12 g	白扁豆15 g
陈皮10 g	山药15 g	炙甘草10 g	砂仁6 g (后下)
桔梗10 g	泽泻15 g	车前子30 g (包煎)	猪苓10 g
肉桂3 g (后下)			

×28剂

每日1剂，水煎300 mL，分早晚两次餐后温服。

按语：恶性肿瘤初期以邪实为主（占位、恶性胸腔积液），治疗以祛邪为主（清热解毒,活血利水),辅以扶正,顾护脾胃,使邪去正复。但患者年老体弱,正气渐衰,难以匡扶,病邪缓慢进展,因时间长久且患者年老气血运行缓慢,故正虚邪亦缓,病邪徘徊于体表经络,先伤阳气,肺脾肾阳虚,阳虚水犯,故有胸腔积液,治疗以扶正祛邪并取,补气温阳贯穿始终,利水药以祛邪。疾病进一步进展,阳损及阴,邪入气血脏腑,出现阴损症状,即晚期阴阳两虚之象,治疗思路转变为阴阳双补,滋阴为主,辅以顾护脾胃之气,而祛邪之力减弱。由此可见,老年恶性肿瘤患者的治疗中,以提高患者的生活质量、延长生命为主要目的,如一味地以治愈为目的攻邪力量太强反而不会收到很好的疗效。且根据患者的整个病程来看,益气健脾贯穿始终,可见脾胃在与疾病的对抗过程中占有不可磨灭的地位,脾胃运化的水谷精微都是正气的最佳来源,是抵抗邪气侵入的盾牌。关于扶正、祛邪的比例调整,及温阳、滋阴用药的时机掌握也是治疗疾病的关键,适合的时机可以帮助患者"既病防变",防患下一阶段疾病的进展速度,更好地提高患者的生活质量。本案患者年过八旬,并未得知自身病情,家属决定中医药保守治疗,由于药物使用得当,辨证准确,调整药物的时机也很适当,患者患病期间生活质量较好,每每可自行步行至门诊配药取药,生命也得以延长,但由于病情逐渐进展,左侧原发病灶导致左肺完全占位,且右肺转移,最终导致心房纤颤、心衰而死亡。老年患者年迈,脏腑功能衰退,发现恶性肿瘤疾病时可根据病情,尽量选择可以保持一定的生活质量及延长生命的治疗方式,免受一些治疗带来的痛苦。

案例5

陈某,女,61岁。初诊时间:2016年11月24日。

主诉:反复夜尿频多2年余。

病史摘要:2年前患者因外出乘车颠簸腰椎压缩性骨折,后出现小便频数,尿急,夜间尤甚,无尿道灼痛,每次尿量少,色淡黄,时有少量泡沫,自觉咳嗽时下腹疼痛,口干口苦,喜热饮,五更泄。舌质暗,苔白腻,脉缓结代。患者有高血压心脏病多年,血压控制可,有早搏史。

中医诊断:气淋,脾肾阳虚证;**西医诊断:**膀胱多动症。

辨证:患者肾阳虚衰,膀胱气化不利,故小便频数,脾阳不足,湿邪内生,日久化热,故见口苦,喜热饮。四诊合参,辨证属中医"气淋",证属"脾肾阳虚证",舌脉俱为佐证。

治法:健脾温肾。

处方:自拟方加减。

生地黄10 g	山茱萸10 g	山药10 g	附子10 g
肉桂3 g(后下)	茯苓10 g	丹参10 g	白术10 g
泽泻10 g	桂枝3 g	黄芪15 g	补骨脂10 g

| 吴茱萸 3 g | 五味子 10 g | 合欢皮 15 g | 夜交藤 15 g |
| 虎杖 10 g | 狗脊 10 g | 乌药 6 g | 益智仁 10 g |

×7剂

每日1剂,水煎300 mL,分早晚两次餐后温服。

二诊:患者一般情况可,夜尿稍减,纳可,寐一般,二便调,治拟同前。予以上方7剂,金匮肾气片补益肾气。

按语:患者老年女性,外伤致下焦络脉损伤,膀胱失摄,故小便不固,日久损伤肾阳,故小便色清,量少,五更泄泻,阳虚不能蒸腾水液,津不上承,故口干,肾阳亏损日久伤及脾阳故畏寒喜热,阴阳不调故夜寐欠安,脾虚水湿之邪蕴结于中焦,日久化热故口苦,精微下泻故有泡沫。治疗上温肾健脾。方中金匮肾气合缩泉丸,随证加减。久病入络,故辅以活血化瘀丹参,达到调和阴阳之效。

案例6

王某,女,60岁。初诊时间:2016年11月17日。

主诉:反复中上腹疼痛20年。

病史摘要:患者无明显诱因下出现中上腹疼痛,时有泛酸,食后疼痛,无恶心呕吐,无嗳气,无发热,既往有慢性胃炎史。胃镜:胃角溃疡,糜烂性胃炎,十二指肠壶腹部溃疡;HP(-),平素喜食辛辣油腻,喜凉畏热,急躁易怒,时有哄热汗出,纳可,寐安,便欠畅。舌质暗,苔白腻,脉弦滑。

中医诊断:胃脘痛,肝旺脾虚证;**西医诊断:**慢性胃炎,胃溃疡。

辨证:患者肝旺故急躁易怒,肝气疏泄不利,肝气乘脾故作胃痛,四诊合参,辨证属中医"胃脘痛",证属"肝旺脾虚证",舌脉俱为佐证。

治法:健脾疏肝,清热化湿,理气和胃。

处方:自拟方加减。

党参 10 g	白术 10 g	苍术 10 g	白茯苓 10 g
甘草 6 g	厚朴 10 g	制半夏 9 g	陈皮 9 g
黄连 3 g	南沙参 9 g	玉竹 6 g	广木香 6 g
西砂仁 6 g	香橼 6 g	绿萼梅 3 g	延胡索 9 g
川楝子 6 g			

×7剂

每日1剂,水煎300 mL,分早晚两次餐后温服。

二诊:患者一般情况可,纳可,苔腻有减,二便调,治拟同前。予以上方7剂。

按语:方中以四君子汤益气健脾,二陈平胃散除湿化痰,黄连清热化湿,沙参、玉竹益胃生津,木香、砂仁、香橼等理气疏肝和胃,延胡索止痛,川楝子泄肝气。"见肝之病,之肝传脾,当先实脾"。患者中年女性,平素喜食辛辣油腻,易痰湿内生,痰湿之邪阻碍脾胃运化,胃失和降,胃络不通,不通则痛。平素急躁易怒,伤肝乘脾,肝气犯胃,故时有泛酸哄热等,脾虚则便不畅,舌脉俱为佐证。

案例7

于某,女性,29岁。初诊时间:2015年7月23日。

主诉:月经后期1年余。

病史摘要:患者月经后期,甚者2～3月/次,月经量少,有血块,婚龄4年,未育,面色黯,舌暗,舌下络脉增粗,苔薄白腻,指甲色紫暗,脉细,乏力,近日寐差。

中医诊断:虚劳,气虚血瘀;**西医诊断**:月经不调。

辨证:患者气虚甚,故见乏力,气虚则推动血行无力,则血瘀,故见面色黯,舌暗,指甲色紫暗,气虚血瘀则见月经后期,四诊合参,辨证属中医"虚劳",证属"气虚血瘀证",舌脉俱为佐证。

治法:益气活血。

处方:自拟方加减。

生黄芪10 g	炙黄芪10 g	太子参10 g	柴胡9 g
当归10 g	川芎15 g	赤芍9	炒白芍10 g
桃仁9 g	红花9 g	泽兰9 g	鸡血藤15 g
枳壳9 g	佛手6 g	乌药9 g	生白术9 g
苍术9 g	郁金9 g	甘草6	

×7剂

每日1剂,水煎300 mL,分早晚两次餐后温服。

二诊:经逾期未行,苔脉同前。上方加玫瑰花6 g,木瓜9 g,丝瓜络6 g,路路通12 g,地黄10 g,厚朴9 g,益母草15 g,14剂。

三诊:经已行,痛经。舌脉同前。上方去郁金,加山药15 g,莲子9 g,元胡12 g,14剂。

按语:患者气虚为本,血瘀为标。气虚则气不生血,可见月经量少,月经后期,脾气虚则见乏力,气血生化无源;气虚则气不行血,脉道阻塞不通,不通则痛,故见痛经,血行无力,日久成瘀,瘀现于面部可见面色黯淡;瘀反映在舌,可见舌暗,舌下络脉增粗;瘀于指甲,则见指甲颜色紫暗;瘀阻冲任,可见月事不下,或伴有血块。治本当益气扶正,指标则应活血化瘀,标本兼治,可达气血充盈,经络畅通,同时可加入疏肝理气之品,因女性以肝为用,疏肝气可助气血条达,阴阳调和。

下 篇

张氏弟子对张氏疑难杂病治疗的思考感悟和医案实录

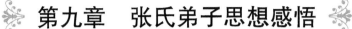

第九章　张氏弟子思想感悟

一、张晓天浦东新区名中医工作室简介

1. 团队建设、成员构成　张晓天浦东新区名中医工作室始建于2014年末,依托于曙光医院治未病中心的技术班底,挂靠在浦东新区公利医院。目前团队成员8人,以朱蕴华、都乐亦作为工作室中坚力量,缪佳、呼怡媚、程秋峰为主要学术继承人,王莹、钱程秋为科室固定成员,丘俊鑫、王琳茹、徐冰、吴晶晶、石磊、张雯姣、丛晓凤等研究生,提供多方面支持与协作。

2. 团队成果,传承创新　自2014年底工作室筹建并完成基础建设后,开展每周5个半天的专家门诊(曙光医院东院周一、三、四上午,曙光医院西院周四下午,公利医院隔周二下午)并延续至今,门诊量日益增长,每年增长5%以上,始终处于供不应求的状态,门诊中医治疗率达到100%。所涉及的服务范围除中医内科疾病之外,更涵盖了亚健康职业人群、育龄期人群、更年期人群以及慢性患者群,并提供中医体质干预为特色的健康管理,真正体现了中医药专家深入社区,仁心仁术造福一方百姓的宏愿。

以曙光医院治未病中心为班底,带动治未病学科建设的初衷,在这两年内得到了良好的体现。社区中医药的在中医基层的预防保健服务的技术特色日渐彰显,社区优势专病与专科的条件日益成熟,期间着重培养浦东新区本土两名学术继承人的成长,每月开展工作室内部学术讨论,定期开展名中医学术经验研讨会,目前主要继承人所在单位:上钢社区社区卫生服务中心中医科市级人才培养项目1项,与曙光医院合作市级科研项目1项,区级科研项目1项,区级人才培养项目1项,形成中医药适宜技术2项,担任学术任职1项,发表学术论文6篇;塘桥社区卫生服务中心中医科市级人才培养项目1项,与曙光医院合作市级科研项目1项,区级人才培养项目1项,形成中医药适宜技术2项,担任学术任职1项,发表学术论文4篇。静安社区卫生服务中心中医科市级科研项目1项,区级人才培养项目2项,形成中医药适宜技术4项,担任学术任职1项,发表学术论文1篇。工作室团队成员在此期间取得了丰硕的科研成果:2015年、2016年、2017年工作室班底共获得主持国家中医药管理局标准化项目1项,上海市卫计委(中发办)科研项目4项,云南省普洱市卫计委项目3项,浦东新区妇联项目2项,青年基金1项,参与国家中管局课题项目合作3项,总经费达255万元。发表学术论文27篇,主编国家级教材3本,主编学术专著20本,参编学术专著4本,主办国家级中医药继续教育学习班1次,上海市级中医药继续教育学习班1次。

二、张氏弟子从《黄帝内经》得出的养生心得

健康长寿是古今中外人类美好的理想。现代医学研究认为:一个人能不能健康长寿,15%取决于遗传,10%取决于社会条件,8%取决于医疗条件,7%取决于自然环境,60%取决于生活方式。这其中的60%就是养生保健方式对健康长寿的影响。在当前现代医学大力倡导积极控制疾病的危险因素,预防为主,早期干预的主流下,提倡健康的生活方式,远离疾病。张氏弟子重读成书于两千多年前春秋战国至秦汉时期的中医经典著作《黄帝内经》卷一有关养生防病学说,获益匪浅。惊叹植根于华夏民族古老的中医养生文化,其精妙的墨采、深奥的文著,深深的蕴含着东方养生防病的智慧和哲学理念,有着惊人的超时空预测性和现实性,为华夏民族的繁衍生息,养生防病和健康长寿,功不可没。现选取其中部分著名的养生防病章节与大家共同赏析。

1.养生的重要原则

原文:"上古之人,其知道者,法于阴阳,和于术数,食饮有节,起居有常,不妄作劳,故能形与神俱,而尽终其天年,度百岁乃去。今时之人不然也,以酒为浆,以妄为常,醉以入房,以欲竭其精,以耗散其真,不知持满,不时御神,务快其心。逆于生乐,起居无节,故半百而衰也。"(《黄帝内经·上古天真论篇第一》)

译文:上古时代的人,一般都懂得养生的道理,能够取法于天地阴阳自然变化之理而加以适应,调和养生的方法,使之达到正确的标准。饮食有一定节制,作息有一定规律,不妄事操劳,所以能够形神俱旺,协调统一,活到寿命应该终了的时候,度过百岁才离开人世。现在的人就不这样了,把酒当水饮,使反常的生活成为习惯,酒醉了还肆行房事、恣情色欲而使阴精竭绝,使真元耗散,不知道保持精力的充沛,蓄养精神的重要,而专求心志的一时之快,违背了人生的真正乐趣,起居作息,毫无规律,所以到半百就衰老了。

心得:《黄帝内经》,原为十八卷,其中九卷名为《素问》,另外九卷为《灵枢》,全书共八十一篇,以问答体形式书写。该书非一人一时之作,是集众人智慧而编写的,主要部分形成于战国时期,该书全面总结了我国古代,特别是秦汉以来的医学成就,在中国医学史上具有崇高的地位,凡是历代有所成就的医家无不视其为珍宝。该书注重整体和谐的观念,既强调人体本身是一个整体,又强调人与自然之间的密切关系,并运用阴阳五行学说解释生理,病理现象,指导诊断和治疗。《黄帝内经》非常重视养身保健,该书开篇第一卷的四篇论中有三篇《上古天真论》《四气

调神大论》《生气通天论》均重点论述养生防病的重要性和养生方法,其养生学说并贯穿全书各个章节。本段条文提出人的自然寿命为百岁,能否达到这一寿限,关键在于能否坚持养生,养生者皆度百岁,不养生者,半百而衰,把顺应自然规律,调摄精神,节制情欲,保养元气,抗御外邪,节制饮食,劳逸适度,生活有一定规律作为养生的重要原则。提出养生的最高标准是"形与神俱",既年至百岁仍然形体壮实,精力旺盛,动作不显衰老。并批评那些不懂养生的人,违背养生规律,把有害于身心健康的不良生活方式作为常规,恣意饮酒作乐,只贪图一时的心欢,作息没有一定规律,所以容易衰老得病。

2. 养生强调保护和调养人体正气

原文:"夫上古圣人之教下也,皆谓之:虚邪贼风,避之有时,恬淡虚无,真气从之,精神内守,病安从来。是以志闲而少欲,心安而不惧,形劳而不倦,气从以顺,各从其欲,皆得所愿。故美其食,任其服,乐其俗,高下不相慕,其民故曰朴,是以嗜欲不能劳其目,淫邪不能惑其心,愚、智、贤、不肖、不惧于物,故合于道。所以能年皆度百岁而动作不衰者,以其德全不危也。"(《黄帝内经·上古天真论篇第一》)

译文:上古时代深懂养生之道的人在教导普通人的时候,总要讲到对虚邪贼风等致病因素,应及时避开,心情要清静安闲,排除杂念妄想,以使真气居藏于内,精神内守而不耗散,这样,病又从哪里来呢?所以人们心志安闲,欲望不多,心境安定而没有恐惧,虽劳形体而不致疲倦,真气平和而调顺,每人都能顺心所欲并感到满意。人们无论吃什么都觉得香甜,穿什么都感到舒服,大家喜爱自己的风俗习尚,愉快的生活,相互之间从不羡慕地位的高低,所以这些人称得上朴实无华。这样任何不正当的嗜欲都不会干扰他们的视听,任何淫乱邪说也都不能惑乱他们的心志。不论愚笨的,聪明的,能力大的,还是能力小的,都不因外界事物的变化而动心焦虑,所以符合养生之道。他们之所以能够年龄超过百岁而动作不显得衰老,这都是由于他们领会和掌握了修身养性的方法,而身体不被内外邪气干扰危害所致啊。

心得:人类生活在大自然中,就要受大自然的制约,大自然除了自身的运动变化,还受宇宙中的日、月、星辰的影响,因此发生台风,泥石流,山洪暴发,地震、火山喷发等自然灾害自古有之,古人统称为"虚邪贼风"。人类要得以生存,就必须对这些外来的不利因素要适时躲避,防御,保全生命。同时《黄帝内经》非常重视内在因素的主导地位,"正气存内,邪不可干",十分强调保护和调养人体正气的重要性,即"真气从之,精神内守",特别是调摄精神和心态情志、道德修养等内因在养生防病的重要作用,这种"形神合一"论为现代亚健康的治疗学提供了依据。调情志,养精神,心无杂念,自足常乐可使人体气机条畅,血运通顺,利于养身防病,有效地减少心脑血管疾病,如高血压、冠心病、消化性溃疡、脑中风等疾病的发生和利于疾病的康复。

3. 养生要顺应四时季节变化

原文：春三月，此谓发陈，天地俱生，万物以荣，夜卧早起，广步于庭，被发缓形，以使志生，生而勿杀，予而勿夺，赏而勿罚，此春气之应，养生之道也。逆之则伤肝，夏为寒变，奉长者少。

夏三月，此谓蕃秀。天地气交，万物华实，夜卧早起，无厌于日，使志无怒，使华英成秀，使气得泄，若所爱在外，此夏气之应，养长之道也。逆气则伤心，秋为痎疟，奉收者少，冬至重病。

秋三月，此谓容平。天气以急，地气以明。早卧早起，与鸡俱兴，使志安宁，以缓秋刑；收敛神气，使秋气平，无外其志，使肺气清，此秋气之应，养收之道也。逆之则伤肺，冬为飧泄，奉藏者少。

冬三月，此谓闭藏。水冰地坼，无扰乎阳。早卧晚起，必待日光，使志若伏若匿，若有私意，若已有得，去寒就温，无泄皮肤，使气亟夺，此冬气之应，养藏之道也。逆之则伤肾，春为痿厥，奉生者少。（《黄帝内经·四气调神大论篇第二）

译文：春天的三个月，是所谓"推陈出新"，生命萌发的季节。天地间俱显出勃勃生机，富有生气，万物欣欣向荣。此时人们应当入夜即睡眠，早早起身，披散开头发，解开衣带，舒张形体，漫步于庭院，使精神愉快，胸怀开畅，保持万物的生机。提倡生长不要滥杀伐，提倡施予不要敛夺，提倡奖励不要惩罚，这是适应春天时令，保养生发之气的方法，如果违逆了春生之气，便会伤肝，到了夏天就会发生寒性病变，使提供给夏天盛长的物质基础减少了。

夏天的三个月，是所谓"草蕃木秀"繁衍秀美的季节。此时天气下降，地气上腾，天地之气相交，植物开花结实，长势旺盛，人们应当在夜晚睡眠，早早起身，不要厌恶白天太长，使心中无存郁怒，使精神之英华适应夏天以成其秀美。使气机宣畅，通泄自如，精神外向，对外界事物有浓厚兴趣。这是适应夏天气候，保护长养之气的方法。如果违逆了夏长之气，心气受伤，到了秋天就会发生疟疾，使提供秋天收敛的能力也就差了，冬天再次发生疾病。

秋天三个月，是所谓"收容平藏"、万物成熟的季节。此时天高风急，地气清明，应当早睡早起，和鸡的活动时间相仿，以保持神志的安宁，减少秋季肃杀之气对人体的影响，收敛神气，以适应秋季容平的特征，不使神思外驰，以保持肺气的清肃功能，这是适应秋季的特点，而保养人体收敛之气的方法。如果违逆了秋收之气，肺气就会受伤，冬天就要发生完谷不化的泄泻病，使提供冬天潜藏之气的能力减弱了。

冬天的三个月，是所谓"紧闭坚藏"，生机潜伏的季节。当此水寒成冷，大地龟裂，人们应当早睡晚起，待到日光照耀时起床才好，不要轻易地扰动阳气，妄事操劳，要使神志深藏于内，安静自若，好像有个人的隐私，严守而不外泄，又像得到了渴望得到的东西，把它密藏起来一样，要躲避寒冷，求取温暖，不要使皮肤开泄而令阳气不断地损失,这是适应冬天的气候而保养人体闭藏机能的方法。如果违逆了冬藏之气,就要伤肾,到了春天就会发生痿厥病,使提供春天的生养能力减弱了。

心得:《黄帝内经》认为,人的生命活动与大自然有着息息相通的关系,人体要保持健康,必须维持人与自然规律的协调统一。"人与天地相参也,与日月相应也","人以天地之气生,四时之法成"。人是大自然的产物之一,必然受大自然四时季节气候,环境的影响和制约。人体的五脏六腑,经络气血的活动与大自然春夏秋冬四时气候的消长变化相互通应,密切联系。本段条文根据春、夏、秋、冬四季的特点提出不同的养生防病方法,并指出如违背四季养生法则不仅会影响当季主令脏腑的病变,也可能对下一季节身体的其他脏腑产生危害。如春季大自然生机勃发,草木萌芽生长,万物复苏,应注意顺应自然变化早睡早起,到户外活动,呼吸新鲜空气,要保持乐观情绪,以养肝气。按中医五行归类,春属木,应东方,风气主令故气候温和,万物滋生,气主生发。人体肝气与之相应,肝气旺于春,性喜条达舒畅而恶抑郁,有疏泄功能。"肝主疏泄"的功能正常对人体全身脏腑组织气血的运行平衡起着重要的调节作用,还能较好的协调自身的精神情绪,控制不良情绪对大脑的刺激影响,同时肝疏泄功能正常对脾胃的消化吸收功能有促进作用,对胆汁的正常分泌排泄,全身的血液流通和水液的正常代谢都有一定的协调作用。如果春季不能正常养生,违逆了春天生发之气,就会伤害人体肝脏的疏泄功能,导致肝病、高血压、脑中风、消化性溃病等病变。同时由于春季调养不当,机体免疫功能减弱,到了夏季还会发生各种病变。其他如夏季要养心气,秋季养肺气,冬季养肾气,每季末一个月养脾胃之气,不一一展述。

4. 注重春夏养阳,秋冬养阴

原文:夫四时阴阳者,万物之根本也,所以圣人春夏养阳,秋冬养阴,以从其根,故与万物沉浮于生长之门,逆其根,则伐其本,坏其真矣……从阴阳则生,逆之则死,从之则治,逆之则乱,反顺为逆,是谓内格。(《黄帝内经·四气调神大论篇第二》)

译文:四时阴阳的变化,是万物生命的根本,所以圣人在春夏季节保养阳气以适应生长的需要,在秋冬季节保养阴气以适应收藏的需要,顺从了生命发展的根本规律,就能与万物一样,在生、长、收、藏的生命过程中运动发展,如果违逆了这个规律,就会戕伐生命力,破坏真元之气……顺从阴阳的消长就能生存,违反了就会死亡,顺从了它就会正常,违反了它就会混乱。相反,如背道而行,就会使机体与自然环境相格拒,就会发生疾病,危害生命。

心得:"春夏养阳,秋冬养阴,以从其根",是本篇提出四时养生防病的重要原则,历代医家对此认识尚不一致。主要有四种看法:一是认为春主生,夏主长,秋主收,冬主藏,春夏顺其生长之气,即养阳,秋冬则要顺其收藏之气即养阴。二是认为养即制也,春夏阳盛,故宜食寒凉以制其亢阳。秋冬阴盛,故宜食温热以制其盛阴。三是认为春夏属阳,秋冬属阴。阳为阴之根,养春夏之阳是为了养秋冬之阴。阴为阳之基,养秋冬之阴是为了养春夏之阳,是从阴阳互根理论阐发的。四是认为春夏阳盛于外而虚于内,故当养其内虚之阳,秋冬阴盛于外而虚于内,故当养内虚之阴。综合全篇精神"春夏养阳,秋冬养阴"是在论述春养生气,夏养长气,秋养收气,冬养藏气的基础上提出来的,生长属阳,收藏属阴,因此我们认为第一种观点较合符原文精神。"春夏养阳"即养生养长,"秋冬养阴"即养收养藏。但其他三种论点从不同角度对原文精神作了阐发,扩大了这一养生原则的应用,如后世中医学家对许多慢性疾病如慢性支气管炎、支气管哮喘、肺心病等冬季寒冷季节加剧的疾病,于夏季阳气较旺时给予调理治疗,往往收效更佳,能有效控制病情的发展,这种"冬病夏治"的方法,便是对"春夏养阳,秋冬养阴"原则的发挥。

　　5. 养生重在顺应自然,保护阳气

　　原文:夫自古通天者,生之本,本于阴阳。天地之间,六合之内,其气九州、九窍、五脏、十二节,皆通乎天气,其生五,其气三,数犯此者,则邪气伤人,此寿命之本也。

　　苍天之气,清净则志意治,顺之则阳气固,虽有贼邪弗能害也,此因时之序。故圣人传精神,服天气而通神明,失之则内闭九窍,外壅肌肉,卫气散解,此谓自伤,气之削也。

　　阳气者,若天与日,失其所,则折寿命而不彰,故天运当以日光明,是故阳因而上,卫外者也。(《黄帝内经·生气通天论篇第三》)

　　译文:自古以来,人与自然界相通相合是生命的根本,而这个根本不外天之阴阳。大凡天地之间,南北东西上下之内,大如九州的地域,小如人的九窍、五脏、十二节都与大自然气息相通。天气衍生五行(木、火、土、金、水),阴阳之气又依盛衰消长而各分为三(三阴三阳)。如果经常违背阴阳五行的变化规律,那么邪气就会伤害人体,这就是寿命的根本。

　　苍天的气(自然环境)清净,人的精神就相应地调畅平和,顺应天气的变化,就会阳气固密,虽有贼风邪气,也不能加害于人,这是适应时序阴阳变化的结果。所以圣人能够专心致志,顺应天气,而通达阴阳变化之理。如果违逆了适应天气的原则,就会内使九窍不通,外使肌肉壅塞,卫气涣散不固,这是由于人们不能适应自然变化所致,称为自伤,阳气会因此而受到削弱。

　　人体有阳气,就像天上有太阳,假如阳气失却了正常的位次而不能发挥其重要作用,人就会减损寿命或夭折,生命机能亦暗弱不足。所以天体的正常运行,是因太阳的光明普照而显现出来,而人的阳气也应在上在外,并起到保护身体,抵御外邪的作用。

　　心得:人与大自然息息相通,人的生命本源于大自然阴阳之气,故《黄帝内经》本段条文说"生之本,本于阴阳",人的生命活动既然与自然环境,气候变化相通,所以人也必须了解和掌握自然规律、环境条件，保持生态平衡，并与之相适应才有利于养生防病，若经常违背人与自然相通的规律，就会损害、削弱生命的抗病能力，即"数犯此者，则邪气伤人"，从而发生诸如"内闭九窍""外壅肌肉"等各种病变，这是由于未能适应自然养生的结果，所以原文强调"此谓自伤"。如果按"生气通天"的理论养生，做到"传精神，服天气，而通神明"。就能使人"志意治""阳气固"，身心健康，"虽有贼邪弗能害也"。

"万物生长靠太阳"，本文以天体中的太阳来形象地说明人体阳气的重要性，为后世中医"扶阳学派"在治疗疾病，养生保健方面奠定了理论基础。

6. 养生重在疾病的预防

原文：是故圣人不治已病治未病，不治已乱治未乱，此之谓也。夫病已成而后药之，乱已成而后治之，譬犹渴而穿井，斗而铸锥，不亦晚乎！（《黄帝内经·四气调神大论篇第二》）

译文：所以圣人（高明的医生）不是等疾病发生再去治疗，而是重视在疾病发生之前的预防。如同不是等乱事发生再去治理，而是重视乱事发生之前的防范。如果疾病已经发生，然后再去治疗，乱事已经形成再去治理，那就如同临渴掘井，临战铸器，不也太晚了吗？

心得：《黄帝内经》非常重视疾病的预防和养生，强调高明的医生（圣人）应着眼于"治未病"。本段条文中"圣人不治已病治未病，不治已乱治未乱"，集中体现了这一重要思想，具有深邃的哲学内涵和重要的现实意义，不仅对现代医学亚健康状态的研究和调治有一定启发，同时有自己独特的优势和特点。《黄帝内经》"治未病"的思想包含"未病先防""有病早治""即病防变"和"病愈防复"四个方面。《黄帝内经》治未病理论数千年来一直指导着中医学的疾病防治和养生实践，对于当今人们越来越多的心脑血管疾病防治和养生保健也具有重要的指导作用。

如何治未病呢？当代国医大师，中医泰斗邓铁涛教授谈到：第一，崇尚养"心"。要保持良好的心理状态和心理平衡，避免不良的精神刺激和嗜欲。现代医学也证明这一点的重要性，精神紧张和情绪压抑均能引起血压升高，血管内分泌和代谢紊乱，从而损伤心、脑、肾和血管。第二，饮食有节。随着现代社会生活水平的提高，人们喜食大鱼大肉，肥甘厚味之品，邓老认为，人们饮食宜清淡而富有营养，能保证人体生理需求即可，不要摄入过多的盐，因为咸伤肾，也不要摄入过多的高脂饮食，适当增加蔬菜水果的摄入量。《黄帝内经·藏气法时论篇第二十二》说："毒药攻邪，五谷为养，五果为助，五畜为益，五菜为充，气味合而服之，以补益精气"。《黄帝内经·五常政大论篇第七十》也说："谷肉果菜，食养尽之，无使过之，伤其正也""饮食自倍，脾胃乃伤"。第三，戒烟限酒，吸烟对人体百害而无一利，适量饮酒对心脑血管有一定益处，但不宜过量，过量则有害。第四，运动调养。古人说："流水不腐，户枢不蠹"，正是这个道理，随着现代社会生活节奏的加快，加之电视、电脑的普及,脑力劳动增加,久视久坐,运动锻炼减少,导致心脑血管疾病增加。应积极倡导适当运动,如每天步行、慢跑、练太极拳。第五,天人合一。邓老认为,养生与防病应遵循和适应自然界春夏秋冬的季节交替,气候环境,按照"春夏养阳、秋冬养阴"的原则,结合自己的身体状态进行,要起居有时,作息有度。第六,即病防变,小病防大,一病防多,在医生的指导积极配合治疗调养。第七,病愈防复。一些疾病,尤其是心脑血管病和代谢疾病,经过治疗,症状消失了,但不能掉以轻心。需要在医生指导下长期观察病情变化,治疗调养,防止复发。

7. 结语　传颂千年的《黄帝内经》养生学说和"治未病"的预防学思想源远流长,博大精深,经过历代医家不断实践总结,成为中华民族文化的一块瑰宝,值得我们继承发扬,不断完善,使中医养生学和"治未病"思想独特的优势和特色得以发挥,为人类的健康事业发挥更大作用。让我们时时吟诵"法于阴阳,和于术数,食饮有节,起居有常,不妄作劳,故能形与神俱,而尽终其天年,度百岁乃去。"虚邪贼风,避之有时,恬淡虚无,真气从之,精神内守,病安从来",并身体力行。养生延年,关爱生命,让我们的生活更快乐。

张晓天教授批注:《黄帝内经》是中医经典论著,也是中医学综合学科的核心理论基础,其中涉及整体观、辨证论治的内容,都是对加强中医全科医师理论修养、增强中医药干预能力、提高诊疗水平、突出中医特色、彰显中医药传统优势具有重要作用。《黄帝内经》"治未病"的思想包含"未病先防""有病早治""即病防变"和"病愈防复"四个方面。《黄帝内经》治未病理论数千年来一直指导着中医学的疾病防治和养生实践,对于当今人们越来越多的心脑血管疾病防治和养生保健也具有重要的指导作用。认真研究《黄帝内经》中"中医治未病"思维的阐述及如何能将这些理论与社区的实际情况相结合,才能将"中医治未病"的优势在社区范围发挥到最大,切实让居民百姓感受到中医药对身体健康的维护和促进作用,这才是"中医全科"学科建设的宗旨和目标。

三、张氏弟子对《金匮要略》在中医治未病方面的继承与发展

"未病"一词有两层涵义:一为无病,二为潜而未发。《金匮要略》中"治未病"的预防思想,渊源于《黄帝内经》。如《素问·四气调神大论》云:"圣人不治已病治未病,不治已乱治未乱,此之谓也。夫病已成而后药之,乱已成而后治之,譬犹渴而穿井,斗而铸锥,不亦晚乎?"即是强调在未病之时,当顺应四时阴阳的变化与万物生长收藏的规律以养生,调摄体内的正气,预防疾病的发生。《难经·七十七难》曰:"所谓治未病者,见肝之病,则知肝当传之于脾,故先实其脾气,无令得受肝之邪,故曰治未病焉。"透彻地阐述了病成之前,应做好预防;病成之初,应抓住时机将病扼于萌芽之中的观点。汉·张仲景将《黄帝内经》《难经》中的"治未病"思想融为一家,形成更具体的"未病先防"和"既病防变"观点,并在临床实践中予以

发挥,使之更臻完善。本文将从"治未病"的几层涵义来探讨《金匮要略》对其运用和发展的概况。

1. **防病未然,调摄固本**　未病之前积极采取预防措施,以避免疾病的发生,此即"治未病"的表层意思。中医认为疾病的发生关系到邪正两个方面,邪气侵犯是疾病发生的重要条件,而正气不足是疾病发生的内在原因和依据。外因通过内因而起作用,因此治未病,预防疾病的发生也必须从这两方面着手:一是增强人体的正气;二是防止病邪的入侵。

(1) 调养精神,内保真气:人的精神活动与人的生理病理变化密切相关。心情舒畅、精神愉快则气机调畅、气血平和,可增强其御病抗邪能力。此即张仲景所云:"若人能养慎,不令邪风干忤经络"与"不遗形体有衰,病则无由入其腠理"之意,也是《素问·上古天真论》中"恬惔虚无,真气从之,精神内守,病安从来"预防思想的延伸。因此,在慎防邪气侵入肌肤经络的同时,还要调摄精神,调养身体,提高正气抗邪能力,防病于未病之时。

(2) 饮食有节,衣着适宜:饮食是维持人体生命活动,使五脏六腑、四肢百骸得以濡养的源泉,也是人体气血津液的来源。《金匮要略》较详细地论述了饮食卫生和饮食的合理搭配:"凡饮食滋味,以养于生,食之有妨,反能为害","秽饪之邪,从口入者","所食之味,有与病相宜,有与身为害,若得宜则益体,害则成疾",告诫人们要使身体安然无恙、健康长寿,不但要防止病从口入,也应该对饮食的服用和禁忌有所知晓,并立专篇详细论述禽兽鱼虫、果实菜谷禁忌。另外,季节有春夏秋冬之不同,气候有寒热温凉差异,衣服也要随着气候的冷热而增减,否则易于感受外邪而得病。

(3) 节制房事,保全肾气:肾为人体元气之根,五脏六腑之本。肾的阴阳之气调和,机体才会处于良好的协调状态。若房事不节、耗伤元气、耗损肾精,全身的御邪扶正能力均会下降,不但可以招致外邪干忤而发生疾病,且在一定程度上也会折损人的寿命。故《金匮要略》在首篇即告诫人们"房事勿令竭乏",以保全肾气。

(4) 避免意外灾伤:除了自然因素、个人卫生对健康的影响外,张仲景也认识到环境因素与健康和疾病的关系。提出"更能无犯王法,禽兽灾伤",防止意外事故对人体造成伤害,通过多种途径和手段,使"五脏元真通畅,人即安和",达到防止疾病发生的目的。

2. **欲病救萌,防微杜渐**　大凡外邪侵犯人体,多有一个由表到里、由浅到深、由皮毛肌腠到经络进而入脏腑的传变规律。张仲景认为,有时疾病虽未发生但已处于萌芽状态,或出现某些先兆,必须尽早治疗、及时服药,切勿隐瞒忍耐,抱侥幸获愈的心理,结果将导致沉疴不起。医者也应当善于观察并发现微小的变化,分析其病因病机,及时进行正确有效的治疗,以控制传变,使疾病趋向痊愈。在疾病初始阶段,病情轻浅而正气未衰,因此应抓住有利时机,"适中经络,未流传脏腑,即医治之",并可采用多种方法,"四肢才觉重滞,即导引、吐纳、针灸、膏摩,勿令九窍闭塞",从而使机体气血畅行,驱邪外出,这也是《素问·阴阳应象大论》"故善治者治皮毛,其次治肌肤,其次治筋脉,其次治六腑,其次治五脏。治五脏者,半死半生也"治则的具体体现。显然,"治未病"在这里不是未病先防,而是在病虽未发生,但即将发生之时,采取措施治其先兆。临床如中风之类的病证,多数有先兆症状,若能及时发现,果断给予治疗,就可避免许多危重证的发生。还有一些发作性疾病,当出现先兆症状或在缓解期时,也可采取措施阻止疾病的发作。

在《金匮要略》中多处可见救急防危和谨微防病的论述。《肺痿肺痈咳嗽上气病脉证并治第七》提出:"始萌可救,脓成则死",后世宗其旨意,在肺痈初起用千金苇茎汤治之,目的在于未盛防盛。阴阳毒用升麻鳖甲汤主之,并指出五日可治,七日不可治。其核心也在于强调疫毒未盛之时,及早施救,阻断病势的发展,而使患者获救。《血痹虚劳病脉证并治第六》云:"夫男子平人,脉大为劳,极虚亦为劳";"男子平人,脉虚弱细微者,喜盗汗也"。《胸痹心痛短气病脉证治第九》云:"平人无寒热,短气不足以息者,实也。" 既曰平人,就是病象未显,外表像正常健康人,但通过脉象或症状观察,就可以早期发现、早期治疗,使疾病被消灭于萌芽状态。

3. 既病防变,治在证先　既病防变即先安未病之脏,阻止疾病传变。根据五脏六腑之间相互资生、制约的规律及整体关系,从脏病惟虚则受,而实则不受;脏邪惟实则传,虚则不传的原则对未病之脏预先调理。以肝病为例,"夫治未病者,见肝之病,知肝传脾,当先实脾。四季脾旺不受邪,即勿补之"。强调肝实之病,开始证见头昏、胸闷、胁痛、苔黄、脉弦等,假如误治或失治会继续发展,出现饮食减少、全身乏力、腹胀便溏、苔腻等脾病证候。若在肝病初起,能够知道肝病传脾这一规律,在治疗时,不使因泻肝而伤脾,或在治肝的同时辅以健脾药,就可以使脾脏正气充实,防止肝病蔓延。然而,四季末各十八日,脾土正当旺,此对不需加以调补,肝病亦不传。反之,肝虚之病宜用甘味以培土荣木。即"夫肝之病,补用酸,助用焦苦,宜用甘味之药调之。酸入肝,焦苦入心,甘入脾故实脾,则肝自愈。"这些既病防变思想,对临床有重要意义。后世医家治疗肝虚病,用酸甘焦苦之法,以白芍、山茱萸、五味子补肝阴,以丹参、生地黄、当归养心血,以大枣、白术、淮山药、淮小麦、炙甘草益脾气,取得了良好的治疗效果。所谓治在证先,就是在典型症状尚未表现之前,预先用药。如欲作刚痉,服药先防。根据"太阳病,无汗而小便反少,气上冲胸,口噤不得语,欲作刚痉",提示病虽在表,却有里传之势,是发痉先兆,若不加治疗,将发展为角弓反张、卧不着席的痉病,方用葛根汤以生津养筋。《水气病脉证治第十四》曰:"趺阳脉当浮,今反数,本自有热,消谷,小便数,今反不利,此欲作水。"出现悖于常理的症象,通过分析,可以预知即将发作的疾病。《妇人妊娠病脉证治第二十》云:"妇人妊娠,宜常服当归散主之。" 为了使生产时顺利并防止一些产后病的发生,在妊娠期预服一些补药。《疟病脉证并治第四》蜀漆散方后注云:"未发前以浆水服半钱;温疟加蜀漆半分,临发时服一钱匕。"此为张仲景认识到疟病的服药时间对疗效有重大影响,提出的预先服药方法。时至今日仍具有很高的科学价值和指导意义。《金匮要略》的方剂中,扶正祛邪者约其中大部分体现了重视温补脾肾的原则。这是为防杂病后期出现脾肾虚衰之证,影响其他脏腑,导致久虚不复,甚至病情变化,而采用的调补脾肾、扶正祛邪之法,同样体现了"既病防变"的思想。

4. 瘥后防复,重视调理　瘥后防复是防止病情复发而采取的防治措施。一般情况下,疾病初愈,虽然症状消失,但此时邪气未尽,正气未复,气血未定,阴阳未平,必待调理才能渐趋康复。所以在病后,可适当用药物巩固疗效,同时配合饮食调养,注意劳逸得当,生活起居有规律,以期早日康复,从而避免疾病的复发。否则,此时若适逢新感病邪,饮食不慎,过于劳累,均可助邪伤正,使正气更虚,余邪复盛,引起疾病的复发。"五脏病各有所得者愈",就是根据五脏的特性,近其所喜,远其所恶,从而促使疾病获得痊愈。另外,疾病新瘥,脾胃未复,切忌大补大养,以免饮食不当诱发疾病。如中焦虚寒腹痛服大建中汤后"当一日食糜,温复之"等,皆为教导患者注意病后调养,防止复发之意。可见,只有将治疗与调养护理结合起来,才能达到病愈之目的。

张晓天教授批注:"治未病"的预防医学思想,虽导源于《黄帝内经》,实完备于《金匮要略》。张仲景的论述可概括为防病未然、调摄固本,欲病救萌、防微杜渐,既病防变、治在证先,瘥后防复、重视调理四个方面。目前临床保胃气,顾肾气,扶阳气,存真气,各种预防接种,病前病后调理等都是"治未病"思想的具体表现。张仲景这些未雨绸缪、防患于未然的学术思想,迄今仍具有广泛的现实指导意义,对预防医学的发展有着积极的影响。

四、张氏弟子对《温病条辨》重视顾护胃阴思想的探讨

《温病条辨》是由清代著名医家吴瑭(号鞠通)所著,该书以三焦辨证为纲,对温病的病因、病机、诊断、治疗及预后作出了详尽的阐述,是中医学特别是温病学发展史上一部极其重要的中医古典医籍。《温病条辨》重视温热病邪导致阴液损伤的严重性,故而在治疗时重视滋阴,尤重养胃阴。张氏弟子仔细研习《温病条辨》,略陈吴氏滋养胃阴学术思想于下。

1. 温热病邪易伤阴液,"始终以救阴精为主"　温热病邪是温病发生的主要原因,其具阳热之性,"阳胜则阴病",在温病的发生、发展过程中,易于耗伤人体的阴液。"盖热病未有不耗阴者,耗之未尽则生,耗之尽则阳无以恋,必气绝而死矣。"

阴液是构成和维持人体生命活动的基本物质之一,是人体赖以生存的重要物质基础,它与人体的功能表现处于一个动态的平衡中,《素问·生气通天论》云:"阴平阳秘,精神乃治;阴阳离决,精气乃绝。"所以阴液的正常与否,与疾病的轻重、预后有很密切的关系。

阴液的大量丢失，在疾病过程中会导致严重后果，《温病条辨·上焦篇》中明确指出："温邪逼迫血液上走清道，循清窍而出化源速绝。化源绝，乃温病第一死法也。"同时又强调指出："细按温病死状百端，大纲不越五条。在上焦有二：一曰肺之化源绝者死；二曰心神内闭，内闭外脱者死。在中焦亦有二：一曰阳明太实，土克水者死；二曰脾郁发黄，黄极则诸窍为闭，秽浊塞窍者死。在下焦则无非热邪深入，消烁津液，涸尽而死也"。此5种危重病证，除"脾郁发黄，黄极则诸窍为闭，秽浊塞窍者死"外，其余4种均与阴液的大量耗伤有关。可见阴液耗伤对疾病发展过程及预后的影响是非常重要的，同时也反证了《温病条辨》强调养阴、救阴的重要意义。至于治疗阴伤的对策，《温病条辨·杂说·汗论》提出"本论始终以救阴精为主"。《温病条辨·中焦篇》云："辛凉甘寒甘咸，以救其阴。"

"正气日虚一日，阴津日耗一日，须加意防护其阴，不可稍有卤莽"。"在上焦以清邪为主，清邪之后，必继以存阴；在下焦以存阴为主，存阴之先，若邪尚有余，必先搜邪"。虽然似是言祛邪，实质乃强调养阴。昭示了吴氏在诊治温热病时，尤为重视顾护阴液，防止其耗散。实际上，从《温病条辨》及《吴鞠通医案》来看，顾护阴液不仅仅是在理论上的阐述，而且时时贯穿于三焦证治理论和体现在临证治疗中。

2.认识胃的特性，"重胃气，法当救胃阴"　胃处中焦，主受纳、腐熟水谷，化生精微，是人身精气的来源，精气则又是机体抗病、康复机能的重要物质基础，故又有胃为"水谷之海""十二经之海""后天之本"之说，《灵枢·五味》云："胃者，五脏六腑之海也，水谷皆入于胃，五脏六腑皆禀气于胃。"《灵枢·海论》又云："胃者，水谷之海。"中医历来重视胃气在生命活动中的重要性，胃气的盛衰有无，关系到机体生命活动及其存亡。《素问·平人气象论》指出"人以胃气为本"。《温病条辨》在认识胃的基本生理特性的基础上，将胃的功能概括为"体阳用阴"。"胃为足阳明，主诸阳之会，经谓阳明如市，体本阳也；其用主纳，主下降，则阴也。"而至于胃阴之重要，《温病条辨·中焦篇》指出："盖十二经皆禀气于胃，胃阴复而气降得食，则十二经之阴皆可复矣。"说明胃阴之存亡，关系到整个人体生理功能的正常与否。同时也认识到胃阴是消化水谷的重要物质基础，胃阴受伤，则腐熟水谷功能呆滞。

由于胃处中焦，所有疾病均可影响到胃，若《温病条辨·中焦篇》所言："阳明如市，胃为十二经之海，土者万物之所归也，诸病未有不过此者。"温热病邪易伤及胃阴。因此，无论何种温病，均可导致胃阴受损。故而在温热病的治疗中，恢复胃的功能、滋养胃阴，乃为当务之急。如《温病条辨·中焦篇》中指出："下后不大便十数日，甚至二十日，乃肠胃津液受伤之故，不可强责其便，但与复阴，自能便也。"鉴于胃气在维持人体生命活动过程中的重要性，特别是温邪羁留日久，易于耗伤阴液，因此恢复胃的功能尤为重要。在温热病的治疗中，《温病条辨·上焦篇》提出"重胃气，法当救胃阴无疑"。即是说，要恢复胃的正常生理功能，保证水谷精微的正常代谢，滋养胃阴是毋庸置疑的。《温病条辨》中滋养胃阴常用甘寒救阴、酸甘化阴之法。

《温病条辨·中焦篇》指出："欲复其阴，非甘凉不可。"甘可补益；凉次于寒，性质相同而程度稍异，能够减轻或消除热证。人体的水谷精微、十二经之气均来源于胃，甘凉（寒）相合可消除郁热、滋养胃阴，胃阴恢复，则胃受纳、腐熟功能正常，患者可正常进食，机体的阴液、十二经脉的阴液即可恢复，同时，甘寒之法，亦可滋养肺金，即《温病条辨·上焦篇》第五十八条所言之"胃土为肺金之母也"。代表方如益胃汤、沙参麦冬汤、五汁饮、牛乳饮等，常用药物如沙参、麦冬、生地黄、玉竹等。于甘寒药中加入酸味药，如乌梅、白芍、木瓜等，即为酸甘化阴之法。《温病条辨·中焦篇》云："阴伤既定，复胃阴者莫若甘寒，复酸味者，酸甘化阴也。"酸味药能柔肝体（阴）而制肝用（阳），即可通过抑制肝用而消除其对胃的影响，寓"变胃而不受胃变"之意；同时，酸能敛阴生津，津液得敛而不失，有护阴之用。代表方如麦冬麻仁汤、人参乌梅汤等。

从甘寒救阴、酸甘化阴两法可以看出，《温病条辨》在注重胃为后天之本、滋养胃阴的同时，兼顾及肺、肝的病变对胃的影响，换言之，滋养胃阴之法，不仅仅是温热病邪在中焦的治则，而且对于邪在上焦（疾病早期）、邪留下焦（疾病后期）的病变，也可配合运用。

3. 治疗三焦病变，"滋阴不厌频繁"　《温病条辨》之三焦辨证，揭示了温病的发病及传变规律，而在整个治疗过程中，一方面强调祛除温热病邪，另一方面又要时时顾护正气，尤其是在祛邪之时必须"预护其虚"。至于护虚的手段，若《温病条辨·中焦篇》汪瑟庵按所云"大抵滋阴不厌频繁"。但滋阴并非单用滋腻、甘润之品，而是结合病变部位及依据脏腑之异，随证用药。

（1）治上焦病变，培土以生金：上焦病变，也就是心肺两脏的病变。发病初起，上焦病变常表现为肺经病变，治疗用药多以辛凉发表之剂。但治疗后，若病仍在肺，则加用甘凉滋润之品、滋养胃阴之药培土以生金，一则"胃土为肺金之母"，可清金保肺，保护肺津；一则固护中土，"先安未受邪之地"，防止热邪内陷，逆传或顺传而反生他患。所以《温病条辨·上焦篇》论述银翘散时云："今人亦间有辛凉法者，多不见效，盖病大药轻之故，一不见效，遂改弦易辙，转去转远，即不更张，缓缓延至数日后，必成中下焦证矣。二、三日病犹在肺，热渐入里，加细生地、麦冬保津液。""此方之妙，预护其虚，纯然清肃上焦，不犯中下，无开门揖盗之弊，有轻以去实之能。"而在论述化斑汤时又强调："粳米清胃热而保胃液，白虎燥金之品，清肃上焦，恐不胜任，庶水天一气，上下循环，不致泉源暴绝也。"

（2）治中焦病变，养胃以固中土：中焦病证，一般为温病之极期，病理特点乃正盛邪实，邪正斗争剧烈，常可导致"胃用之阴不降，胃体之阳独亢"的病理变化。所以应用补养胃阴、化生胃液的方法，使"胃阴复而气降"。同时，在这一病理阶段，扶助正气、驱邪外出也是非常重要的。

　　正气的强弱与否,与后天之本密切相关。胃受纳、腐熟水谷的功能正常,"饮人于胃,游溢精气","人受气于谷,谷人于胃,五脏六腑,皆以受气",可增强机体的防病、抗病能力,而这种功能的正常发挥,与其物质基础胃阴是密不可分的。因此滋养胃阴,"以甘润法救胃用,配胃体",则中焦功能健全,既可促使疾病早日痊愈,亦可防止病邪向里传变。

　　滋养胃阴忌用苦寒,以免苦燥更伤其阴,中土功能难以回复。若《温病条辨·中焦篇》云:"温病燥热,欲解燥者,先滋其干,不可纯用苦寒也,服之反燥甚。举世皆以苦能降火,寒能泻热,坦然用之而无疑,不知苦先人心,其化以燥,服之不应,愈化愈燥。"

　　(3)治下焦病变,滋后天以养先天:下焦病变,以肝肾为主,多属温病的后期阶段,通常表现为虚多邪少。温病日久,耗伤阴液,真阴被劫。真阴乃一身阴液之根本,"五脏之阴气非此不能滋",在人体的生长发育、抗病康复等方面有重要作用。真阴有赖于后天之精的补充和滋养。至于温病下焦病变滋养胃阴的重要性,《温病条辨·下焦篇》明言:"全赖医生迎生气或养胃阴,或护胃阳,或填肾阴,或兼固肾阳,以迎其先后天之生气,活人于万全。温病后一以养阴为主"。

　　《温病条辨·下焦篇》云:"温病最善伤精,三阴实当其冲"。实际上,温病后期,除了有肾阴耗损外,也常见胃阴虚损之象。"于救阴之中,仍然兼护脾胃。"因此,温病后期滋补胃阴依然十分重要,胃阴充盛,化生水谷精气的功能正常,则肾精得以补充。《素问·上古天真论》指出:"肾者主水,受五脏六腑之精而藏之",即是此意。

　　4. 结语　《温病条辨》重视胃阴的学术思想,为丰富和完善温病治疗学理论发挥了积极的作用;同时也示后人以规矩,指导其准确判断温热性疾病的病情和预后。但是温热性疾病的过程中始终存在着热盛和阴伤两大病机,初期是以邪实为主,后期则以阴伤为要。所以救阴精应当先后有序、缓急分明,特别是对温病早期的治疗,仍以祛邪为大法,适当加入滋养胃阴、保护肺津之品,否则会使凉遏冰伏、留邪为患。况且《温病条辨》重视胃阴,并不意味着即以补为法,而要辨证求因,切忌以偏概全。

　　张晓天教授批注:在温病发生、发展过程中,自始至终贯穿着化燥伤阴这一病机关键,津液的盛衰关系到病温者或死或愈。《温病条辨》中处处体现了"顾护阴液"的学说。近10年来,温病学者从不同方面、各个层次对《温病条辨》"护阴学说"进行深入的探讨,取得可喜成绩:继承发展《黄帝内经》《伤寒论》及叶天士护阴思想;开创三焦部位养阴先河;滋阴方法贯彻卫气营血阶段;顾护阴液分先后缓急;不同原因所致阴伤,须采用不同滋阴方法;谨慎顾护阴液,勿犯禁忌。对《温病条辨》"顾护阴液"学说的研究应深刻理解吴氏之原意,科学、系统、全面地探索吴氏护阴、养阴、复阴、滋阴、救阴的具体方法,药物功效、四气、五味的配伍关系,应用吴氏养阴之方剂、药物检验于临床,开展实验研究,探索吴氏"养阴"

方剂、药物对人体生理、病理的作用。

五、张氏弟子读《医学衷中参西录》谈中医治未病食疗

1. 张锡纯与《医学衷中参西录》

（1）张锡纯简介：张锡纯，字寿甫（1860～1933），河北盐山人，出生于一个世代书香门第的家庭，其父张丹亭精于医道，张氏自幼聪慧过人，又遍读经史百家，于弱冠之年即在父亲教导下，学习医理。因两次科举不第，遂放弃功名，转而攻读方书，秉承前贤遗训，专心治医，寝馈数十年；且一边教书一边专心钻研医学，学识日渐加增。张氏诊治疾病时，往往能力排众议，独自担纲诊治，群医束手无策之症，张氏常常以方药救活患者。辛亥革命后，张氏在军界担任军医正，1918年在沈阳创立立达中医院，任院长职位。他提倡中西医精诚合作，建树颇多，临证之时屡起沉疴，声名日噪。后因战乱，遂返乡悬壶济世，民国十七年，徙居天津。张氏晚年时，潜心创办了国医函授学校，为中国第一所中医院校，培养了大批中医后继人才。张氏潜心于医道数十年，为的是"求得中华医学跟上时代发展"，并实现"济世活人"的夙愿。为此，他博览群书，在临床上大胆实践，并在药物学、方剂学方面有颇多建树。他继承、发展了古人本草学说，对于扩大一些药物的适用范围做出了突出的贡献，他在医林中尤为诸医家所称道的是他对生石膏、生山药的运用，已臻炉火纯青之境地，令人叹服。另外，张氏还在临床实践中，凭一己智慧独创了182首方剂，其中升陷汤、玉液汤、镇肝熄风汤等直到今时还是脍炙人口而且常被引用的名方。张氏一生，不惟医术精湛，且医德高尚，贵贱无择，故医名广播海内。成为与当时江苏陆晋笙、杨如侯、广东刘蔚楚同负盛名的四大名医之一，又与张生甫、张山雷同被誉为海内"名医三张"。

（2）《医学衷中参西录》简介：《医学衷中参西录》是张锡纯生平主要作品。张氏著作等身，然多散佚，刊行于世者，计《医学衷中参西录》三十卷，原书共七期二十九卷，第八期为伊孙张铭勋在新中国成立后献出之遗稿，于1957年重订时始行刊入，全书合计八期三十卷。《种菊轩诗草》一卷（原载《医学衷中参西录》第六期、第五卷）在1957年重订本书时删去。前三期是他平素临证时的随时记述；第四期列举了他匠心独具的临床用药经验；第五期是在任《奉天医学杂志》《上海中医杂志》《医界春秋》《杭州三三医报》《绍兴医学报》《山西医学杂志》《汉口中西医学杂志》《如皋医学报》《新加坡医学杂志》等报刊的特约撰稿人期间撰写发表的稿件；第六期是散见于各杂志和收藏于家中的临床验案；第七期是办天津国医函授学校时写的伤寒、温病讲义，后经其长子张荫潮整理，于1934年出版。《医学衷中参西录》乃张氏毕生学术经验之荟萃，刊行后海内外竞相购阅，使尝多次印刷，仍供不应求，曾销至台、港及欧美。《医学衷中参西录》成书后在国内外受到有关学者的极大重视，书中内容精辟丰富，处方用药贯穿少而精的原则，辨证论治注重实

践、讲究实效，颇有独特见解，对祖国医学的发展作出了不朽的贡献。该书被誉为治病活人之圣典；《山西医学杂志》称本书为"医书中第一可法之书"。

(3)《医学衷中参西录》的特色

1) 创立新方，疗效显著：张锡纯认为古方不能尽治今病，于是自创多首方剂。针对33类病症，计182方，且剂型多样，有汤、饮、粥、丸、饼、膏、散、熨等，丰富了中医药治疗外感病和杂病的方法，提高了临床疗效。张锡纯治病时主张选用针对性强的对症之药，重用而取效，他说："恒择对症之药，重用一味，恒能挽回极重之病，且得以验药力之实际。"张锡纯将前贤经方随证化裁，仿古而不泥古，用之亦得心应手，自拟的许多方剂临床疗效显著，至今运用不衰。

2) 熟谙药性，见解新颖：张锡纯在临床上十分重视对药物性味、功用的研究。他还认为学医的第一层功夫即是识药性，他对药性的理解均遵《神农本草经》之旨，然后通过反复的临床实践进行验证，从而能熟谙药性。张锡纯每诊治一位患者，均将病案记录在册，力求做到细致了解病因、全面掌握证候、慎重辨证分析、精心组方遣药，不忘嘱咐患者煎服方法。对常用的中药都结合临床实践一做了注释，尤其是对山药、生石膏、黄芪、大黄、赭石等，引经据典，博采众说，用大量医案进行了佐证。

3) 创新医论，开辟新说：张锡纯的学术思想颇有创造性。其成就主要体现在创立大气下陷论，并创制了治疗大气下陷的方剂如升陷汤；发展了李东垣与叶天士的脾胃学术思想；立内卒中之说，释内经千古之疑，为中医治疗内卒中指明了方向。如谈到"大气"时，张锡纯认为《黄帝内经》所谓宗气，亦即人身胸中之大气，张锡纯还说明了大气下陷的原因："其证多得之力小任重或枵腹力作，或病后气力未复，勤于动作，或因泄泻日久，或服破气药太过，或气分虚极自下陷，种种病因不同。"张锡纯通过补益胸中大气的方法治愈了多种胸腹疾病，这是他对中医整体观念的发挥。

2. 本书对药食两用之品研究 《医学衷中参西录》药物篇对79味药物作了详尽解析，其中有多种药食两用之品及寻常食物，如山药、大枣、鸡子黄、薏苡仁、山楂、龙眼肉、莱菔子、花椒、梨、西瓜等。《神农本草经》一书将所载药物分为上、中、下三品：上品养生之药也；中品治病之药也；下品攻病之药也。书中对上品药的论述为："上药一百二十种，为君，主养命以应天，无毒，多服、久服不伤人，欲轻身益气，不老延年者，本上经。"经统计，《医学衷中参西录》中使用的"上品药"有39种，占《神农本草经》所载上品药的1/3。

张锡纯善用山药治疗内科范围内的各种病证如咳喘、黄疸、劳瘵、霍乱吐泻、消渴、痢疾、伤寒、温病等，尤其是重症咳喘尤善用山药。他在临床上用生山药煮汁或作粥用于虚损、健脾胃均取得良好效果，特别对治疗各种虚证积累了丰富的经验。他特别强调山药"在滋补药中诚为无上之品，可以治一切阴分亏损之证"，为多种疾病的治疗提供了新的见解。他还提出了应用鸡子黄救脱、用柏子仁理肝、以鲜茅根治疗霍乱和痢疾等急性传染病的治疗新法,其他如马钱子乃健胃妙药、鸡内金为治室女闭经之要药等均是张锡纯所首发的药理。

3. 药物炮制举例

(1)山药:张锡纯治病最善用山药,用于治疗各种虚证则必将之生用,谓"山药宜生者煮汁饮之,不可炒用,炒用则服之无效",特别强调了山药必须生用,不可炮制的观点,并解释道:"愚于诸药多喜生用,欲存其本性也"。他还结合当时西方医学的观点对山药的生用做了解释:"山药含蛋白质甚多,炒之则其蛋白质焦枯,服之无效。"故张锡纯应用山药时多将生山药研末煮粥,用于久病、虚病或虚实夹杂病患者,亦用于某些疾病的预防,如薯蓣粥、薯蓣鸡子黄粥;也有将生山药煮汁当茶饮,如宁嗽定喘饮;也有用生山药配伍他药做汤以疗疾的方剂,如薯蓣纳气汤。张锡纯方剂中应用生山药疗疾临床治疗效果显著。

(2)甘草:张锡纯对甘草炮制前后的功效做了分析,提出了甘草生用可通便利尿的观点。书中载张锡纯友人魏某所居之地多甘草,其每日以甘草置茶壶中当茶叶冲水饮之,旬日大小便皆较勤,遂不敢饮。后魏某询于张锡纯,张锡纯告之曰:"甘草熟用则补,生用则通,以之置茶壶中虽冲以开水,其性未熟,仍与生用相近故能通也。"张锡纯临证时常将甘草轧末生服,以通利二便。

(3)莱菔子:医者多认为莱菔子能破气,故而强调莱菔子不宜多服、久服。惟张锡纯认为莱菔子乃化气之品,非破气之品。他为此论到:"盖凡理气之药,单服久服,未有不伤气者,而莱菔子炒熟为末,每饭后移时服钱许,借以消食顺气,转不伤气,因其能多进饮食,气分自得其养也。"张锡纯常使用熟莱菔子细末用于消化不良患者的调养。

(4)麦芽:张锡纯治疗脾胃病证,善用麦芽,且认为麦芽炮制与否,功用迥殊。他认为"(麦芽)炒用善于消食,生用则善于升达肝气",故而治疗脾胃病时多用生麦芽配合生鸡内金使用,常取得很好的疗效,也常用生麦芽配伍桂枝尖调理肝气不舒之证。他指出:"大麦芽性平,能入脾胃,消化一切饮食积聚,为补助脾胃药之辅佐品,若与补气药同用,能运化其补益之力,不至胀满。"

(5)薏米:张锡纯认为湿气之为病,当用薏米调理。薏米治湿证,又有生熟两种用法。张锡纯曾治一13岁少年,患黄疸月余,服药无效,导致不能饮食,张锡纯乃用生薏米、生山药各八钱,茯苓三钱,煎汤饮之,连服数剂痊愈。张锡纯还提出将薏米炒至焦黄色,轧成细末过罗,随意服之,这是以日常食疗方治疗湿气为病的方法,久服以图缓效。他特别指出,所炒之薏米,不可过多,取其焦香之气,五日一炒即可;而且薏米是谷食,不论多食久食,都可无弊。

4. 对药食两用之品煎法的认识 医学家徐灵胎所谓"煎药之法,最宜深讲,药之效与不效,全在乎此",说明煎药方法对药效的发挥至关重要。张锡纯比较注重对先贤药物煎服法的研究,他十分赞赏《黄帝内经》所载半夏秫米汤的煎法,并说

"观古人每服一方,并其所用之薪与水及其煎法、服法,莫不详细备载,何其用心之周至哉?"张锡纯常常嘱咐病家注意煎药方法,他经过多年的临床实践,对一些药食两用之品如生山药、白茅根等的煎服法提出许多新的见解。张锡纯认为:煎煮汤剂时药汁不可过少,少则药汁多含于渣中,致使药物的有效成分不能被充分溶出,不仅不能治病,还有浪费之嫌;但若将药煎干后,添水重煎,则药尽失本性,服之病必增剧,故当弃之。他使用山药时,必研末煮汁或者煮粥,这样子可以使山药中的有效成分充分溶解于药汁中,且服用时连药渣一起服用,最大限度地发挥了含山药方剂的功效。张锡纯还指出次煎不可废,指出"富贵之家服药,多不用次煎,不知次煎原不可废"的弊端。他认为次煎味淡,凡味之淡者皆能入脾胃,而脾为太阴,乃三阴之长,故治脏腑阴虚之方用次煎,则取效必捷。书中载精于医道的慎柔和尚治阴虚劳热专用次煎,取次煎味淡,而善养脾阴也,《黄帝内经》亦言"淡气归胃"。张锡纯临床上善以次煎药剂疗疾,如他以生山药煮汁治疗一温病患者,将山药煎汁当茶饮,饮完煎渣再饮,两日治愈。对于药食两用之白茅根的煎法,张锡纯也做了研究,认为白茅根煎至稍沉水底即可,不可过煎,过煎则于疗效有损。

张晓天教授批注:张锡纯熟谙中药性味,临证组方严谨有序而又灵活求变;书中特别强调食疗法,张锡纯在拟制方剂时善用药食两用之品,讲究煎服法,注重药物和某些食物的处理炮制;张锡纯治病时注重分辨患者体质,且能联系各脏腑的功能特点,用药注意顾护中州之脾胃,中州和而全体安;张锡纯也善于运用各种食疗方治病,有简便廉验之效,讲究饮食宜忌,还对某些疾病的预防保健法做了发挥。这在社区尤其有很好的指导意义。另外张锡纯调治诸病时多用淡养脾胃之法,注意调理脾胃气机,培补气血生化之源,顾护君相之火以助脾胃运化之力,通过协调各个脏腑的功能来疗病祛疾;张锡纯注重调理脾胃,进而达到了对多种虚损性疾病的治疗,有固本存根、扶正祛邪之效;在脾胃病的组方用药上他多使用对药,以使药力彼此化合而无偏颇,且多使用山药、鸡内金、大枣、干姜等药食两用之品,即可疗疾,还可养身。《医学衷中参西录》中记载的含有药食两用之品的方剂及单纯以食物治病的方剂对社区开展预防保健工作具有积极的指导意义。

六、《黄帝内经》中的养生理论

《黄帝内经》是我国现存最早的中医典籍之一,它奠定了中医学的理论基础,在阐述各种病因就病机的同时,它也花了大量的篇幅用来介绍养生理论。"四气调神大论篇"云:是故圣人不治已病治未病,不治已乱治未乱。明确了一个好的医生应该能够将疾病遏制在萌芽阶段,使人们保持一个健康状态,而不单纯只是个治疗疾病的医生。

古人提倡"天人相应"和"形神合一",认为人与外界环境和谐统一,人的心理和身体协调健康。"天人相应"是说人来源于自然,生长于自然,人类终究是自然的一部分，必须得要遵循自然界阴阳四时的规律。一年四季不同时期的饮食也要同当时的气候条件相适应。食疗养生药膳都是天人相应在饮食养生中的体现。《黄帝内经》提出："天温日明，则人血淖液而卫气浮，故血易泻，气易行；天寒日阴，则人血凝泣而卫气沉"。人与自然具有相通、相应的关系，不论四时气候，昼夜晨昏，还是日月运行，地理环境，各种变化都会对人体产生影响。顺应四时气候变化规律，是养生保健的重要环节。《灵枢·本神》指出："智者之养生也，必顺四时而适寒暑，和喜怒而安居处，节阴阳而调刚柔，如是僻邪不至，长生久视"，也就是说人体必须"顺其自然"四时气候的变化，适应周围外界环境，使机体与自然环境相协调，以增进人体的健康。所以在这个自然界的大系统中要想求得自身平衡，首先是遵循自然界正常的变化规律，其次是慎防异常自然变化的影响；形神合一"是说人体的精神活动和身体相互作用和相互影响。中医学认为有形体才有生命，有生命才能产生精神活动和具有生理功能，形体是本，神是生命活动及功用。所以《素问·八正神明论》曰"血气者，人之神"，《灵枢·平人绝谷》曰"神者，水谷之精气也"。无形则神无以附，无神则形不可活，两者相辅相成，不可分离。形体是人生命存在的基础，有形才有生命并产生精神活动和生理功能。形乃神之宅，养形为养生之首要。生命在于运动，通过运动强其形，可以使人体筋骨强健，气血经脉通畅，脏腑经气充实，功能旺盛，气血调达，通过"外炼筋骨皮"，由外至内，促使体内阴阳平衡，身体盛壮，但养形不能过度，过度了就会积劳成疾。《素问·上古天真论》言："恬淡虚无，真气从之，精神内守，病安从来？"，这里说明了"恬淡虚无，清静无为"的态度对养生的重要性。形神共养是中医学推崇的一种最高养生方法。

《黄帝内经》将大量的养生理论放到开篇进行论述，是想告诉我们：追求自身的健康，人与自然的和谐才是生存之道，疾病来源于自身的不健康的习惯，这些理论对防病治病，提高全民的素质和人类的健康有积极的指导意义。

第十章 张氏弟子对中医治未病体系建设的探索

一、研究型三级医院中医治未病体系建设现状调查与经验总结

（一）资料与方法

1. 调查对象　本研究注重于曙光医院接受治未病服务复诊的人群并纳入了一部分接受曙光医院在金杨社区卫生服务中心与迎博社区卫生服务中心开展的治未病服务项目的人群。本次调查采取随机抽样的方法，共调查了119名接受治未病服务的消费者，获得有效问卷98份（有效率82.4%），其中曙光医院为58份，社区卫生服务中心40份。

2. 调查方法　本次研究通过查阅文献资料，汇总可量化的评价指标，设计调查问卷。采取面对面问卷形式，由经培训合格的医生对接受治未病服务的人群进行调研。

3. 调查内容　本次调查的问卷是在国家中医药管理局下发的治未病服务满意度调查问卷基础上增加一些具体量化指标和删改后形成的，主要调查患者的人口学特征、所接受的治未病服务、治疗效果、服务的满意情况和建议等。

4. 统计分析　数据通过EXCEL进行录入并核对，用SPSS 18.0统计软件对数据进行频数分布描述和分析。

（二）结果

1. 患者人口学特征　如表10-1所示。

表10-1　人口学特征统计表

调查项目	类　　别	构成比（%）
性别	男	31
	女	69
年龄	≤20岁	0
	20～29岁	3.1
	30～39岁	14.2

(续表)

调查项目	类　别	构成比（%）
	40～49 岁	9.2
	50～59 岁	25.5
	60 岁及以上	48
月收入	≤ 2 000 元	26.8
	2 001～3 000 元	48.8
	3 001～5 000 元	22
	5 001～10 000 元	2.4
	10 000 元以上	0
医疗付费方式	医保	96.9
	自费	3.1

2. 患者自身的健康意识及干预执行力　如表 10-2 所示。

表 10-2　患者的健康意识及干预执行力

项　目			
接受治未病治疗的原因	预防	治疗	
百分比（%）	15.7	84.3	
过去三年体检次数	0 次	1 次	2 次	3 次及以上
百分比（%）	23.8	38.1	9.5	28.6
中医体质辨识	重要	一般	不重要
百分比（%）	78.3	17.6	4.1
自助干预（运动，饮食等）	经常	有时	不做
百分比（%）	12.7	84.6	2.7

3. 治疗方式及效果　如表 10-3 所示。

表 10-3　治疗方式及效果

干预措施	药物治疗	非药物治疗	药物＋非药物		
百分比（%）	0	22.6	77.4		
改善情况	好多了	好一些	差不多	差一些	差多了
百分比（%）	12.9	67.7	19.4	0	0

4. 服务过程的评价　如表 10-4 所示。

表10-4　满意度评价

内　容	非常满意（%）	满意（%）	一般（%）	不满意（%）	非常不满意（%）
设施环境	16.1	80.6	3.3	0	0
项目的丰富程度	6.5	80.6	12.9	0	0
服务过程的设计安排	6.5	87	6.5	0	0
服务人员的技术水平	19.4	74.2	6.4	0	0
服务人员的服务态度	48.4	51.6	0	0	0
服务项目的收费情况	3.2	35.5	61.3	0	0
服务的总体感觉	12.9	80.6	6.5	0	0

5. 医院宣传和回访工作　如表10-5所示。

表10-5　医院工作反馈情况（%）

健康宣教	注意且看	不太注意
医院内部	20.7	79.3
网　　站	11.9	
回访工作	很少	88.1

（三）讨论

1. 平衡受服务人群结构　在本次调查的人群中，中老年人所占比例相对较高，占总体的82.7%，其中60岁及以上者近半数，占48%（表10-1）。目前接受治未病服务的人群还是以治疗为目的者居多，占84.3%（表10-2），而此部分人群基本为中老年人，说明老百姓还是侵向于"治已病"，未病先防的意识还比较薄弱。所以，中医治未病预防保健的普及教育可在"治已病"的工作基础上寻求突破口，主动给"已病"患者灌输"既病早治，已病防变，瘥后防复"的治未病理念。在依从性方面，"已病"人群对健康管理知识的需求较强烈，也比"未病"人群更易于接受健康管理服务。而从体检、运动、饮食干预等健康管理自主性上分析，老百姓虽已开始注重养生，并对中医体质辨识的体质调养给予肯定，但在健康行为管理上的积极性还有待提高。对于治未病服务，老年人的接受率要大于中年人和年轻人，60岁以上老年人更能参与各项运动和社会活动、注重预防保健并能积极地获取社会支持，可能是由于他们离退休后拥有更多的时间和自由的原因。虽然中青年人群对"未病先防"的理念普遍认同，也有更多的"未病"先决条件，但部分中青年职场人群的健康管理却不如想象中完美。中青年职场人群的亚健康状况趋势日益增长，普遍反映工作、心理压力大，甚者已产生躯体器质上的病变，严重影像其社会角色的扮演。而男性较女性在健康行为上问题更为突显,男性接受健康管理服务的行为约束力往往比女性要小,加之历史上的、社会上的种种复杂原因致使男性的健康干预要低于女性,如熬夜加班、不按时就餐、吸烟和酗酒等。总的来说,对中青年职场人群的健康管理也是重中之重。中国已进入老龄化社会,预计到2015年,全国60岁以上老年人将增加到2.21亿,到2030年全国老年人口规模将会翻一番,达到老龄化高峰期。中医预防保健建设工程的发展任重道远,"已病防变"只是治未病的权宜对策,应平衡受众人群的年龄、性别、职业等构成比,方能在治未病服务体系建设的长期计划中形成以"未病先防"为主导的良性循环。

2. 调整科室布局,丰富干预措施 单纯的以药物治疗的干预措施基本为零,而非药物干预占全程的100%(表10-3)。患者对治未病服务项目的丰富程度的满意度也达到了87.1%(表10-4)。中医治未病健康管理不以药物治疗为主要方法的观念得到了人们的普遍认可和相关中医适宜技术等干预研究的验证。药物保健要视人的身体状况而定,身体素质较好的人通常不主张完全依赖药物来保健,因为再好的药由于其药性问题,多多少少都带有一些寒热温凉的偏颇,会与自身的体质产生不适反应。其次,非药物干预方法的开发有巨大的发展潜力,干预方案的研究需要更进一步的政策与资金扶持。

目前,曙光医院治未病中心在普通门诊和贵宾楼都开设诊室,具有一支丰富经验的专家队伍,汇集了心血管、老年病、呼吸、杂病、针灸、推拿、手法导引等多学科专家,为患者的健康咨询指导和干预保驾护航。同时,治未病科室和其他的针灸、推拿等传统中医科门诊设置在同一片区域,有效提高治未病科室与其他兄弟科室的互动,对需要中医治未病综合干预的门诊患者带来了很大的便利。当然,从长远考虑,治未病科室引进中医全科及相关的专科住院医生是丰富干预项目的根本保障和必然趋势。

3. 加强治未病科室职能定位宣传 本中心诊疗的大部分患者都需先进行必要的影像学、B超、实验室检查等西医辅助项目,结合中医体质辨识仪的检测,最后给予中医体质综合评估、健康指导。但临床上,大多数就诊患者甚至部分本院医生都不了解治未病中心的服务职能,误认为治未病中心就是简单的体检科室。患者只注意到了检查设备的显性存在,却忽略了中医评估、指导养生的隐性价值,而中医"治未病"的精髓恰恰是着眼于"看不见"的以"未病先防,既病防变"为理念的健康管理和养生指导服务。

治未病科室作为一个健康管理的专科,又是综合性很强的一个全科。治未病科室不单单是定位于服务本科室的患者,同时也是全院医护人员治未病工作的倡导者,应能为院内员工定期举办相应的治未病专业讲座,使全体医护员工能够更清晰了解相关操作流程。治未病科室的定位应是作为全院的治未病调度指挥中心,促使各兄弟科室间能更好地配合治未病科室工作,为患者提供治未病干预服务,打造中医预防保健网络平台中心,创建"治未病"三级医院品牌。中医治未病预防保健的重点是基层社区的全面发展,通过三级医院"治未病中心"的技术、人才优势,达到三级、二级、一级医院的联动发展,有效地把治未病推向社区,是促进全民健康素质提高、推进中医预防保健服务体系建设的有效途径。

4. 降低医疗费用　医疗干预的服务项目收费方面,满意程度相对较低(38.7%),61.3%的人回答基本都是"还行""一般"和"最好再便宜点"(表10-4)。这与目前老年人所占的比例相对较高,伴随老年病及慢性病的日益频发,而"治已病"所需医药费增高有一定关系。虽然每个来接受治未病服务的人基本都参加了某种医保,减轻了一部分的费用压力,但在退休金及子女的补贴作为老年人唯一收入来源的情况下,有效降低医疗费仍是迫切需求,而中医治未病干预是不可或缺且行之有效的措施之一。

5. 促进宣教,积极回访,提高服务质量　服务受众对于曙光医院预防保健的各项服务满意度都是普遍反映良好,尤其在服务态度方面,总体满意度达到100%(表10-4)。患者普遍反映我院医护人员服务态度、人文关怀较好,其主要得益于中医医院普遍注重中医文化内涵的建设。传统文化的培养有助于提升医院的整体效益。但是,我院的健康宣教平台并未得到充分发挥,在患者的回访工作方面也不尽如人意(表10-5)。综其原因,与宣传方式缺乏有效创新有关。现代科学技术瞬息万变,各种新媒体频频占领百姓生活,如门户网站的健康频道和专业健康网站已成为当今公众最主要的健康信息来源,微博、微信、社交网站等都有良好的宣传、交流、互动功能。我院治未病专家也积极利用微博、微信等互联网新媒体工具获取患者反馈与互动,让预防保健宣教知识有效走出去。同时,积极参与电视、广播、杂志等公共媒体向公众提供最有效的健康信息,以多元传播方式的共同作用,进而达到唤醒公众的健康意识,改变公众对健康所持有的态度以及促进公众采取健康行为的健康传播总体目标的实现是现代治未病健康宣教的新形势。

回访工作表面看似繁琐的事,不仅耗费人力物力,还要耗费大量的时间,而且短期不能产生直接的经济效益,医院需要大量的资金来辅助回访工作,但其长期的社会效益及经济效益确是有目共睹的。加强科学合理的回访系统管理,培训专门的回访人员,引入微信、微博等新媒体解决医患交流互动,结合相关的社区健康知识现场讲座,以良好的医疗服务姿态走进百姓生活,即是有效促进医患关系,更是大力提高"治未病"健康管理服务质量的方法之一。

综上所述,本次研究总结了部分成功经验,也发现了一些由于治未病发展时间较短而存在的问题及需要改进之处,如患者健康意识普遍提高,而收服务人群人口结构尚待平衡;曙光医院科室布局模式值得推广,但科室职能定位宣传、基础人才配备尚需加强,干预措施需进一步丰富;患者对中医治未病服务总体满意度总体满意度较高,尤其是医务人员的服务态度,但在健康宣教、回访工作等方面尚待提高;医疗费用的降低也需综合政策扶持、治法改进等多方面的努力。

本次调查研究,作为中医预防保健服务体系建设成果的初探,发现问题,总结经验,切实有效的促进了曙光医院治未病服务建设工作,对提高治未病服务质量及患者满意度等方面的改进工作起到积极作用,为提高中医预防保健"治未病"服务进一步研究提供一个参考的对策。

二、三级医院中医"治未病"与社区联动实践方法与意义

国家中医药管理局实施"中医治未病工程"中医预防保健服务体系的建设取得了让人瞩目的成绩,各个省市陆续都有了试点单位,各级中医医院也建立了相对独立的中医预防保健机构,中医预防保健的专业技术队伍逐渐成长起来,民众的知晓率显著上升,人民群众从中也得到许多实惠。但是还要看到另一方面,目前,中医"治未病"理念的普及度还不高,预防保健的服务量较小、面较窄,服务模式还不完善,手段和形式也比较单一,专业技术队伍的水平还需要提高,对人民群众的多种需求尚难以充分满足。

响应国家中医药管理局号召,在曙光国际健康中心的基础上,曙光医院引进昆仑-炎黄公司的KY3H健康管理模式,整合原有的中医预防保健资源和优势学科资源,组建了曙光医院治未病中心,系统开展了中医体质评估、健康保健指导、社区防病宣教等以中医为特色的预防保健工作,取得了一定成效,受到有关部门的肯定。但是,单凭一个科室的力量远远不够,毕竟预防保健工作和治疗疾病的医疗工作还是存在较大差异,预防保健工作面对的人群数量庞大,要预防的病种多且涉及各个专科,因此,如果仅仅依靠曙光医院治未病中心的人力物力,那么远远不能满足需求。鉴于这种情况,曙光医院治未病中心一方面加强了和兄弟科室的联系,寻求支援;另一方面,深入社区,和社区卫生中心建立了密切的合作关系,把中医预防保健服务工作做到了居民家门口,初步形成了网络化的中医预防保健服务体系。下面,着重介绍一下走进社区的经验和做法。

(一)争取地方卫生行政部门的大力支持

曙光医院治未病中心设在浦东的曙光东院,浦东新区社发局高度重视中医预防保健工作,在中医药专项经费中拿出一定资金支持开展"治未病"工作,中心通过打擂台争取到了经费资助,保证了中医"治未病"顺利走向社区,同时,由于有了地方卫生行政部门的强力支持,阻力也相对减小,为中医预防保健体系的建设打下了坚实的基础。

(二)积极完善中医预防保健服务技术体系

治未病中心重视和社会健康管理机构的合作,引入了昆仑-炎黄公司的KY3H健康管理模式,为公众提供一揽子中医预防保健服务,形成了规范化的服务理念、服务准则、服务流程和服务内容。服务理念方面强调管理风险、固本治本、提升状态和祛病健人;服务准则方面注重以中医为体、中西兼用,从宏观、中观和微观三

个层次辨识服务对象健康状态,服务过程中注意各环节前后贯通,全程跟踪;服务流程方面注意从建库、知己、求己、求医几个阶段的全程性、个体性和递进性;服务内容方面重视为服务对象提供4类、8款的全套服务,实现了动态扩展,因人而异。

《国务院关于扶持和促进中医药事业发展的若干意见》指出应"充分发挥中医预防保健特色优势,将中医药服务纳入公共卫生服务项目,在疾病预防与控制中积极运用中医药方法和技术"。在这一精神的指导下,治未病中心联合医院的骨伤科、内分泌科、心血管科、针灸科、推拿科、消化科等专业科室,挖掘了一系列的,效果可靠、经济安全、操作方便、适合社区的中医预防保健技术,深入社区进行运用推广,对完善中医预防保健服务技术体系起到重要作用。过去公共卫生领域中医药的应用并不普遍,中医药介入公共卫生领域常常缺少抓手,原因很多,比较重要的一点是因为没有过硬的技术作为支撑,曙光医院开发的系列预防保健技术经过了几代曙光人的摸索,经过了较为严格的论证和检验以及数十年的总结和完善,这些看得见、摸得着、有实效的适宜技术为中医药全面参与公共卫生服务提供了可能。曙光医院面向浦东地区各社区推广的预防保健技术包括中医"治未病"综合方案降低脆性骨折风险的社区推广项目;"导引八法"预防骨关节退行性疾病的社区推广项目;耳穴贴压技术在社区便秘倾向人群中的推广研究;中医"治未病"思想对社区糖耐量减低人群防治的干预;中医综合干预法防治早期高血压的社区推广等。通过"n+1"模式得以实施,"5+1"模式的"1"指1家三级医院(曙光医院),"n"指周边的n家社区卫生服务中心。"n+1"模式治未病进社区方案的主要内容:由牵头单位曙光医院指导培训n个社区卫生服务中心的社区医师及社区卫生干部,由各个社区负责向社区居民发放相关症状积分量表,并负责回收表格,交由曙光医院相关负责专家进行研究、评估,并制定相关干预手段及药物使用,再由各社区卫生中心实施落实。

项目已取得成效,以浦东新区的金杨社区卫生服务中心这个点为例,通过他们联合街道、居委,已完成5 000张中医健康教育处方、6 000多张"治未病"宣传单的发放,已举办数次中医健康知识讲座和中医养生知识碟片放映,2 000多人次参与了活动,在社区中举办了诗词中医养生知识竞赛,受到了居民的热烈欢迎;另外受金杨社区卫生服务中心邀请,曙光医院的治未病专家每周定期前往开设门诊,把三级医院的医疗服务直接推向了预防保健工作的前沿。其他几家社区卫生服务中心的情况类似,曙光医院和他们分别签订了协议,为其提供了活动经费,同时也加强了督促,保证了进社区的质量,通过多年的项目建设,现已扩大到十几家家社区医院、卫生中心,并增加了多项新的预防保健技术。

(三) 加强预防保健服务人才队伍建设

中医预防保健服务体系的建设还处于起步阶段,其成败关键在于人才队伍建设。从治未病走向社区工作伊始,曙光医院就花大力气进行人才培养。在"治未病"推入的五个社区,共培训超过30名的社区卫生服务中心医师以及上百名社区卫生干部；通过各子项目的实践训练也对研究生培养起到了较好推动作用，已有十多名左右的研究生参与了项目工作，接受了很多外地进修医生慕名前来学习经验。未来曙光医院还将把培训推向浦东新区的所有社区卫生服务中心。社区医师和卫生干部的培训形式多种多样，有直接开展讲座的，有会议研讨的，有实践操作的，还有通过治未病论坛形式的，比如曙光医院和浦东新区中医药协会合作，共同举办了治未病论坛，扩大了曙光医院治未病中心对外辐射能力和影响力。在努力培训基层医疗机构医务人员的同时，曙光医院也加强了自身能力的建设，我们把治未病中心的医务人员送出去参加预防保健服务的培训，增强他们的业务能力，派员参加国家中医药管理局以及上海市召开的各种中医预防保健服务培训和论坛，在实践中增长了才干，也为曙光医院治未病中心打响品牌奠定了基础，使曙光医院逐渐成为全国中医预防保健服务的一个技术中心、研究中心和指导中心。

（四）和疾控部门合作，探索将中医药服务纳入公共卫生服务项目的思路和方法

曙光医院和浦东新区疾病控制中心签署了合作意向书，探索中医药和疾控工作结合的新路径，今后，浦东新区疾控的各条线都将相继引入中医药预防保健的内容，在公共卫生的布局中，也将增加中医医疗资源。在传染病防控方面，浦东新区传染病医院已被曙光医院整体托管，集中开展了中医肝胆系疾病的预防工作。治未病中心还和浦东新区疾控中心合作，举办了"治未病与慢性病防控"中医药论坛，共同为浦东新区的公共卫生和中医药预防保健工作献言献策，对区属医疗机构的防保专业人员进行培训。

（五）制定完善中医预防保健服务标准与规范

曙光医院治未病中心和上海市中医医疗质控中心合作，主持开展了治未病专科建设标准的制定工作。研究制定了中医医疗机构治未病专科设置基本标准、服务基本规范、技术操作指南以及服务质量控制与效果评价规范等，目前已经形成了内容完备的文本，正等待进一步的评估认证。

（六）加强中医预防保健服务传播工作

预防保健服务工作中，宣传是重要的一环。实践证明，民众健康意识的提升，自我保健水平的提高是疾病预防成功的关键，要避免不健康的生活方式，远离风险，最终还是要依靠个人的主观能动性。治未病中心把健康传播作为一个重点工作来抓，根据大众传播、群体传播、组织传播的不同的特点，有针对性的扩大中医预防保健服务宣传。曙光医院治未病中心和有关方面合作，积极创造丰富多样的中医健康文化传播产品，印制了形式多样的宣传单页，参与了拍摄了主题宣传片，还将由曙光医院医生演示的"导引八法"制作成光碟向群众派发；曙光医院治未病中心组建了专家团队，深入社区、企事业单位开展巡回宣讲活动，宣传了中医药文化，也宣传了曙光医院治未病中心中医治未病的理念和操作技术。上海市的浦东新区、卢湾区、宝山区、长宁区，江苏的昆山市，山东的泰安市，浙江的嘉兴市等地都留下了曙光医院宣讲的足迹。

三、中医"治未病"思想下的亚健康管理平台建设

随着社会的发展,亚健康给全球人民带来的危害不容小觑,人们的健康意识逐步提高,对预防保健服务的需求不断增多。而且随着诊疗技术的快速发展,医疗费用也日益高涨,政府与百姓的负担不断加重,为了减少医疗保健的巨大支出,各国的医疗保健策略逐渐从以疾病治疗为主导向以健康干预为主导转变。习近平总书记在十九大报告中提出,实施健康中国战略,切实将健康维护理念从"以治病为中心"转变为"以健康为中心",这种健康维护理念的变化与中医治未病"防重于治"的主导思想是不谋而合的。

2016年国务院印发的《中医药发展战略规划纲要(2016—2030年)》中提出,为了满足广大居民对中医预防保健服务的需求,各地在加紧对医疗机构治未病科的建设,不断完善治未病服务。提升中医养生保健服务能力,加快中医治未病技术体系与产业体系建设。但是如今中医预防保健的医疗资源有限且分配不均、中医预防保健相关人才缺乏、医疗体制内各医疗机构间医务人员沟通交流不充分等问题成为阻碍中医预防保健发展的绊脚石。因此迫切需要整合区域内的医疗资源,建立医疗机构间有效的联动合作机制以促进中医预防保健的发展。

为进一步构建和完善上海市"治未病"预防保健服务体系,发挥中医药特色优势,推进区域中医"治未病"工作的深入开展,提高中医"治未病"服务的整体水平,更好地满足人民群众对中医"治未病"的需求,根据《上海市进一步加快中医药事业发展三年行动计划(2014—2016年)》的要求,围绕构建上海市"治未病"预防保健服务体系建设目标,上海市中医药发展办公室特选择曙光医院治未病中心与上海中医药大学附属龙华医院(简称龙华医院)、上海中医药大学附属岳阳中西医结合医院(简称岳阳医院)、上海市中医院4家三级医院为牵头单位,分别承担了职业人群亚健康疲劳状态中医预防保健综合干预、肺癌患者术后状态中医"治未病"干预、缺血性脑卒中再卒中的预防、小儿哮喘预防管理项目。

曙光医院治未病中心在承担"职业人群亚健康疲劳状态中医预防保健综合干预方案建设"的同时完成了曙光医院的"治未病服务平台建设"项目。项目至今已完成愈百场健康讲座,宣教人数达万人,对其中近2 000名亚健康患者进行了为期一年的健康管理。目前已形成针对亚健康人群的管理平台,现将亚健康平台建设的经验总结如下。

1. 曙光医院治未病中心亚健康服务平台建立目的和意义

(1)促进规范的"治未病"服务平台(体系)广泛推广的需要:中医"治未病"健康管理服务是具有中国特色的健康管理理念,符合低投入、高效益、成本低、覆盖广的要求,符合健康观念转变、构建和谐社会、医学模式转变的迫切需求。中医"治未病"健康管理服务适合在全国范围内进行推广,而通过对曙光医院治未病中心亚健康服务平台建设的研究,整理平台建设的外部管理机制、内部管理规范、人

员培养机制、配套支持的政策等,可以形成一个可供参考的规范化平台模式,为其他地区建设中医预防保健平台起示范作用。使其他地区在建设中医预防保健平台时少走弯路,促进中医预防保健平台的广泛推广。

(2)三级医疗机构联动,发展中医预防保健的需要:在中医预防保健服务体系的发展建设过程中,一些问题也渐渐呈现出来。如今影响医疗机构中医预防保健服务发展的主要问题是,各级医疗机构的中医预防保健服务能力发展不均衡。三级医疗机构由于拥有丰富的资源,先进的设备、优秀的专业技术人员等配备较完善,因此在开展中医预防保健服务时更具优势,更容易获得成效。预防保健是社区六位一体中的组成部分,但由于基层医疗服务机构由于硬件和软件都难以跟上居民对中医预防保健服务的需求,因此其中医预防保健服务发展较为缓慢。再加上一级、二级、三级医疗机构的中医治未病科之间没有形成系统的沟通机制,资源及信息都无法很好地整合,中医"治未病"、中医预防保健平台(体系)的建设就是为了弥补这一方面的不足,建设一个能够让各级医疗机构信息和资源能够高效流动,促进不同级别医疗机构联动的平台。

(3)加强"治未病"科室工作建设的需要:国家中医药管理局发布的《中医医院"治未病"科建设与管理指南(修订版)》中提出,各级中医药管理部门应加强对中医医院"治未病"科的指导和管理。中医医院应加强对"治未病"科的规范化建设与管理,以保证"治未病"服务工作的有效开展,提高"治未病"服务质量。通过该项目提高居民对中医预防保健的知晓率,引导偏颇体质人群使用汤药或者膏方等中药干预进行调养,从而提高医院的经济效益,争取医院的政策及资源支持,加大医院对"治未病"科室的投入和建设。

(4)培养"治未病"人才队伍的需要:随着从注重治疗到注重预防的医学模式转变,各级医疗机构对中医预防保健专业技术人才的需求量也越来越大。而中医预防保健涉及的服务面较为广泛,培养人才所需的时间周期较长。因此需要通过该项目的探索,逐步形成一套较为系统的人才培养模式,该项目还能提供一定的实践环境,利于中医预防保健从业人员在实践中不断巩固相关知识,提高相关专业技术。

(5)提高居民中医预防保健意识的需要:中医"治未病"理念虽然已经在群众中有一定的普及度,但仍有约半数人对中医"治未病"不了解,需针对知晓度低的群体进行普及和宣传,社区居民对中医"治未病"获知途径虽多,但各途径的宣传效果不佳,说明暂时还没有一个效果非常好的宣传途径,这在今后研究推广中需加大改进力度。该项目通过定期组织上级医院的专家开展健康教育讲座、健康咨询及专家义诊等活动,将中医"治未病"理念带入社区、学校、办公楼宇中,使居民切身参与其中,从而增加居民对中医预防保健的深入了解。这样的宣传方式有利于营造良好的社会氛围,增加群众对中医预防保健的信心,加快中医"治未病"理念的传播。

2. 曙光医院治未病中心亚健康服务平台介绍　为了进一步完善中医医疗服务体系,提升服务能力;进一步加强基层中医药工作;提高传承创新能力,加强中医药内涵建设,上海市中医药工作三年行动计划在2014年全面启动。而"治未病"预防保健体系项目作为该三年行动计划中上海市卫计委、"中发办"和上海市"治未病"发展研究中心作为领导,根据相关要求,曙光医院作为项目牵头单位(三级中医医疗机构)与浦东新区、黄浦区、宝山区、徐汇区等区二级医院及社区卫生服务中心建立协作关系。由上级医院负责下一级医院相关技术支持,明确项目总体实施流程及各单位协作沟通机制,逐步开展对曙光医院治未病中心亚健康服务平台的建设。

该项目从2014年实施至今,经过不断探索,为居民进行了体质辨识,利用体质花茶和颗粒剂等手段对其中2 200名居民进行健康干预,并在项目过程中不断提高服务的质量,在为居民提供基本的预防保健和公共卫生服务方面发挥着重要的作用。本研究将通过对该亚健康服务平台建设的现状分析的基础上研究使其可持续发展的策略。

3. 平台结构　如图10-1所示。

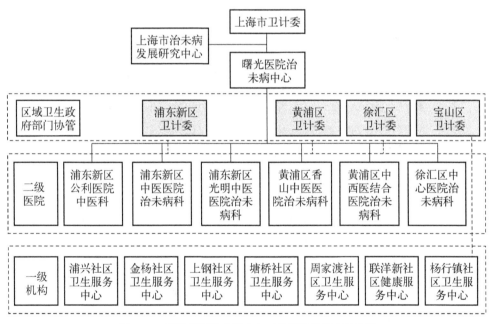

图10-1　曙光医院治未病中心亚健康服务平台结构图

4. 国内其他区域治未病服务平台建设现状

(1) 上海市长宁区中医预防保健服务体系建设:上海市长宁区在2016年建成了"1-2-10-40-X"的服务体系,即由1家区域中医预防保健服务专业管理机构领导,发挥2家二三级中医医疗机构技术优势,为10家社区卫生服务中心和40家社区卫生服务站提供技术支持,鼓励和支持X家社会养生保健机构共同参与的中医预防保健服务体系。对社区卫生服务中心的中医医生、公卫医生、护士以及社区志愿者开展分类、分层培训,建成了一支金字塔式的服务团队;为不同人群提供个性化的健康管理手段,形成了一系列丰富的健康服务方案;区域内医务人员之间、服务对象与医务人员间均有可以实现信息共享的网络服务平台;落实了考核服务监管体系,从而提高工作实绩。

(2)广东省中山市构建区域性治未病模式:2017年广东省中山市成立了以广州中医药大学附属中山市中医院"治未病"中心为领导,镇区医院和社区卫生服务中心为主体,社区卫生服务站为依托的三位一体的区域性"治未病"中医预防保健服务平台。开展了中医健康档案的收集、指导、转诊、干预等一系列工作,建立了中医预防保健服务绩效评价指标体系,初步建立了有中医特色的电子健康管理网络,培养了大量中医预防保健专业人才。

这两个中医预防保健服务平台的成立均在专业技术人才的培训、绩效考核监督、居民中医健康管理信息化网络建设方面取得了一定的成效。其中中山市的中医药预防保健服务人才培养的机制相对成熟,该市成立了"治未病"教育培训基地,每年举办至少两次大型"治未病"及中医适宜技术培训班,广州中医药大学附属中山市中医院"治未病"中心每年积极接收进修、实习人员,保障了中医药预防保健服务人才的不断输出。

5. 曙光医院治未病中心亚健康服务平台建设的成效

(1)健康管理疗效:在为期三年的项目过程中,一共调查4 018例,其中干预2 257例,干预后服务对象的体质以平和质为主(41.2%),较干预前平和质体质比例(18.1%)有了明显的提高。人群中处于健康状态的比例由干预前的26.2%提高到37.2%(图10-2)。

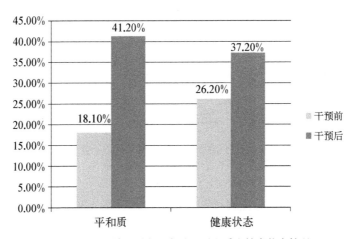

图10-2　干预前后服务对象处于平和质和健康状态情况

服务对象对干预效果的自我评估,超过半数(68%)服务对象认为干预的效果非常好,能够改善自身的健康状态,29%服务对象认为接受干预后没有感到健康状态有十分明显的改善,干预效果一般;3%服务对象认为干预前后的健康状况没有任何变化,完全没有效果(图10-3)。

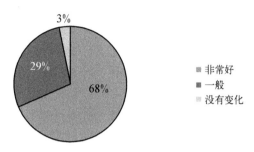

图10-3　服务对象干预效果自我评估

(2)服务对象满意度:通过调查服务对象的满意度时发现,服务对象对医疗机构开展服务时的环境和使用的设施的满意率为92.09%;对于医疗机构使用的干预项目的满意率为94.47%,其中对于干预产品药茶和颗粒剂的接受度没有明显差别,服务对象认为这两种干预产品各有特点,药茶冲泡方便且口感较好,而颗粒剂虽然口感欠佳但是相对效果较好;而对于接受健康管理服务时的服务流程、医护人员技术水平、服务态度和对服务整体的满意度均超过95%(图10-4)。

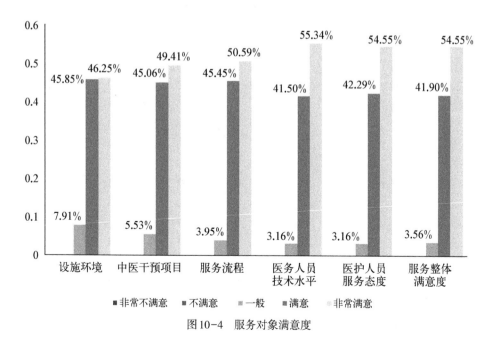

图10-4　服务对象满意度

（3）健康教育与宣传：广泛开展宣传活动，营造区域居民知晓"治未病"、理解"治未病"、接受"治未病"、共同参与"治未病"的良好氛围。本次项目的宣传场所多样，各参与单位在项目初期多数选择先在单位内部开展宣传，对单位职工进行健康宣教、体质和健康状态评估以及产品干预等服务。然后收集干预对象的意见和建议，根据反馈改进工作方案。对于在本机构就诊的职业人群，利用候诊期间对其进行治未病健康管理宣传；项目主要的服务对象是职业人群，项目组深入办公楼宇、学校以及社区中，对办公楼宇里的职工、周边学校的教职工和社区居民开展形式多样的健康教育活动，并以小区、楼宇为单位设立职业人群亚健康状态健康管理小组，协助医疗机构对服务对象给予健康指导及管理，定期举办健康讲座培训。充分利用社会团体、志愿者小组、健康管理小组，以及通过"义诊""健康咨询"等活动，广泛进行相关领域中医健康管理知识与中医药文化普及传播。

项目期间开展健康教育209场，健康宣教人数总计14 291人次，发放亚健康预防保健手册8 784本，养生礼品发放数量6 832份（表10-5）。

表10-5　各项目单位开展健康教育与宣传情况

单　　　　位	讲座场次	宣教受益人数	健康手册发放数量	养生礼品发放数量
上海中医药大学附属曙光医院	57	5 000	2 000	1 000
浦东新区公利医院	13	610	890	188
浦东新区光明中医医院	13	2 000	2 000	2 000
浦东新区中医医院	13	700	355	700
黄浦区香山中医医院	27	1 358	986	1 358
浦东新区上钢社区卫生服务中心	13	950	327	327
浦东新区周家渡社区卫生服务中心	3	150	200	150
黄浦区中西医结合医院	8	300	255	100
徐汇区中心医院	7	306	306	258
浦东新区金杨社区卫生服务中心	9	300	300	116
浦东新区塘桥社区卫生服务中心	8	400	400	150
浦东新区浦兴社区卫生服务中心	17	1 052	255	255
上海浦东联洋新社区健康服务中心	13	688	255	130
宝山区杨行镇社区卫生服务中心	8	477	255	100
合　　计	209	14 291	8 784	6 832

（4）初步形成中医预防保健人员队伍：项目期间开展了多场职业人群亚健康疲劳状态中医"治未病"技术服务方案的培训与考核，使工作人员重点掌握技术方案的实施流程与操作规范，提高工作人员的专项技术服务能力与水平，并在实

践中针对服务的效果和效率等进行反馈,为技术方案的修订提供依据。对二级医院及社区卫生服务中心医师进行技术方案培训,三年来针对合作单位及全上海基层医师培训达9次,其中有三次为全上海范围内的亚健康技术培训学习班,总培训人数达到800人次以上,同时培训后给予技术方案及评价方法考核,保障参与本项目工作人员的技术规范。此外,项目单位内部也不断加强对相关工作人员的培训,十三家单位内部开展的培训及会议达到77场,参与培训的工作人员达1 810人次。十四家单位共开展培训83场,培训人次2 604人(表10-6)。通过本次项目行动,提高基层医疗服务机构的中医治未病服务能力,组建了一支亚健康中医"治未病"预防保健服务技术人员队伍。

表10-6　各项目单位人才培训情况

单　　位	人才培训场次	人才培训人次
上海中医药大学附属曙光医院	9	800
浦东新区公利医院	6	275
浦东新区光明中医医院	13	650
浦东新区中医医院	8	150
黄浦区香山中医医院	11	334
浦东新区上钢社区卫生服务中心	4	32
浦东新区周家渡社区卫生服务中心	3	19
黄浦区中西医结合医院	3	30
徐汇区中心医院	2	22
浦东新区金杨社区卫生服务中心	8	8
浦东新区塘桥社区卫生服务中心	4	20
浦东新区浦兴社区卫生服务中心	5	60
上海浦东联洋新社区健康服务中心	3	6
宝山区杨行镇社区卫生服务中心	7	204
合　计	83	2 604

(5) 提高科室门诊量:在访谈中,超过半数被访者认为,参与该项目能让科室门诊量提高,在项目开展过程中,随着对治未病理念的理解,服务对象对医疗机构的治未病科室有了更深入的了解。对于社区来说,门诊量的提高更加明显,对于社区的服务对象来讲,通过该项目能够了解自身健康状况和体质情况,知晓并参与自身健康管理,得到家庭医生的全科和治未病专科的协同服务,提升了社区卫生服务获得感。同时随着医务人员和服务对象沟通形式的丰富,能够更好地提升社区健康管理水平。此外,家庭医生将治未病的理念带进家庭有利于引导居民首诊下沉社区,增加社区患者的固定率,有助于医疗工作重心下沉。

6. 曙光医院治未病中心亚健康服务平台建设模式运行机制

（1）政府主导：在上海市卫计委、中医药发展办公室和上海市"治未病"发展研究中心的领导下，成立了职业人群亚健康疲劳状态中医预防保健建设项目工作领导小组和专家管理小组，并制定了项目的总体实施方案。

曙光医院与浦东新区、黄浦区、徐汇区和宝山区区卫生计生委达成共识，各区卫生计生委负责辖区内项目参与单位执行过程的协调监督，并协助提供经费匹配和人员支持。

上海市"治未病"发展研究中心负责对亚健康服务平台的规范化管理，严格按照工作流程开展项目管理，加强对项目执行进度、经费管理和目标效益完成情况的督查。建立了层级组织分明、各部门职责清晰、制度健全的管理体系。

（2）三级联动，多类型医疗机构治未病科联合：曙光医院治未病中心亚健康服务平台是不同级别的医疗机构以治未病科协作为纽带形成的联合体，由于机构间双向转诊尚未建立起来，如今平台处于松散型的治未病专科联盟的初级阶段。平台本着自愿结合、优势互补、资源下沉的原则，将不同级别的医疗机构的资源整合，推进规范化和优质化医疗服务。

曙光医院作为三级甲等医疗机构，在技术上，对项目进行总体把控、技术指导；在人才培养上，开展定期培训和项目会议。在宣传推广上，凭借其极大的影响力，大大增强了宣传的效果。

平台内的二级医疗机构，均有一定的科研能力，本项目中由区域卫计委拨付的经费，可用于鼓励参与单位发表项目相关论文和进行健康服务项目的开发，协助机构通过项目的开展进行探索，为治未病科的发展添砖加瓦。其次，通过将项目带到其区域内的社区卫生服务中心，与社区卫生服务中心合作开展亚健康职业人群的健康管理，实现医疗资源的下沉。

社区卫生服务中心，具有地理上的优势，容易固定服务对象，为分级诊疗助力，比起二、三级医院，社区卫生服务中心更适合为患者提供长期的健康服务。家庭医生服务制的实施，促进社区家庭医生将治未病的健康理念带入到社区家庭中，增强居民自我健康管理的意识和依从性。

值得一提的是，联洋新社区健康服务中心作为民政局管辖的社区家庭健康服务促进机构，对居民的健康管理方面的需求有更加深入的了解，更能反映居民对健康管理的需求。在服务上，较医疗机构来说，能为居民提供持续、全面的健康服务。

（3）"三个统一"：统一的诊断标准，中医体质的判定以2009年中华中医药学会颁布的《中医体质分类与判定表》为标准，健康状态的判定统一使用上海中医药大学在十二五项目中设计的《健康状态评估问卷》。

统一的管理制度，所有项目单位均采用的是统一的随访制度、第三方监督平台、满意度调查、自查制度。① 随访制度：对实行健康管理的亚健康人群，每月进行一次健康回访,并填写亚健康回访表格;② 满意度调查:针对每位参与健康管理的亚健康客户,在进行管理之初,便嘱其填写满意度调查表;③ 第三方监督平台:项目实施全程由上海治未病发展研究中心及第三方监督平台,跟踪、随访项目进行过程;④ 自查制度:由上海市卫生和计划生育委员会中发办、上海治未病发展研究中心及第三方监督平台共同拟定项目进程自查表,由治未病中心研究论证后,传递给13家合作机构,并在项目执行期间定期召开项目评估会议,进行自查评估与反思总结。

统一的体质养生措施,以治未病中心为主起草亚健康人群中医体质养生措施,并经多次专家论证,最终形成一套完整的职业人群亚健康体质养生措施。根据该措施对二级医院、社区卫生服务中心医师进行多次现场培训,力求各级医师尤其是一线医务人员深刻理解,并在辨识体质基础上,根据亚健康人群的临床表现,制定合适、个性化的体质预防保健方案。

统一的健康管理服务模式在工作人员培训、打造品牌和服务推广上起到了促进作用,能够加快推进治未病服务标准化,提高健康管理服务覆盖率,优化服务流程,提升服务效率。而统一的管理制度,可以简化工作流程,起到提高工作效率的作用。

四、中医治未病体系建设讨论

(一) SWOT分析

SWOT分析法,20世纪80年代初由韦里克提出,是将与研究对象密切相关的各种主要内部优势、劣势和外部的机会和威胁等,通过调查列举出来,并依照矩阵形式排列,然后用系统分析的思想,把各种因素相互匹配起来加以分析,从中得出一系列相应的结论。运用这种方法,可以对研究对象所处的情景进行全面、系统、准确的研究,从而根据研究结果制定相应的发展战略、计划以及对策等。其中S(strengths)是指企业内部的优势、W(weaknesses)是指企业内部的劣势,O(opportunities)是指企业外部环境的机会、T(threats)是指企业外部环境的威胁。

SWOT分析法至今已不仅仅用于进行企业的战略分析,还被广泛用来系统评判大量非营利性组织、职业、专业、个人综合素质能力等情况进行战略分析,成为系统分析研究策略学的主要分析方法之一。

1. 健康服务平台建设的优势(strengths)

(1)来源充足的财政:市卫计委和区卫计委十分重视项目的开展,在经济上给予了大力的支持。通过问卷调查,了解到项目工作人员对市卫计委和区卫计委资助额度的总体满意度达到94.8%。参与单位项目负责人在访谈中均表示经费资助的额度十分合理,能满足项目的顺利开展,实现既定的项目计划。

(2)良好的宣传形象:曙光医院作为一家三级甲等综合性中医院,其百年老院的品牌形象,为项目的宣传打下了良好公众基础,在群众中具有一定的社会知名度。

在访谈中了解到,这样的宣传效果得益于曙光医院良好的形象,由于宣传手册和宣传海报上均有曙光医院治未病科的标记,增加了群众对服务开展的信任感,再加上充分运用群众喜闻乐见的宣传形式,项目开展期间受到了群众的一致欢迎,各单位均达到了预期的宣传目标。此外,曙光医院的良好形象也增加了服务对象的依从性,促进了项目的顺利开展。

(3)上乘的产品质量:曙光医院开发的体质药茶经过多次尝试,不断改良,已经达到了疗效和口感均优的标准;此外,所有机构的使用药茶均为统一采购,保证了产品质量的稳定性。问卷调查中显示,超过半数(68%)服务对象认为使用药茶或颗粒剂后,能够改善自身的健康状态,干预的效果非常好(图10-3)。

(4)强有力的宣传攻势:通过多种渠道、各种方式,在基层社区及相关媒体广泛开展中医治未病预防保健服务的宣传,把握正确的舆论导向,提高社会对于中医治未病的认识,营造社区居民知晓治未病、理解治未病、接受治未病,共同参与治未病的良好氛围。项目组深入办公楼宇、学校以及社区中,对办公楼宇里的职工、周边学校的教职工和社区居民开展形式多样的健康教育活动,项目期间开展健康教育总计209场,健康宣教人数达14 291人次,发放亚健康预防保健手册8 784本,养生礼品发放数量6 832份。问卷调查结果显示,35.5%被调查的项目工作人员认为项目推广和应用的效果很好,认为推广效果较好的项目工作人员超过半数(60.5%)。

2. 健康服务平台建设的劣势

(1)部分项目单位资金匹配不及时:部分项目单位负责人反映,区卫计委拨付的项目经费下拨不及时,经费的申请需要经过一定的程序和时间。这导致了项目工作人员的劳务费等一些费用发放延迟,降低了项目工作人员的积极性,一定程度上影响了项目的进展。

(2)缺乏信息化交互平台:项目内的十四家单位不能做到即时共享数据和信息,不同机构内的医护人员间的交流成本大,很难做到及时互相沟通。在项目后期发现了不少问题,有的项目单位对用于收集病例的TRF表格使用不规范,导致部分服务对象的信息缺失,降低了病例数据的有效率。因为TRF表格在回收时已经到了结题阶段,没能做到及时发现问题及时解决,如果服务对象的信息能做到即刻上传,就能及时发现问题,降低损失。

服务对象和项目工作人员间的沟通不便捷,在社区卫生服务中心接受服务的人群,其分布范围区域化相对明显,健康宣教、干预产品的发放和后续服务的跟进都能做到统一联系。而对于二级医疗机构来说,部分服务对象分布相对分散,不容易对其进行统一的管理。服务对象也无法及时将自己的需求和疑惑传达给项目工作人员。

(3)缺乏先进设备:十四家项目单位中只有6家拥有体质分析仪,而有的项目单位表示单位现有的体质分析仪过于老旧,分析结果误差较大,如今已不再使用。虽然没有设备也能完成项目预计的目标,但是有负责人解释说,因为体质分析仪可以在宣传现场立即评估出服务对象的体质状况并能提供相对应的养生建议,服务对象的体验更好,宣传的效果会翻倍。

(4)人员数量不足,服务效率不高:在访谈中了解到无论是一级医疗机构还是二级医疗机构,项目工作人员数量不足的问题都是存在的。在项目开展过程中,尤其是在收集服务对象体质信息和健康状态信息的时候,由于两个评估表的题目较多,每位评估对象的评估时间为30分钟左右,花费时间较长,再加上收集一个病例的劳务费为25元,工作人员普遍认为付出的时间和精力与得到的回报不成正比,因此总体的积极性不高,无法吸引更多人员加入到项目组中。此外在访谈中,一位二级医疗机构的项目负责人还表示"由于人员紧缺,仅参与了项目相关培训,未参加系统性学习"。可见,人员短缺也会限制服务质量的有效提高。

(5)培训计划不够科学有效:总的来说,一级和二级医疗机构的项目工作人员对治未病专业知识的需求都没有被满足。从访谈中了解到,一级医疗机构和二级医疗机构的项目工作人员接受的是同样的培训,培训的内容主要为职业人群亚健康疲劳状态中医"治未病"技术服务方案的培训与考核,相关的项目技术方案的实施流程与操作规范,关于中医治未病理论知识方面的培训还需加强。

一级医疗机构和二级医疗机构的项目工作人员对治未病知识的需求程度不同,比起一级医疗机构,二级医疗机构医务人员对治未病理论知识的需求更大,希望能得到更加系统的指导和培训。培训期间没有针对不同医疗机构工作人员的需求分层次制定培训计划,容易导致人才素质参差不齐。没有目的性和针对性的培训计划,无法真正让不同层次的医务人员得到更好的发展。

3. 健康服务平台建设的机会

(1)职业人群对健康管理的需求持续增长:职业人群在经济上,有一定的存款和稳定的收入,对于健康管理的服务和产品有一定的消费能力;在接受程度上,他们都受过基础的教育,对健康管理有一定的认识,越来越多的人会主动接触一些健康管理的服务和产品。

(2)国家层面的重视:习近平总书记在十九大报告中提出,实施健康中国战略,切实将健康维护理念从"以治病为中心"转变为"以健康为中心"。为了实现健康中国的奋斗目标,政府支持健康产业的政策文件和规划陆续出台,为健康服务行业的发展提供了可靠的政策支持。

(3)移动互联网助力健康管理产业发展:移动互联网也为健康管理产业提供了发展空间,利用移动互联网能将线上线下健康管理相互融合,让用户真正体验到个性化健康管理的价值。通过运用信息和医疗技术在健康保健和医疗的基础上建立的一套完善、周密的服务程序,有效地利用有限的资源帮助健康人群及亚健康人群建立有序健康的生活方式。

4. 健康服务平台建设的威胁

（1）替代产品增多：如今市场上出现不少不同种类的花果茶，一些商家宣称这些花果茶有着促进健康的各种功效，同时，它们的口感很好，消费者甚至可以将其作为可口的饮料日常使用。日本和韩国等国家的健康产品也对我国消费者打开了市场。一些以天然、草本等为卖点的健康产品，甚至一些产品就是以中医的理论为基础的，由于其使用感较好再加上宣传攻势，极易受到消费者的追捧。

（2）付费问题急需解决：健康管理发展要解决付费问题，才能解决市场化和可持续发展的问题。现有医疗体系中，对于疾病预防和健康管理都没有费用。据国外数据显示，健康管理每投入1元钱，就可以使住院费少9元，使抢救费少99元。这对于疾病发病率持续增加、医疗负担巨大的中国，具有很重要的意义。因为健康管理是重要而不紧急的需求，人们尚未达到疾病的时候去管理，很难解决付费问题，不解决付费，就很难能够持续发展的。

（3）陷入诚信危机：正所谓有消费者才有市场，而对于健康这个行业而言，消费者就是支撑下去的关键。但是，由于健康行业的利润大、入门槛较低，所以便会涌现很多非法的商家，从而导致供大于求，所售的一些产品价格虚高，并且在宣传手段上过于夸张虚假，从而导致不少消费者受到了经济损失，这也是使得诸多消费者对健康行业失去信心的重要因素。

（二）SWOT矩阵与战略对策

1. SWOT 矩阵　如表10-7所示。

表10-7　SWOT矩阵表

	S 1. 来源充足的财政 2. 良好的宣传形象 3. 上乘的产品质量 4. 强有力的宣传攻势	W 1. 部分项目单位资金匹配不及时 2. 缺乏信息化交互平台 3. 缺乏先进设备 4. 人员数量不足，服务效率不高 5. 培训计划不够科学有效
O 1. 职业人群对健康管理的需求持续增长 2. 国家层面的重视 3. 移动互联网助力健康管理发展	SO 战略 1. 在现有的条件下，探索职业人群对健康管理的需求，开发新产品 2. 充分响应国家相关政策，抓住机遇不断提升实力 3. 利用移动互联网进一步加强宣传效果	WO 战略 1. 开发信息化交流互动平台，为医务人员和服务对象建立及时沟通的渠道 2. 实施激励措施，鼓励医务人员加入健康管理工作中来 3. 加强人才培训利用互联网开展定期线上培训和分层培训 4. 购置可即时上传服务对象信息的新设备

（续表）

T	ST 战略	WT 战略
1. 替代产品增多 2. 付费问题急需解决 3. 陷入诚信危机	1. 持续保证产品质量，突出宣传产品的功效，将其与其他替代产品区别开 2. 项目开展期间经费充足，降低产品和服务的成本，为群众带去免费但优质的健康服务 3. 充分利用良好的宣传形象和产品的疗效，打消群众的顾虑	1. 合理使用资金，减少不必要的浪费 2. 选择部分医务人员开展培训 3. 倡导用人单位为员工健康管理买单

2. 战略对策选择　基于对平台的SWOT分析可见，曙光医院治未病中心亚健康服务管理平台在内部环境优势上占据了主导作用，上乘的产品质量和强有力的宣传使其拥有卓越的竞争力。如今社会环境、政策导向和科技力量的助力使得健康管理行业充满机遇。但人员不足，培训效果不理想，使项目人员积极性不高，也无法得到自身能力的进一步提升。再加上信息化交互平台的缺乏，使得不同机构工作人员间、工作人员与服务对象间的沟通不够及时有效，导致工作效率降低和对服务对象需求的感知度降低。

就目前情况而言，曙光医院健康管理平台想要获得进一步的发展，就要将SO战略和WO战略相结合。合理利用这一理论知识，抓住机遇，扭转劣势，为健康管理平台的发展创造一片新的天地。

3. 战略对策应用

（1）SO战略：在现有的条件下，不断挖掘群众对健康管理的需求，包括表面的需求和隐性的需求，开发新产品。我们如今已形成了一支中医预防保健人员队伍，这支队伍可以利用互联网平台实现医护人员与用户间的互动，及时接收用户的诉求和反馈，收集目标用户对健康管理产品的需求，开发用户需要的新产品。

充分响应国家相关政策，抓住机遇不断提升实力。如今政府支持健康产业的政策文件和规划陆续出台，为该健康管理平台的发展提供了可靠的政策支持。要时刻关注政策的动向，抓住发展的机遇，不断完善健康管理平台的建设。

利用移动互联网进一步加强宣传效果。良好的宣传形象、上乘的产品质量是该健康管理平台的主要优势，充分利用移动互联网的力量，让平台的优势得到广泛传播，扩大宣传的声势，促进群众对治未病的知晓度。

（2）WO战略：开发信息化交流互动平台，为医务人员和服务对象建立及时沟通的渠道。提供为服务对象解答健康问题的服务、定时进行健康科普知识推送、监测服务对象上传的数据，设置数据异常警报系统，做服务对象健康的守门人，将服务对象改善健康的这一过程作为核心工作。

实施激励措施,鼓励医务人员加入健康管理工作中来。设置激励机制,奖励积极投身于中医预防保健事业中的工作人员。

加强人才培训,在此可参考广东省中山市区域性"治未病"中医预防保健服务平台的人才培养模式,每年举办至少两次大型"治未病"及中医适宜技术培训班,有能力的"治未病"中心每年应积极接收进修、实习人员。

利用互联网开展线上培训,对不同层次的人员开展有针对性的培训。为不同层次的工作人员设计针对性的培训计划,定期开展人员培训,参考上海市长宁区中医预防保健服务体系在人才培养方面的分类、分层培训的优秀经验,利用互联网交互平台对工作人员进行分类和分层,实现不同层次的工作人员接收相对应的培训内容。

五、中医治未病体系建设经验与展望

在医学目的与医学模式转变的如今,治未病专科为枢纽的医疗联合体如何才能建立好健康管理平台,做好区域内具有中医特色的健康管理。本文通过对战略管理知识的应用,分析曙光医院治未病中心亚健康服务平台现阶段的状态,结合健康管理行业的前景及机遇,提出如何使曙光医院治未病中心亚健康服务平台在竞争中取得优势的改进方法。在此,对该健康管理平台进行战略管理的终极目标,是实现医学模式转变,满足国家、社会、服务对象对健康管理平台的需求。

通过将SWOT分析法应用到曙光医院治未病中心亚健康服务平台管理中,对该平台的生存环境、现状、缺陷不足、改进等方面提出要求,全面剖析该健康平台在当前形势下具备的优势、劣势、机会与挑战,通过对项目工作人员问卷调查,项目单位负责人访谈,患者满意度调查等内容,综合分析平台发展状况及所面对的机遇和挑战,通过分析,了解平台发展所受到的局限,在发展过程中应该进行改进的措施及方向等。

在如今,具有中医特色的健康管理产业正处于萌芽的阶段,如果想继续发展,快速占据有利的地位,只有进行有效的战略管理转移,不断提升平台的软件、硬件实力,综合水平领先,才能赢得群众信任,成为群众的第一选择。

我国社会经济建设的巨大成就和产业结构调整的战略部署,导致健康需求的不断增长,为健康服务业的快速发展提供了机遇和挑战。准确识别机遇、积极应对挑战,是全面推动健康服务业发展的重要前提。

经过数千年的传承与发展,中医治未病已形成了较为完善的理论体系。相信未来能够不断创新治未病技术和产品研究,创新针对不同人群的健康干预方法技术,应用到更多的适宜病种中,满足人们日益增长的需求。此外,创新中医治未病服务提供的管理模式与体系建设,针对我国当前卫生资源的现实境况,未来的发展应不拘泥于具体形式的限制,可充分发挥政府、社会、企业、个人多元主体作用,不

断探索中医治未病服务形式多元化管理模式。

未来我国中医治未病健康管理将以中医治未病理论为基础,借力于国家系列政策的东风,群众需求的促进,科技进步的推动,互联网平台的支持,得到全面的提升与发展。

六、中医治未病社区人才培养模式的探索与实践

(一) 背景

中医"治未病"核心理念包括"未病先防""既病防变",在医疗实践中越来越突显出其价值的重要性。辨别易感人群,调整改善体质状态,降低发病率,提高人们的健康水平,是中医"治未病"的最高境界。

目前,《国家中长期科学和技术发展规划纲要(2006—2020)》中已将"人口与健康"作为11个重点领域之一,明确提出疾病防治重心前移,坚持预防为主、促进健康和防治疾病结合。2009年,《国务院关于扶持和促进中医药事业发展的若干意见》指出,应"充分发挥中医预防保健特色优势,将中医药服务纳入公共卫生服务项目,在疾病预防与控制中积极运用中医药方法和技术"。2013年,作为以上意见的积极响应,我国中医药服务首次纳入了国家基本公共卫生服务项目,同时,人均卫生公共经费也顺应服务范围的扩大由每年的25元提高到了30元。这是中医预防保健在今后医改中的一大重要地位。

随着国家经济的飞速发展以及人们对健康需求的日益迫切,对中医治未病实践的国家政策保障和资金扶持已是水到渠成,而此时面临的最大挑战是治未病预防保健专业人才的紧缺。曙光医院治未病中心,作为国家中医药管理局首批"治未病"预防保健服务试点单位,凭借着改革前沿阵地的得天独厚的优势,在有关方面的支持下,开展了中医治未病服务建设的探索,经过六年多来的试点和实践,取得了中医"治未病"工作初步成效。现将我们在对社区中医预防保健人才培养中的经验介绍如下。

(二) 探索与实践

1. 良好的三级医院治未病平台 "未病先防、既病防变、已病早治"的中医"治未病"核心理念,也是曙光医院长期以来所追求的服务理念之一。2007年5月,曙光医院成立了治未病中心,并与相关科室合作组织了一支具有丰富经验的专家队伍,汇集了心血管、老年病、呼吸、杂病、针灸、推拿、手法导引等多学科专家,其中有13位专家及成员具有本科以上学历,9位专家具有高级职称称号。在强大的专家团队保障,不仅为患者提供优质预防保健服务,也为社区人才队伍的培养提供有力人才、技术支持。

治未病中心先后作为国家中医药管理局首批"治未病"预防保健服务试点单位,"治未病"健康工程的主要参与单位,上海市"治未病健康工程"示范单位,为

引导治未病体系建设及人才培养实践起到积极示范作用。经过六年多年发展，中心已在全国同行中具有一定的领先性及知名度，每年接待数十批国内外参观团队，为全国各地的进修医生提供治未病经验培训。

2. 完善治未病服务体系三级网络平台建设　曙光治未病中心成立之初已明确定位，作为三级医院治未病中心，其根本任务，不仅是为本院患者提供以中医预防保健为核心的健康管理服务，还包括开展以中医治未病为核心的新型健康保健理念的宣教，进行中医治未病理论和技术的研发，开展中医治未病理论和技术的应用推广及学术传承，组织进行中医治未病人才培养，以牵头单位的角色指导周边区域下级医院及社区卫生服务中心的治未病发展工作。

为发挥试点单位带头示范作用，治未病中心于2007开始积极推进"中医治未病"进社区项目，建立了"5+1"的社区推广模式，并扩展至"X+1"模式。所谓"X＋1"模式："1"是指1家三级医院（曙光医院），"X"指周边的X家社区卫生服务中心，目前已推广的社区包括张江、孙桥、金杨、三林、迎博、花木、塘镇、联洋、潍坊、塘桥等。"X＋1"模式治未病进社区方案的主要内容是：由牵头单位曙光医院指导培训社区卫生服务中心的社区医师及社区卫生干部相关中医治未病适宜技术，培养一批掌握中西两法的、具有较高理论水平和临床实践能力的高层次医学人才，配合曙光医院相关负责专家进行研究、评估，并制定相关干预手段及药物使用方案，再由各社区卫生中心实施落实相关防治干预项目的推广工作。

经过六年多年探索，初步形成了三级医院与周边下级医院及基层社区服务中心的积极互动的三级网络平台。实践证明，三级医院-社区卫生一体化管理模式，具有重要示范和推广意义。三级、二级、一级医院联动发展，是推进中医预防保健服务体系建设的有效途径，有利于中医药全面继承与创新，也能进一步彰显中医药特色优势，拓展对中医药的新需求，扩大中医药服务的新领域，是促进全民健康素质提高的重要措施，更是保障社区卫生人才获取继续教育培养的重要途径。

3. 落实适宜技术研究及社区推广　上海中医药大学附属曙光医院发挥人才、技术优势，组织各科专家积极研发社区常见慢性病中医防治方案及适宜技术，承担了科技部、国家中医药管理局、浦东新区的多项课题及上海市浦东新区卫生局委托的浦东新区中医"治未病"进社区项目推广，历时六年，至今已取得一定的进展。通过不断充实总结，目前实施的亚健康状态干预方案包括耳穴贴压技术在社区便秘倾向人群中的推广研究项目；"导引八法"预防骨关节退行性疾病的社区推广项目；中医"治未病"思想对社区糖耐量减低人群防治的干预项目；中医综合干预法防治早期高血压的社区推广项目；中医"治未病"综合方案降低脆性骨折风险的社区推广项目；社区慢性阻塞性肺病患者干预项目的研究项目及社区老年性失眠防治干预项目的推广应用项目；针灸康复防治颈椎病社区推广项目；隐匿性肾炎中医药防治的社区推广；代谢综合征中医药防治的社区推广；哺乳期妇女奶结的自我保健方法社区推广这 11 个子项目。承担完成了浦东新区卫生局的"浦东新区中医'治未病'预防保健服务体系"项目。目前,治未病中心正在承担:常见偏颇体质中医干预技术社区推广应用性研究;上海市中医"治未病"预防保健服务达标单位建设项目;研究型中医院的中医预防保健(治未病)网络平台建设等项目。

相关疾病的治未病适宜技术,并已在部分社区全面推广,在降低这些常见病、多发病的发病率,提高社区居民健康水平获取了一定的成效。适宜技术利用中医药学中的方药、针刺、艾灸、推拿、膏方、精神调摄、食疗药膳以及其他如:五禽戏、八段锦、太极拳、气功、导引等运动的传统养生保健方法,进行个性化的立体干预,有目标性地阻止部分人群从"未病"向"疾病"的转化,既为广大民众提供方便、优质的中医保健服务,也为社区人才队伍的培养建立了扎实的理论基础和技术支持。

目前,社区治未病专业人才配备暂时有限以及部分适宜技术尚待进一步完善,治未病中心与社区卫生服务中心之间合作采取双向选择方式,即社区服务中心根据自身情况选择两项以上推广项目,各社区间可重复选择同一项目,治未病中心根据项目计划,为其派遣相关的专家团队,提供项目推广指导、讲座培训、社区门诊"对口帮扶"等人才及技术支持;待日后相关条件成熟,将逐步在每个社区推广全部防治干预项目。

4. 社区人才队伍培训　中医预防保健服务体系的建设还处于起步阶段,其成败关键在于人才队伍建设。社区卫生服务中心的医师是"治未病"各项目推进社区的执行主力,通过开展专题讲座、会议研讨、实践操作等形式,培训社区卫生服务中心的医师以及社区卫生干部,使其更深入地掌握"治未病"项目的技能与意义,将能更顺利的执行项目推广。建立社区中医预防保健医务人员培训体制,培养专业技术人员,完善发展的运行机制和中医特色健康保障—服务模式,开发适应不同需要的适宜技术,使中医健康文化得到更加广泛传播,形成完善的中医预防保健服务支持体系。培训体制包括:健康宣教培训、体质及对应养生方案的培训、中医体质辨识仪器及中医信息采集仪器操作培训等。适宜技术的推广疗效作为治未病干预项目的研究内容之一,严格按照《项目计划书》实施,培训讲座以治未病理论为核心,结合适宜技术的实践操作培训,促进社区卫生服务中心的医师以及社区卫生干部对其工作在研究项目中的重要性的理解,主动参与到系统的科学研究工作来,"以研促培",学以致用,有助于提高工作积极性,避免单纯的讲座形式的培训所造成的"学"与"产"的脱节。

通过前期的努力,从 2007 年至今已完成专家下社区宣传、培训等共计 500 余次,培训社区卫生干部及社区医生 340 名左右,收录体质辨识表 14 000 余份,印刷社区未病防治宣教小手册 3 万册,直接宣传人数达 38 800 余人次,覆盖辖区人口近百万,项目社区相关人群中的疾病知晓率达 95%,相关的干预率达 85%,认同度以及参与度达 80%。

5. 全科医学人才规范化培训　上海已全面实施"5+3"的规范化医师培训,针对社区要求的全科医师,曙光医院将预防保健学科内容作为全科基地医生社区实践的一部分,除常规的科室轮转,每位全科基地医生要求在治未病中心学习1个月以上,进社区参加3个月以上实践培训,参与社区健康宣教工作,使他们掌握社区医院推广的"治未病"技术,熟悉社区医院防控疾病的手段、方法。针对实习大学生亦积极开展进社区活动,使大学毕业生在实习阶段有一段时间进入社区医院,掌握基本的社区预防保健方法,为他们积累工作经验和提高实践能力具有积极的意义。目前,治未病中心成为上海中医药大学学生及全科医师下社区治未病人才实践培训基地,经培训考核出站的医师已有研究生10余名,本科以上100多人,为社区高级人才输送提供了强大后备力量。

（三）结语

不仅是健康需要治未病,人才的培养同样也需要未雨绸缪。目前,有的单位和部门对社区人才偏重于使用上的监管,而对培养上的统管不够,限制了社区人才立体发展,有些优秀基层人才很难得到"充电"。为有效促进社区预防保健人才的持续性教育培养,应强化大局意识,切实拿出综合培养社区人才的举措。借鉴美国社区人才培养特点:一是立足社区、服务社区、国际化视野;二是开放化、多元化;三是课程设置全面且有交叉。考察和研究社区卫生人才培养工作对改革与创新我国高等教育人才培养模式具有较强的现实意义和理论价值。总之,社区需要什么人才,上级部门就尽可能去开展相关培训计划,不仅尽量满足当前需要,而且还十分注意开发潜在需求,主动服务和引导人才发展。我国人口基数大,医疗卫生资源总体缺乏,保障居民健康的预防保健工作主要是依托社区卫生服务中心,所以,社区卫生人才的培养给予足够重视,围绕着社区人口基本健康要求,不仅限于满足专业医学知识的培养需求,更需积极推广中医治未病预防保健的健康管理特色。

七、中医治未病思想在老年慢病管理中的策略和方法

（一）中医治未病思想在老年慢病管理的应用

1. 老年人体质的特点　《黄帝内经·素问·上古天真论》中写道:"男子七八,肝气衰,筋不能动,八八,天癸竭,精少,肾藏衰,形体皆极,则齿发去。"揭示了老年人由于脏腑精气耗竭,阴阳俱损、五脏俱衰、气血耗伤等特殊的生理特点,造成其体质特点是虚、痰、瘀、郁,而又以虚为主,同时痰、郁、瘀相互兼夹。秦彦在对150例老年人的调研中发现,冠状动脉粥样硬化性心脏病、脑梗死、慢性支气管炎管炎三种常见老年慢性病中多见虚损体质、痰湿体质、血瘀体质、气郁体质,多以气虚质为主。老年人的体质特点决定了其易患某些疾病的倾向,这就提示我们在临床诊疗中,应针对老年人的体质特点,辨别体质类型,针对体质潜方用药,积极预防其潜在易患的疾病。

2. 体质辨识在老年慢病管理中的重要性　体质辨识是"治未病"思想实施的主要途径,是老年慢病管理的重要抓手。体质是由先天遗传和后天获得所形成的形态结构、功能活动方面固有的相对稳定的个体特征,并表现为心理性格相关性。偏颇体质的形成除了先天遗传因素的影响外,与后天的饮食、运动、性格、行为习惯等密切相关,如偏嗜肥甘厚腻,极易造成体内痰湿瘀积,长久易形成痰湿质;若平素不注意保暖,贪食生冷寒凉,使得体内寒凉邪气积聚,阴盛制阳,造成阳虚体质等等。虽然人的体质具有固定性,但体质并不是一成不变的,及时发现,对偏颇体质进行干预,可阻止偏颇体质的发展并促进其向正常体质发展。

3. 体质辨识在老年慢病管理中的具体应用　2009年4月,中华中医药学会正式颁布了《中医体质分类与判定》标准,成为中医体质辨识规范。体质分为一种健康体质(平和质)和八种偏颇体质(气虚质、阳虚质、阴虚质、痰湿质、湿热质、血瘀质、气郁质、特禀质)。偏颇体质均需要中医药手段干预,促进其向健康体质发展。

(二)中医治未病思想指导老年慢病管理的策略

1. 重视养生　"治未病"思想是关于中医预防保健、养生、医疗、康复全过程的预防哲学思想,而尤其强调养生,这也体现了"治未病"思想的核心思想——"未病先防",不仅仅是在疾病发生之前,采取措施提高机体脏腑机能,抵御外邪。纵观古代医家,都非常重视养生。《黄帝内经》提出"智者之养生也,必顺四时而适寒暑,和喜怒而安居处,节阴阳而调刚柔",只有做到顺应四时变化,才能达到"天人合一""阴平阳秘"的健康状态。张仲景从防治角度提出了预防和治疗的观点,提出了未病重防、扶助正气、既病防变、变而未重、瘥后及早康复等观点。由此可见,在老年慢病的管理中,应当重视对老年人群养生知识的普及,加强其对养生的重视,提高老年人群整体的身体素质。

2. 实施个性化调养方案　根据中医"因人制宜"的思想,针对每位老年人,均从自身的机体特点出发,结合中医整体观、辨证论治等思维方式,为其量身打造个性化的调养方案。

3. 培养中医全科医学人才　具有较高理论水平和实践能力的高层次医学人才在老年慢病的管理中也是很重要的一个方面。尤其是直接服务于老年人的基层医生,必须能够具备扎实的中医功底,同时能熟练运用现代医学知识于实际工作中,熟悉掌握中医"治未病"思想以及中医体质学说。充分重视人才培养,尤其对社区基层人员的培养,积极组织专家为基层医生以及研究生、全科医生宣教,为社区服务中心培养、输送具有中医预防保健知识、掌握中医预防手段的大批人才很有必要。

(三)治未病思想指导老年慢病管理的方法

1. 建立老年慢病管理档案　慢病管理档案是记录每一位老年人的所患慢病的病情,生命体征的变化以及自身所从事过的与健康相关的一切行为与事件的记录,具体内容包括慢病的种类,所处的疾病阶段,服用的药物,个人的生活化习惯,既往病史,诊断治疗情况,家族病史和历次体检结果,可以动态连续全面记录每一位老年人身体状况,为每个人提供全方位的健康服务。

在实际操作中,首先对社区的老年慢病人群建立中医健康档案。其次,依托社区服务中心集中对老年人进行体质辨识,出具一份包括体质类型、干预方案的"体质干预报告",定期回访,指导老年人实施干预方案。每半年,进行一次体质辨识,并跟此前体质报告进行对比。完善的健康档案,有助于为老年慢病人群提高连续性、综合性、协调性的卫生服务,对老年慢病人群的生命过程进行全面的监测管理,及时更新健康档案可形成全面、系统、准确的个人和家庭健康档案,有利于更好的制订老年人治疗和预防方案,了解老年慢病人群的医疗需求,从而提高医疗服务水平,更好地服务于老年慢病人群。

2. 制定中医综合干预方案 经过体质辨识出每一位老年人的体质类型,针对每种体质和每位老年人自身的特点,形成一套特征性的干预方案,具体内容包括体质类型、体质特征、适宜药膳、适宜药茶、足浴方、按摩穴位、适宜运动等内容,真正做到个体化、独特性。

我院治未病中心现已形成系统的糖尿病、便秘、血脂异常等疾病的中医综合干预方案,例如糖尿病老年人群的中医健康管理干预方案如下:从体质分析看,糖尿病老年人群中常见的体质类型有气虚、阴虚、血瘀、痰湿和气郁五种体质类型。通过对每一位来访的糖尿病老年人,在经过体质培训的医师的辅助下,填写《体质分类判定表》,出具"体质养生报告"一份,具体以食疗为主。

气虚质建议食用人参莲肉汤、山药粥、黄芪炖鸡、山药萝卜粥等健脾补肾、益气温阳的药膳;阴虚质建议服用冬瓜炖白鸭、沙参玉竹煲老鸭、鳝鱼汤、生芦根粥等滋阴润燥之品;血瘀质建议服用山楂枸杞焖兔肉、猪心炖当归、海带汤、鳖甲散等活血化瘀之品以畅通血行;痰湿质建议饮用冬瓜赤豆汤、黄瓜薏苡仁粥等健脾利湿药膳;气郁质主要通过心理精神调养,推荐平时多服用荞麦、高粱、刀豆、蘑菇、豆豉、菊花、玫瑰花等理气解郁、调理脾胃功能的食物。由专门医师进行制定健康计划,定期回访,提醒复诊,记录每一位老年人的血糖情况,并定期评价干预效果。

3. 与社区服务中心或二级医院合作 社区是进行老年慢病管理最主要也是最有效的场所,如何将中医"治未病"思想传递给社区基层医务人员显得尤为重要。我们自科室成立以来,便积极探索与社区服务中心以及二级医院的合作模式,经过多年的探索,现形成"X+1"模式,即1家三级医院与X家社区卫生服务中心的崭新合作模式,总结出一套完整的社区培训方案。实践证明,这种"X+1"的合作模式对老年慢病的管理行之有效。

(四) 结语

健康管理就是在疾病发生之前,对疾病发生的危险因素实行有效的控制与管理。中医"治未病"主要包括未病先防、即病防传、瘥后防复三个方面,通过饮食、运动、精神调摄等个人养生保健方法和手段来维持人体的阴阳气血平衡;通过冬病夏治、膏方、针灸、按摩、药浴、刮痧、拔罐等传统的理疗手段,预防疾病的发生发展,在辨证论治的基础上对老年人群进行慢性病管理,鼓励指导中老年人群进行食疗、太极拳、太极扇、耳穴按压、足浴运动,在干预期间定期评测患者的自我管理情况,加强随访,并定期开展中医健康教育讲座,包括中医四季饮食、起居、体质调养、中医防病等养生保健知识,将会更好地提高我国老年慢病人群的生活质量。我国老年人口多,需要我们拿出更多的精力和措施来服务于老年人群的健康,达到"老有所养""老有所得"的目的。